Practical Guide for COVID-19

新冠肺炎实用手册

主编　陈志海　宋　蕊

U0197245

北京大学医学出版社

XINGUANFEIYAN SHIYONG SHOUCE

图书在版编目（CIP）数据

新冠肺炎实用手册 / 陈志海，宋蕊主编. —北京：北京
大学医学出版社，2021.4
ISBN 978-7-5659-2376-0

Ⅰ. ①新… Ⅱ. ①陈… ②宋… Ⅲ. ①日冕形病毒－病毒病－
肺炎－诊疗－手册 Ⅳ. ① R563.1-62

中国版本图书馆 CIP 数据核字（2021）第 045620 号

新冠肺炎实用手册

主　　编：陈志海　宋　蕊
出版发行：北京大学医学出版社
地　　址：（100191）北京市海淀区学院路 38 号　北京大学医学部院内
电　　话：发行部 010-82802230；图书邮购 010-82802495
网　　址：http://www.pumpress.com.cn
E - m a i l：booksale@bjmu.edu.cn
印　　刷：中煤（北京）印务有限公司
经　　销：新华书店
责任编辑：高　瑾　责任校对：靳新强　责任印制：李　啸
开　　本：880 mm×1230 mm　1/32　印张：15　字数：500 千字
版　　次：2021 年 4 月第 1 版　2021 年 4 月第 1 次印刷
书　　号：ISBN 978-7-5659-2376-0
定　　价：80.00 元

编者名单

主　　编　陈志海　宋　蕊

副 主 编　张　伟　徐艳利　文　静

主　　审　李兴旺　蒋荣猛

编写秘书　葛子若　田　地

摄　　影　韩　铁

编者名单（按姓名汉语拼音排序）

陈志海（首都医科大学附属北京地坛医院）

崔舒萍（首都医科大学附属北京地坛医院）

戴景涛（青海省第四人民医院）

丁　卉（首都医科大学附属北京地坛医院）

杜　冰（哈尔滨医科大学附属第二医院）

杜　沛（中国科学院微生物所）

房高丽（首都医科大学附属北京地坛医院）

冯　跃（首都医科大学附属北京同仁医院）

高新悦（首都医科大学附属北京地坛医院）

葛子若（首都医科大学附属北京地坛医院）

韩　冰（首都医科大学附属北京地坛医院）

韩　铁（首都医科大学附属北京地坛医院）

何　明（首都医科大学附属北京地坛医院）

何树新（首都医科大学附属北京地坛医院）

胡晓顿（首都医科大学附属北京妇产医院）

郏　博（北京大学肿瘤医院）

姜美娟（首都医科大学附属北京地坛医院）

康晓迪（首都医科大学附属北京地坛医院）

李　慢（首都医科大学附属北京地坛医院）

李　明（哈尔滨医科大学附属第二医院）

李曙光（首都医科大学附属北京地坛医院）

李　炜（首都医科大学附属北京地坛医院）

李务荣（首都医科大学附属北京地坛医院）

李新刚（首都医科大学附属北京地坛医院）

李兴旺（首都医科大学附属北京地坛医院）

李宇栋（北京中医医院）

刘华放（首都医科大学附属北京地坛医院）

刘美燕（哈尔滨医科大学附属肿瘤医院）

刘如玉（首都医科大学附属北京地坛医院）

刘夕瑶（首都医科大学附属北京地坛医院）

刘印怀（首都医科大学附属北京地坛医院）

刘玉环（首都医科大学附属北京地坛医院）

苗　敏（首都医科大学附属北京地坛医院）

庞　琳（首都医科大学附属北京地坛医院）

庞艳华（首都医科大学附属北京地坛医院）

钱　芳（首都医科大学附属北京地坛医院）

任书林（北京同仁医院）

任兴翔（首都医科大学附属北京地坛医院）

石秋颖（首都医科大学附属北京地坛医院）

宋　蕊（首都医科大学附属北京地坛医院）

宋美华（首都医科大学附属北京地坛医院）

田　地（首都医科大学附属北京地坛医院）

王爱彬（首都医科大学附属北京地坛医院）

王彩英（首都医科大学附属北京地坛医院）

王夫川（首都医科大学附属北京地坛医院）

王　刚（山东大学齐鲁医院）

王　琳（首都医科大学附属北京地坛医院）

王奇慧（中国科学院微生物所）

王　茜（首都医科大学附属北京地坛医院）

王先堃（首都医科大学附属北京地坛医院）

王小永（首都医科大学附属北京地坛医院）

王　颖（首都医科大学附属北京地坛医院）

温　博（北京中医医院）

文　静（首都医科大学附属北京地坛医院）

吴海玲（北京老年医院）

仵丽丽（中国科学院微生物所）

谢汝明（首都医科大学附属北京地坛医院）

徐　琳（首都医科大学附属北京地坛医院）

徐艳利（首都医科大学附属北京地坛医院）

许艳丽（首都医科大学附属北京地坛医院）

薛　侃（北京大学肿瘤医院）

杨洪玲（首都医科大学附属北京地坛医院）

杨　莉（首都医科大学附属北京地坛医院）

杨　松（首都医科大学附属北京地坛医院）

张慧敏（首都医科大学附属北京地坛医院）

张　莉（首都医科大学附属北京地坛医院）

张　璐（首都医科大学附属北京地坛医院）

张梦琪（首都医科大学附属北京地坛医院）

张榕凌（首都医科大学附属北京地坛医院）

张双丽（首都医科大学附属北京地坛医院）

张素娟（首都医科大学附属北京地坛医院）

张婷玉（首都医科大学附属北京地坛医院）

张　伟（首都医科大学附属北京地坛医院）

张晓飞（哈尔滨医科大学附属第二医院）

张艳兰（首都医科大学附属北京地坛医院）

张　耀（首都医科大学附属北京地坛医院）

张志洋（首都医科大学附属北京安定医院）

赵　扬（首都医科大学附属北京地坛医院）

赵　喆（首都医科大学附属北京地坛医院）

周苗子（北京老年医院）

周明芳（首都医科大学附属北京地坛医院）

周　洋（首都医科大学附属北京地坛医院）

前　言

2021孟春时节，大地回暖。历经庚子年的一轮，新冠肺炎疫情席卷全球，改变了我们每个人的生活，上至耄耋老人，下至垂髫孩童，每个人都身处在这一场不见终日的战争之中。截至目前，全球累计感染人数已超1.36亿，死亡逾294万，人类正面临着近百年来最大的挑战。每念及此，心有戚戚焉。

作为一名行医30余年的感染科大夫，这一年我带领着我的团队，坚守在抗击新冠肺炎一线。这是战斗的一年，亦是学习的一年，学而知不足，愈进则愈惘。新知，未知，不懂之处堆山积海，即使是专业人员也很难做到融汇贯通、学以致用。我们一边诊治患者，以实践追求真知；一边查阅文献，从前沿探寻思路。从病毒分类、病毒变异、复阳长阳到瑞德西韦、法匹拉韦、甚或鸡尾酒疗法，困知勉行，便觉豁然开朗。当越来越多的重病患者在有效的治疗下，由重转轻，痊愈归家，便觉长夜孤灯下的艰辛思考、千回百转的救治摸索、各行专家的头脑风暴、谨慎积极的治疗决策都是值得总结和记录的。我们团队遂生著述之心，整理心得体会，分条分理撰写知识点，使理论为实践所用，与业界同仁分享。

经过大家反复推敲、磨合、修改，最终定稿为《新冠肺炎实用手册》。本书不同于其他专业书籍，不是对既往已经定论的内容进行概括和梳理，而是着眼于当前新冠肺炎病原学、发病机制、流行病学、临床表现、诊断、治疗和预后等方面的研究进展，进行综述整理，并提出我们团队的认知，供读者参考，也期待着不同意见的反馈，以利共同学习，集思广益。另外需要说明的是，除特别指出儿童患者外，本手册中的条目均针对成人。

本书采用开放式编排，以知识点的形式呈现内容。在设计上，首先是对各个专题的当前研究进展进行综述，后续则是我们团队对这个专题的理解与解读。让读者在了解所看专题研究进展的前提下，可以根据自己的理解，形成个人的观点。在专业知识上，我们欢迎各位读者进行讨论与批评。比如，在变异病毒方面，我们先对变异病毒进行综述，梳理变异病毒定义、命名原则和分类等基本知识，随后再分别对英国和南非报告的变异病毒相关知识研究进展予以推荐。

当前，新冠肺炎在防控和治疗方面仍面临诸多困难，如靶向抗病毒药物的研发、变异病毒的流行和疫苗的有效性及安全性等问题，本书在这些方面均有所涉及，希望给读者一定的启发。

本书兼备基础知识传播和前沿进展综述的功能，希望广大读者能从中获益。编写时间仓促，研究进展飞快，可能会有所疏漏，欢迎读者广来信函，我们共同探讨。

多个不同单位的作者都为本书做出了贡献，如中国科学院微生物所王奇慧、杜沛、仵丽丽等，山东大学齐鲁医院王刚，青海省第四人民医院戴景涛，哈尔滨医科大学附属第二医院杜冰、李明、张晓飞，哈尔滨医科大学附属肿瘤医院刘美燕，首都医科大学附属北京妇产医院胡晓顿，北京大学肿瘤医院郑博、薛侃，北京中医医院李宇栋、温博，北京老年医院吴海玲、周苗子，首都医科大学附属北京安定医院张志洋，以及北京地坛医院的数十位同仁等，在此一并致谢。大家伏案执笔，屏气凝神，方成此书，辛苦各位了！

春回大地，庚子年正式结束，我们走入 2021 辛丑年。辛者，新也，意为万象更新，丑者，纽也，喻结而可解。正因为有了诸位的辛勤付出，我们才能期待，困局开解，柳暗花明。

陈志海
于 2021 年孟春时节

目　录

第一章 病原学

1. "6 + 1" 种可感染人类的冠状病毒

2019 年 12 月以来，湖北省武汉市陆续出现不明原因肺炎病例，2020 年 1 月病原被分离并确定为一种新型冠状病毒（2019-nCoV）。

在此之前，1933 年、1951 年、1965 年、1966 年、1967 年，科学家们陆续在鸡、鼠、感冒患者的鼻洗液、人胚肾等中分离到一批病毒。1968 年，June Almeida 和 Tyrrell 对这些病毒进行形态学研究，电子显微镜观察发现这些病毒的包膜上有形态类似日冕的棘突，故命名这些病毒为冠状病毒[1]。

本次新冠肺炎疫情之前，已知可以感染人类的冠状病毒有 6 种：人感染冠状病毒 229E、人感染冠状病毒 OC43、严重急性呼吸综合征冠状病毒（SARS-CoV）、人感染冠状病毒 NL63、人感染冠状病毒 HKU1、中东呼吸综合征冠状病毒（MERS-CoV）。其中，人感染冠状病毒 229E、OC43 主要引起人类的普通感冒，疾病症状轻微，预后良好。NL63 主要引起小儿急性下呼吸道感染[2]，人感染冠状病毒 HKU1 可以引起上下呼吸道感染，但大多症状轻微，有基础疾病者可病情严重，危及生命[3]。SARS-CoV、MERS-CoV 均引起了以肺炎为主要表现的全球性流行，病死率高[4]。

2019 年 12 月 31 日，中华人民共和国武汉市卫生健康委员会（WMHC）报告了 27 例人类病毒性肺炎病例，其中 7 例病重。1 月 7 日，我国科学家迅速分离出该病毒并对其进行测序，并在国际上共享了这些数据。一种感染人类的新型冠状病毒（novel coronavirus, 2019-nCoV）被分离出来[5]。

本次疫情的病原体为第 7 种可感染人类的新型冠状病毒（见表 1）[4]。至此目前可感染人类的冠状病毒已有 "6 + 1" 种，人感染冠状病毒 229E 及人感染冠状病毒 OC43 仅引起普通感冒，其余 5 种病毒可侵犯下呼吸道，引起重症肺炎、急性呼吸窘迫综合征、呼吸衰竭甚至死亡。

表1　人感染冠状病毒（HCoV）感染特点

病毒亚型	发现年份	类别	基因组特点	受体	主要相关疾病
HCoV-229E	1965	α	27.2kb	CD13	普通感冒
HCoV-OC43	1967	β-A	31.3kb	唾液酸	普通感冒
SARS-CoV	2003	β-B	29.7kb	ACE2	严重急性呼吸综合征
HCoV-NL63	2004	α	27.5kb	ACE2	小儿急性下呼吸道感染
HCoV-HKU1	2005	β-A	29.9kb	不详	急性呼吸道感染，肺炎
MERS-CoV	2012	β-C	30.1kb	DPP4	肺炎，急性肾衰竭
2019-nCoV	2020	β-B	29.8kb	ACE2	肺炎，多系统损害

参考文献

［1］Mclntosh K，Englund JA. Coronaviruses and toroviruses，including severe acute respiratory syndrome. In：Cherry J，Harrison G，Kaplan S，et al. editors. Feigin and Cherry's Textbook of Pediatric Infectious Diseases. 7th ed. Philadelphia：Elsevier Saunders，2014：2486-2495.

［2］Leung TF，Chan PK，Wong WK，et al. Human coronavirus NL63 in children：epidemiology，disease spectrum，and genetic diversity. Hong Kong Med J，2012，18（Suppl 2）：S27-S30.

［3］Woo PC，Lau SK，Chu CM，et al. Characterization and complete genome sequence of a novel coronavirus，coronavirus HKU1，from patients with pneumonia. J Virol，2005，79（2）：884-895.

［4］陈志海，梁连春，秦恩强. 新冠肺炎诊疗与病例精粹. 北京：北京大学医学出版社，2012.

［5］Zhu N，Zhang D，Wang W，et al. A Novel Coronavirus from Patients with Pneumonia in China，2019. N Engl J Med，2020，382（8）：727-733.

（王琳　田地）

2. 人感染冠状病毒一：HCoV-229E

1965 年 Hamre 等用人胚肾细胞分离发现了 229E 病毒，命名为 HCoV-229E，这是首个被发现的人感染冠状病毒（HCoV）。

HCoV-229E 属于冠状病毒 α 属，为单股正链 RNA，长约 27 kb。HCoV-229E 基因组主要编码 4 种结构蛋白：刺突糖蛋白（spike protein，S 蛋白）、核衣壳蛋白（nucleocapsid protein，N 蛋白）、膜糖蛋白（membrane protein，M 蛋白）和小包膜糖蛋白（envelope protein，E 蛋白）。S 蛋白与冠状病毒（CoV）侵入细胞的过程相关，决定 CoV 的致病性。S 蛋白不仅与受体相互作用，并含有免疫应答的决定簇，是 CoV 的主要抗原蛋白[1]。E 蛋白与病毒装配相关。M 蛋白主要参与包膜形成，决定病毒的出芽位点，与 S 蛋白结合能触发病毒粒子的组装[2]。N 蛋白位于病毒颗粒的核心部分，对病毒基因组 RNA 特征性序列的识别、与其他结构蛋白的相互作用、病毒粒子的准确组装具有重要意义[3]。像其他 HCoV 一样，HCoV-229E 对热较为敏感，56℃ 10 分钟即可使其丧失感染性。HCoV-229E 不耐酸不耐碱，对有机溶剂和消毒剂敏感。75% 酒精和紫外线均可使其灭活[4]。

HCoV-229E 的传染源主要是有临床症状的患者及隐性感染者。蝙蝠是目前比较公认的 HCoV-229E 的自然宿主[5]。但近年来，有研究发现也有可能是从单峰骆驼上转移而来[6-7]。飞沫传播是主要的传播途径，另外，接触被病毒污染的物品也可导致该病毒的传播。人群普遍易感，全球流行，一般在寒冷季节容易流行[8]。

HCoV-229E 感染的潜伏期一般为 2～5 天，平均潜伏期为 3 天[9]。主要引起呼吸道感染症状，临床症状通常较轻，典型表现为全身不适、头痛、鼻塞、流涕等[10]。HCoV-229E 还可能引起幼儿急性胃肠炎，还可引起心肌炎、传染性单核细胞增多症等[11]，但临床少见。

针对 Cov 的病毒检测往往采用病毒分离、聚合酶链反应（PCR）以及血清学 N 蛋白的检测，其中 PCR 检测的特异性与灵敏度较高。HCoV-229E 引起的呼吸道感染临床症状轻，具有自限性，经对症治疗症状可缓解，目前尚无特异性抗病毒药物。

参考文献

［1］Belouzard S，Millet JK，Licitra BN，et al. Mechanisms of coronavirus cell entry mediated by the viral spike protein. Viruses，2012，4（6）：10111033.

［2］Phillips JJ，Chua M，Seo SH，et al. Multiple regions of the multiple coronavirus spike glycoprotein influence neurovirulence. J Neurovirol，2001，7（5）：421431.

［3］Neuman BW，Kiss G，Kunding AH，et al. A structural analysis of M protein in coronavirus assembly and morphology. J Struct Biol，2011，174（1）：1122.

［4］刘克洲.人类病毒性疾病.北京：人民卫生出版社，2010：643-665.

［5］Corman VM，Baldwin HJ. Tateno AF，et al. Evidence for an ancestral association of human coronavirus 229E with bats. J Virol，2015，89（23）：11858-11870.

［6］Corman VM，Eckerle I，Memish ZA，et al. Link of a ubiquitous human coronavirus to dromedary camels. Proc Natl Acad Sci U.S.A，2016，113（35）：9864-9869.

［7］Corman VM，Muth D，Niemeyer D，et al. Hosts and sources of endemic human coronaviruses. Adv Virus Res，2018，100：163-188.

［8］胡必杰，潘珏，高晓东译.哈里森感染病学.上海：上海科学技术出版社，2018：703-704.

［9］Hurst KR，Koetzner CA，Masters PS. Characterization of a Critical Interaction between the Coronavirus Nucleocapsid Protein and Nonstructural Protein 3 of the Viral Replicase Transcriptase Complex. J Virol，2013，87：9159-9172.

［10］Papa A，Papadimitriou E，Luna LK，et al. Coronaviruses in children，Greece. Emerg Infect Dis，2007，13：947-949.

［11］Clute SC，Watkin LB，Cornberg M，et al. Cross reactive influenza virus specific CD8 ＋ T cells contribute to lymphoproliferation in Epstein-Barr virus-associated infectious mononucleosis. J Cli Invest，2005，115：3602-3612.

（周洋　张榕凌）

3. 人感染冠状病毒二：HCoV-OC43

　　1967 年 McIntosh 从患有普通感冒的鼻咽癌患者中发现了 HCoV-OC43 病毒[1]。HCoV-OC43 属于冠状病毒 β 属，Embecovirus 亚属，主要的结构蛋白包括 S 蛋白、N 蛋白、M 蛋白、E 蛋白。其中，S 蛋白是病毒的主要抗原，与病毒感染宿主相关；N 蛋白是病毒的核衣壳蛋白；M 蛋白与病毒粒子的形成有关；E 蛋白是囊膜的次要结构蛋白。HCoV-OC43 还具有冠状病毒 β 属特有的糖蛋白，即 HE 蛋白。HE 蛋白具有凝血活性，且在病毒入侵宿主细胞时可以辅助 S 蛋白吸附受体[2-3]。现有基因库中 HCoVOC43 的全基因组只有 7 株，2011 年研究者根据 RNA 依赖性 RNA 聚合酶（RNA-dependent RNA polymerase，RdRp）基因、S 基因和 N 基因将 7 个毒株分成 A、B、C、D 四个基因型，其中基因型 D 型是 B、C 基因型重组导致的新基因型，并且基因型 D 型成为 HCoV-OC43 的优势流行株[4-5]。

　　传染源主要为 HCoV-OC43 感染者。HCoV 主要以飞沫传播，可能存在气溶胶传播。HCoV-OC43 人群普遍易感，可以发生重复感染及多种病毒共同传播，被认为是引起普通感冒的最常见 CoV。目前在我国流行的 HCoVOC43 基因型主要是 B、C、D 型，HCoV-OC43 感染主要分布于澳大利亚、美国、巴西、英国、法国、挪威、中国、泰国、澳大利亚及日本等地。其对温度敏感，冬季和早春多发。HCoV 的感染呈周期性，HCoV-OC43 每 2 ～ 4 年暴发一次，但大暴发的报道少见。在我国北方地区 HCoV-OC43 主要于夏季和初秋高发，冬季散发[6-7]。

　　HCoV-OC43 的潜伏期为 2 ～ 5 天。感染后一般会出现上呼吸道感染的临床症状，即全身不适、头痛、流涕、发热和咳嗽（占患者的 10% ～ 20%）。然而，由于 CoV 在复制过程中模板的随机转换，能够产生新的基因型，可引起新的症状。近期研究发现，HCoV-OC43 重组基因型与肺炎和致死性脑炎相关。现有数据表明神经侵袭性是 β 属冠状病毒的一个共同特性[8]。

　　针对 HCoV-OC43 的检测主要通过病毒分离培养、反转录 PCR（realtime RT-PCR）、环介导等温扩增检测（loop mediated isothermal amplification，LAMP）、血清学检测。其中 LAMP 是一项新兴技术，

引起了人们的广泛关注。临床治疗原则是在对症治疗的基础上防止并发症的发生。Keyaerts 试验发现氯喹对 HCoV-OC43 的复制具有抑制作用。粉防己碱、防己诺林碱和千金藤碱是预防和治疗 HCoV-OC43 感染的潜在天然抗病毒药物。动物实验证实，石蒜碱可降低中枢神经系统病毒载量，保护其免受 HCoV-OC43 感染[9-11]。

参考文献

[1] Mcintosh K，Becker WB，Chanock RM. Growth in suckling-mouse brain of "IBV-like" viruses from patients with upper respiratory tract disease. Proceedings of the National Academy of Sciences of the United States of America，1967，58（6）：2268-2273.

[2] Woo PC，Huang Y，Lau SK，et al. Coronavirus genomics and bioinformatics analysis. Viruses，2010，2（8）：1804-1820.

[3] Luytjes W，Bredenbeek PJ，Noten AF，et al. Sequence of mouse hepatitis virus A59 mRNA 2：Indications for RNA recombination between coronaviruses and influenza C virus. Virology，1988，166（2）：415-422.

[4] 杨扬. HCoV-OC43 感染性克隆的改建与病毒拯救. 中国疾病预防控制中心，2012. http：//cdmd.cnki.com.cn/Article/CDMD-84501-1012427423.htm

[5] Lau SK，Lee P，Tsang AK，et al. Molecular epidemiology of human coronavirus OC43 reveals evolution of different genotypes over time and recent emergence of a novel genotype due to natural recombination. J Virol，2011，85（21）：11325-11337.

[6] Su S，Wong G，Shi W，et al. Epidemiology，genetic recombination，and pathogenesis of coronaviruses. Trends Microbiol，2016，24（6）：490-502.

[7] Ren L，Gonzalez R，Xu J，et al. Prevalence of human coronaviruses in adults with acute respiratory tract infections in Beijing，China. J Med Virol，2011，83（2）：291-297.

[8] Dubé M，Le Coupanec A，Wong AHM，et al. Axonal Transport Enables Neuron-to-Neuron Propagation of Human Coronavirus OC43. J Virol，2018，92（17）. pii：e00404-18.

[9] Kim DE，Min JS，Jang MS，et.al. Natural bisbenzylisoquinoline alkaloids-tetrandrine，fangchinoline，and cepharanthine，inhibit human coronavirus OC43 Infection of MRC-5 human lung cells. Biomolecules，2019，9（11）. pii：E696.

[10] Keyaerts E，Vijgen L，Maes P，et al. In vitro inhibition of severe acute respiratory syndrome coronavirus by chloroquine. Biochem Biophys Res Commun，2004，323（1）：264-268.

[11] Shen L，Niu J，Wang C，et al. High-throughput screening and Identification of Potent Broad-spectrum Inhibitors of Coronaviruses. J Virol，2019，93（12）. pii：e00023-19.

（杨莉　张榕凌）

4. 人感染冠状病毒三：SARS-CoV

自 2002 年底我国报道首例 SARS 病例以来，短短数月时间内导致 8098 人感染，774 例患者死亡，并迅速波及 30 多个国家，造成千亿美元的经济损失[1]。SARS-CoV 属冠状病毒科 β 冠状病毒属，为有包膜病毒，基因组为单股正链 RNA，通过外膜上的 S 蛋白识别宿主靶细胞上表达的 ACE2，导致相应组织和器官损伤[1]。

SARS-CoV 主要通过近距离呼吸道飞沫、气溶胶传播，目前尚不能排除有接触传播及经肠道传播的可能。人群对其普遍易感，SARS 患者是最主要的传染源，一般情况下传染性随病程而逐渐增强，在发病的第 2 周最具传染力。

SARS 的潜伏期通常限于 2 周之内，一般为 2 ～ 10 天。SARS 病情严重，可从流感样症状（如发热、头痛、肌肉关节痛等）到急性呼吸窘迫综合征（ARDS），甚至死亡。儿童、老年人和合并基础疾病的患者是重型和死亡的高危人群。其并发症有肺炎（胸部影像学表现主要为磨玻璃影、实变或二者同时存在，可以单侧或双侧肺叶受累）、肾功能不全（ACE2 在肾中广泛表达是肾功能损伤的常见原因[2]）、低血压休克、血液系统损伤、肝酶和心肌酶升高等。胸片影像学表现初期多呈斑片状或网格状改变，随着病情进展，病灶迅速增多，常累及双肺或单肺多叶，双肺周边区域累及较为常见。胸部 CT 检查以磨玻璃样改变最多见。

SARS 作为新发突发传染病，常用的病原学诊断技术主要为核酸检测、血清学检测和病毒分离培养。其中 RT-PCR 的应用最为广泛，具有实验周期短、敏感性高、易于标准化操作的优点。血清学检测存在可能与其他 CoV 抗原发生交叉反应的缺陷[3-4]，因此并不适用于诊断与评估。而病毒分离培养技术要求高，临床难以常规开展，但其为设计核酸检测和血清抗原、抗体检测技术提供了所需的病毒结构和基因序列。

SARS 的诊断主要分为以下四种：①医学隔离观察者：无 SARS 临床表现但近 2 周内曾与 SARS 或 SARS 疑似患者接触者；②疑似病例：流行病学依据、相应临床症状和胸部 X 线检查影像学变化中只具备其中两项者，需继续监测阴性的指标；③临床诊断：有 SARS 流行病学依据、相应临床表现和胸部影像学改变，并能排除其他疾病者；④确定诊断：在临床诊断的基础上，若符合以下情况之一：分泌物 SARS-CoV RNA 检测阳性；血清（或血浆）SARS-CoV 特异性抗原 N 蛋白检测阳性；血清 SARS-CoV 抗体转阳或抗体滴度升高≥ 4 倍。

目前尚无特异性的抗 SARS-CoV 药物，治疗主要以对症和支持为主。主要应用于临床治疗的药物为广谱抗病毒药物如干扰素、洛匹那韦 / 利托那韦、利巴韦林[5]。当前，其他药物也在体外或动物模型中显示出对 SARS-CoV 的抑制作用，包括宿主蛋白酶抑制剂、单克隆 / 多克隆抗体、阿比多尔等。

参考文献

[1] Zhou Y, Vedantham P, Lu K, et al. Protease inhibitors targeting coronavirus and filovirus entry. Antivir Res, 2015, 116: 76-84.

[2] Yin Y, Wunderink RG. MERS, SARS and other coronaviruses as causes of pneumonia. Respirology, 2018, 23（2）: 130-137.

[3] The WHO MERS-CoV Research Group. State of knowledge and data gaps of Middle East respiratory syndrome coronavirus（MERS-CoV）in humans. PLoS Curr, 2013. doi 0.1371/currents.outbreaks.0b f719e352e7478f8ad85fa30127ddb8.

[4] Meyer B, Müller MA, Corman VM, et al. Antibodies against MERS coronavirus in dromedary camels, United Arab Emirates, 2003 and 2013. Emerg Infect Dis, 2014, 20（4）: 552-559.

[5] Hart BJ, Dyall J, Postnikova E, et al. Interferon-beta and mycophenolic acid are potent inhibitors of Middle East respiratory syndrome coronavirus in cell-based assays. J GenVirol, 2014, 95（Pt 3）: 571-577.

（韩冰 赵喆）

5. 人感染冠状病毒四：HCoV-NL63

　　2004 年，荷兰学者采用基于 cDNA 扩增限制性片段长度多态性技术的病毒检测方法从 1 名患有毛细支气管炎和结膜炎的 7 个月女婴的鼻咽分泌物样本中分离得到一种新型冠状病毒[1]，并命名为 HCoV-NL63。

　　HCoV-NL63 是单股正链 RNA 病毒，为 α 属冠状病毒，有 3 种基因型（基因型 A 型、基因型 B 型和基因型 C 型）传播，并发现了病毒株间重组的证据。NL63 病毒基因组的最大变异性出现在 S 基因的 N- 末端结构域（NT1-600，aa1-200）[2]，由 S1 蛋白亚基特异性识别宿主细胞表面受体 ACE2[3]，引起急性呼吸道感染、胃肠道和血液系统病变。HCoV-NL63 于室温、潮湿的环境下可存活 1 周，在干燥物体表面可存活 3 小时。

　　HCoV-NL63 感染者为主要传染源，经呼吸道飞沫传播是主要传播途径，具有季节性和地域性。人群普遍易感，但以婴幼儿和成人合并免疫缺陷者为主，可重复感染。

　　HCoV-NL63 感染的潜伏期为 2 ～ 4 天，主要为呼吸道感染和胃肠道感染。大多数呼吸道感染患者主要表现为发热、咳嗽、咽痛和鼻炎等上呼吸道症状，症状较轻。但是对于幼儿、存在基础疾病的患者和老年人，HCoV-NL63 感染多表现为下呼吸道疾病，婴幼儿以支气管炎及毛细支气管炎为主[4]。部分患儿可合并腹痛、腹泻等消化道症状[5]。HCoV-NL63 感染的实验室及影像学检查（肺炎，以肺间质改变为主）呈病毒感染性，无特异性，需病原学确诊。目前主要采用 PCR 对鼻咽拭子样本进行检测。

　　目前临床上针对 HCoV-NL63 感染无特效抗病毒治疗，以对症支持治疗为主，人丙种球蛋白被认为能抑制病毒复制，改善预后。

参考文献

［1］van der Hoek L，Pyrc K，Jebbink MF，et al. Identification of a new human coronavirus. Nat Med，2004，10（4）：368-373.

［2］Dominguez SR，Sims GE，Wentworth DE，et al. Genomic analysis of 16 Colorado human NL63 coronaviruses identifies a new genotype, high sequence diversity in the N-terminal domain of the spike gene and evidence of recombination. J Gen Virol, 2012, 93（Pt 11）: 2387-2398.

[3] Hofmann H, Pyrc K, van der Hoek L, et al. Human coronavirus NL63 employs the severe acute respiratory syndrome coronavirus receptor for cellular entry. Proc Natl Acad Sci USA, 2005, 102（22）: 7988-7993.

[4] van der Hoek L, Sure K, Ihorst G, et al. Croup is associated with the novel coronavirus NL63. PLoS Med, 2005, 2（8）: e240.

[5] Leung TF, Chan PK, Wong WK, et al. Human coronavirus NL63 in children: epidemiology, disease spectrum, and genetic diversity. Hong Kong Med J, 2012, 18（Suppl 2）: 27-30.

（宋美华　赵喆）

6. 人感染冠状病毒五：**HCoV-HKU1**

HCoV-HKU1 是在 2005 年从一名由深圳返回香港的患者体内分离所得，该病毒是由香港大学研究者[1]首次分离得到的一种新型冠状病毒，故而得名。HCoV-HKU1 具有 A、B、C 3 种基因型，其中基因型 C 型是由基因型 A 型和 B 型重组所形成的新基因型，基因重组是 HCoV-HKU1 流行的重要原因。其具有两种表面结构，一种是 20 nm 蛋白球或"刺突"，是 CoV 的特征，由 S 蛋白的同源三聚体组成，另一种是 8 nm 的突起，为该谱系所特有，由 HE 蛋白的同源二聚体组成。病毒通过 S 蛋白 α 结构域的受体结合位点与 9-O- 乙酰唾液酸结合，9-O- 乙酰唾液酸是细胞表面表达的一种糖基结构，从而启动宿主细胞感染[2]。

HCoV-HKU1 感染四季均可出现，我国的流行季节在冬春季，病毒检出率受季节、观察期限和检查方法的影响较大。HCoV-HKU1 感染者为主要传染源，但 HCoV-HKU1 是否存在自然宿主，以及是否人畜共患尚未清楚。经呼吸道传播是 HCoV-HKU1 的主要传播途径，也可能通过接触被感染者污染的物品传播[3]。儿童、老年人、免疫力低下人群易感，且容易发展为重型。受感染患者可通过核酸检测、病毒分离培养、血清学检测等实验室检查确诊。目前已有研究者建立了 HCoV-HKU1 和 HCoVNL63 双重实时荧光 RT-PCR 检测方法[4]，这种方法准确性好、敏感性高、稳定性强，但该方法具有一定的局限性：阴性结果并不能除外感染[5]。在血清抗体检测中，有研究者通过表达 HCoV-HKU1 的 N 蛋白及 S 蛋白建立检测血清中相应抗体的检测方法[6]。共同检测 HCoV-HKU1 的 S 抗体和 N 抗体可获得较好的检测结果，在正常成人中 HCoV-HKU1 抗体的阳性检出率较高。

HCoV-HKU1 感染的潜伏期一般为 2 ~ 4 天[7]。主要引起上、下呼吸道感染[8-10]，表现为轻微的呼吸道感染，临床表现缺乏特异性，主要表现为发热、咳嗽、流涕和喘息等[11]。在儿童、老年人、有基础疾病患者及免疫抑制人群中有可能导致重型肺炎，甚至导致死亡[12]。大部分 HCoV-HKU1 感染者仅出现较轻微的呼吸道感染症状，并且能够很快康复，呈自限性，在疾病治疗中目前仍以支持治疗为主，针对 HCoV-HKU1 的特异性治疗目前未见报道，有基础疾病的患者感染 HCoV-HKU1 可导致疾病进一步加重，甚至死亡[7,13]。

参考文献

［1］Woo PC，Lau SK，Chu CM，et al. Characterization and complete genome sequence of a novel coronavirus，coronavirus HKU1，from patients with pneumonia. J Virol，2005，79（2）：884-895.

［2］Huang X，Dong W，Milewska A，et al. Human Coronavirus HKU1 Spike Protein Uses O-Acetylated Sialic Acid as an Attachment Receptor Determinant and Employs Hemagglutinin-Esterase Protein as a Receptor-Destroying Enzyme. J Virol，2015，89（14）：7202-7213.

［3］Geller C，Varbanov M，Duval RE. Human coronaviruses：insights into environmental resistance and its influence on the development of new antiseptic strategies. Viruses，2012，4（11）：3044-3068.

［4］刘胜牙，朱玉兰，张树平，等. 人冠状病毒 HCoVHKU1 和 HCoV-NL63 双重实时荧光 RT-PCR 检测方法的研究. 中国国境卫生检疫杂志，2014，37（3）：158-162.

［5］刘培林，史蕾，顾大勇，等. 人冠状病毒 HCoVHKU1 研究进展. 中国公共卫生，2017，33（08）：1264-1266.

［6］周为民，王文玲，谭文杰，等. 人冠状病毒 HKU1 血清学检测方法的建立及其初步应用. 中华实验和临床病毒学杂志，2010，24（5）：376-379.

［7］Su S，Wong G，Shi W，et al. Epidemiology，Genetic Recombination，and Pathogenesis of Coronaviruses. Trends Microbiol，2016，24（6）：490-502.

［8］熊成龙，蒋露芳，姜庆五. β - 冠状病毒引起人类疾病的流行与控制. 上海预防医学，2020，32（01）：1-12.

［9］Gaunt ER，Hardie A，Claas EC，et al. Epidemiology and clinical presentations of the four human coronaviruses 229E，HKU1，NL63，and OC43 detected over 3 years using a novel multiplex real-time PCR method. J ClinMicrobiol，2010，48（8）：2940-2947.

［10］Woo PC，Yuen KY，Lau SK. Epidemiology of coronavirus-associated respiratory tract infections and the role of rapid diagnostic tests：a prospective study. Hong Kong Med J，2012，18（Suppl 2）：22-24.

［11］修文琼，郑奎城，吴冰珊，等. 人冠状病毒 HKU1 N 和 S 蛋白基因序列及进化分析. 中国人兽共患病学报，2018，34（06）：527-531.

［12］Woo PC，Lau SK，Tsoi HW，et al. Clinical and molecular epidemiological features of coronavirus HKU1-associated community-acquired pneumonia. J Infect Dis，2005，192（11）：1898-1907.

［13］Uhlenhaut C，Cohen JI，Pavletic S，et al. Use of a novel virus detection assay to identify coronavirus HKU1 in the lungs of a hematopoietic stem cell transplant recipient with fatal pneumonia. Transpl Infect Dis，2012，14（1）：79-85.

（张伟　任兴翔）

7. 人感染冠状病毒六：MERS-CoV

2012 年研究者在沙特阿拉伯 1 名男性死亡患者痰液样本中发现了一种高致病性冠状病毒，命名为中东呼吸综合征冠状病毒（Middle East respiratory syndrome-coronavirus，MERS-CoV）[1]，MERS-CoV 是一种有包膜的单股正链 RNA 病毒，呈圆形或椭圆形，为 β 属冠状病毒，Merbecovirus 亚属[2]，基因组大小约为 30 kb[3]。MERS-CoV 基因组的 5′端前 2/3 由复制酶复合体（ORF1a/1b）组成。其余 1/3 编码结构蛋白 S 蛋白、E 蛋白、M 蛋白和 N 蛋白，MERS-CoV 通过 S1 功能亚基 C 末端结构域与细胞受体 DPP4 结合进入细胞。DPP4 又称 CD26，是一种多功能细胞表面蛋白，广泛表达于肺泡、肾、小肠、肝、前列腺上皮细胞和活化的白细胞上[4]。

MERS-CoV 感染的骆驼及患者为主要传染源[5]。MERS-CoV 从骆驼到人的传播被认为是通过呼吸道飞沫或唾液直接接触，或者食用骆驼产品。此外，当与 MERS-CoV 感染患者有密切接触时，病毒可通过人–人途径传播，但确切传播方式尚不明确[6]。人群普遍易感[7]，病死率较高[8]。

MERS-CoV 感染的潜伏期为 2 ～ 13 天[9]。MERS 常始于非特异性症状，如发热、咳嗽、寒战、咽喉痛、肌痛和关节痛，随后是呼吸困难，并在第一周内迅速发展为肺炎，通常需要通气和其他器官支持[10]。MERS 患者的常见实验室检查结果包括白细胞（WBC）减少，特别是淋巴细胞（LY）减少。可出现消耗性凝血功能障碍，肌酐、乳酸脱氢酶、肝酶升高[11-13]。典型胸部影像学表现为双侧肺门浸润、单侧或双侧斑片状密度或浸润、节段性或叶状阴影、磨玻璃影，部分病例可见少量胸腔积液[10,14]。

MERS 的诊断主要依靠流行病学史、临床表现和病原学检查。诊断标准：①临床诊断病例：无明确病毒核酸及血清学检测结果，依据患者临床症状、体征及流行病学诊断。②确诊病例：确诊病例为经实验室确诊感染 MERS-CoV 的患者，与临床症状及体征无关。根据 WHO 标准，实验室确诊需要通过病毒核酸或血清学检测[15]。目前尚无专门批准用于治疗或预防 MERS 的抗病毒药物或疫苗。因此，器官支持和并发症的处理是治疗的核心。有临床研究表明，疾病早期给予干扰素 α2a 联合利巴韦林可提高患者 14 天生存率[16]。此外，用恢复期患者的中和抗体或 MERS-CoV 特异性抗体进行被动免疫是一种潜在的治疗方法[17-19]。

参考文献

[1] Zaki AM, van Boheemen S, Bestebroer TM, et al. Isolation of a novel coronavirus from a man with pneumonia in Saudi Arabia. N Engl J Med, 2012, 367（19）：1814-1820.

[2] Wikipedia. Middle East respiratory syndrome-related coronavirus. http：// en.Wikipedia.org/wiki/Middle East respiratory syndrome-related coronavirus.

[3] van Doremalen N, Bushmaker T, Karesh WB, et al. Stability of Middle East respiratory syndrome coronavirus in milk. Emerg Infect Dis, 2014, 20（7）：1263-1264.

[4] Song Z, Xu Y, Bao L, et al. From SARS to MERS, Thrusting Coronaviruses into the Spotlight. Viruses, 2019, 11（1）：59.

[5] Zumla A, Chan JF, Azhar EI, et al. Coronavirusesdrug discovery and therapeutic options. Nat Rev Drug Discov, 2016, 15（5）：327-347.

[6] Hui DS, Azhar EI, Kim YJ, et al. Middle East respiratory syndrome coronavirus：risk factors and determinants of primary, household, and nosocomial transmission. Lancet Infect Dis, 2018, 18（8）：e217-e227.

[7] Alsahafi AJ, Cheng AC. The epidemiology of Middle East respiratory syndrome coronavirus in the Kingdom of Saudi Arabia, 2012-2015. Int J Infect Dis, 2016, 45：1-4.

[8] World Health Organization. MERS situation update. 2020. http：//www. emro.who.int/pandemic-epidemic diseases/mers-cov/mers-situation-update-january-2020.html.

[9] Su S, Wong G, Shi W, et al. Epidemiology, Genetic Recombination, and Pathogenesis of Coronaviruses.Trends Microbiol, 2016, 24（6）：490-502.

[10] Zumla A, Hui DS, Perlman S. Middle East respiratory syndrome. Lancet, 2015, 386（9997）：995-1007.

[11] Arabi YM, Arifi AA, Balkhy HH, et al. Clinical course and outcomes of critically ill patients with Middle East respiratory syndrome coronavirus infection. Ann Intern Med, 2014, 160（6）：389-397.

[12] Assiri A, Al-Tawfiq JA, Al-Rabeeah AA, et al. Epidemiological, demographic, and clinical characteristics of 47 cases of Middle East respiratory syndrome coronavirus disease from Saudi Arabia：a descriptive study. Lancet Infect Dis, 2013, 13（9）：752-761.

[13] Who Mers-Cov Research Group. State of Knowledge and Data Gaps of Middle East Respiratory Syndrome Coronavirus（MERS-CoV）in Humans. PLoS

Curr，2013. doi：10.1371/currents.outbreaks.0bf719e352e7478f8ad85fa3012 7ddb8.

[14] Kenneth McIntosh. Middle East respiratory syndrome coronavirus：Clinical manifestations anddiagnosis.2020.https//www.uptodate.cn/contents/middle-eastrespiratory-syndrome-coronavirus-clinical-manifestationsand-diagnosis.

[15] World Health Organization. Middle East respiratory syndrome coronavirus：Case definition for reporting to WHO. 2017. https：//www.who.int/csr/disease/ coronavirus_infections/case_defifinition/en/.

[16] Omrani AS，Saad MM，Baig K，et al. Ribavirin and interferon alfa-2a for severe Middle East respiratory syndrome coronavirus infection：a retrospective cohort study. Lancet Infect Dis，2014，14（11）：1090-1095.

[17] Zhou Y，Jiang S，Du L. Prospects for a MERS-CoV spike vaccine. Expert Rev Vaccines，2018，17（8）：677-686.

[18] Liang R，Wang L，Zhang N，et al. Development of Small-Molecule MERS-CoV Inhibitors. Viruses，2018，10（12）. pii：E721.

[19] de Wilde AH，Jochmans D，Posthuma CC，et al. Screening of an FDA-approved compound library identifies four small-molecule inhibitors of Middle East respiratory syndrome coronavirus replication in cell culture. Antimicrob Agents Chemother，2014，58（8）：4875-4884.

（葛子若　任兴翔）

8. 人感染冠状病毒七：2019-nCoV

2019 年 12 月以来，湖北省武汉市部分医院陆续发现不明原因肺炎病例，首例病例来自武汉华南海鲜市场。2020 年 1 月 7 日，实验室检出一种新型冠状病毒，获得该病毒的全基因组序列，经核酸检测方法共检出新型冠状病毒阳性结果 15 例，从 1 例阳性患者样本中分离出该病毒，电镜下呈现典型的冠状病毒形态。对病毒全基因组序列分析结果为一种新型冠状病毒。2020 年 1 月 12 日 WHO 将此病毒命名为"2019-nCoV"[1]。

世界卫生组织在 1 月 30 日，宣布此次发生在中国的 2019-nCoV 暴发事件为国际关注的突发公共卫生事件（PHEIC）[2-3]。2 月 7 日，国家卫生健康委员会将"新型冠状病毒感染的肺炎"暂命名为"新型冠状病毒肺炎"，简称"新冠肺炎"，英文名称为"Novel Coronavirus Pneumonia"，简称"NCP"。

2 月 11 日 WHO 正式将由病毒株引起的疾病从 2019-nCoV 急性呼吸道疾病重命名为"冠状病毒病 2019"（COVID-19）。同一天，国际病毒命名委员会（ICTV）引入"严重急性呼吸综合征冠状病毒 2"（SARS-CoV-2）这个名称来命名这一新发现的病毒。ICTV 冠状病毒科研究小组认为，虽然 2019-nCoV 与严重急性呼吸综合征相关冠状病毒（SARS-CoV）之间相似度仅为 79%[4]，但根据五个保守序列计算冠状病毒之间的等级关系，2019-nCoV 与 SARS-CoV 的差异不足使 2019-nCoV 成为独立的病毒物种[5]。

系统发育分析表明，2019-nCoV 属于 β - 冠状病毒属，为单股正链 RNA 病毒（+ ssRNA），其 RNA 序列的长度约为 30 000 个碱基[6-7]。有包膜，颗粒呈圆形或椭圆形，常为多形性，直径 60 ～ 140 nm。Zhu 等[1]也发现 2019-nCoV 具有典型的 β - 冠状病毒结构：5′非翻译区（untranslated regions，UTR），RdRp 复合体（orf1ab），S 基因组（编码刺突蛋白），E 基因（编码包膜蛋白），M 基因（编码膜蛋白），N 基因（编码核衣壳蛋白），3′ UTR 和几个未识别的非结构性开放阅读框。

β 冠状病毒属包括 HCoV-OC43、HCoV-HKU1、SARS-CoV、

MERS-CoV 以及引起本次疫情的 2019-nCoV，对人类危害最大。在 2003 年，主要发生在我国的严重急性呼吸综合征（severe acute respiratory syndromes，SARS）疫情让我们重新认识了冠状病毒也可引起严重的下呼吸道感染。2012 年中东呼吸综合征（Middle East respiratory syndrome，MERS）的发生，再次证实冠状病毒可以发生从动物向人的"跳跃"，引起急性呼吸道传染病。此次新型冠状病毒肺炎疫情来势更加凶猛，截至目前疫情仍在全球继续蔓延[8]。

参考文献

［1］Zhu N，Zhang D，Wang W. et al. A Novel Coronavirus from Patients with Pneumonia in China, 2019. N Engl J Med. 2020；382（8）：727-733. DOI：10.1056/NEJMoa2001017.

［2］Wee S，McNeil Jr DG，Hernández JC. W.H.O. Declares Global Emergency as Wuhan Coronavirus Spreads. The New York Times. 2020-01-30. https：//bs.gxu.edu.cn/info/1392/11355.htm

［3］World Health Organization（WHO）. Statement on the second meeting of the International Health Regulations（2005）Emergency Committee regarding the outbreak of novel coronavirus（2019-nCoV），2020-01-30.

［4］Lu R，Zhao X，Li J，et al. Genomic characterisation and epidemiology of 2019 novel coronavirus：implications for virus origins and receptor binding. Lancet，2020，395（10224）：565-574.

［5］Coronaviridae Study Group of the International Committee on Taxonomy of Viruses. The species Severe acute respiratory syndrome-related coronavirus：classifying 2019-nCoV and naming it SARS-CoV-2. Nat Microbiol. 2020 Apr；5（4）：536-544.

［6］GISAID EpifluDB. "CoV2020". Retrieved 12 January 2020. https：//www.gisaid.org/epiflu-applications/submitting-data-to-epiflutm/.

［7］People's Republic of China. Xinhua. New-type coronavirus causes pneumonia in Wuhan：expert，2020-01-09.［2020-02-12］. http：//www.xinhuanet.com/english/2020-01/09/c_138690297.htm.

［8］田地，王琳，葛子若，等. 新型冠状病毒肺炎抗病毒治疗现状及前景. 中国药物警戒，2020，17（3）：129-136.

（王琳　田地）

9. ACE2 是 2019-nCoV 等四种冠状病毒的受体

目前已知能够感染人的冠状病毒有 7 种，其中 SARS-CoV、HCoV-NL63 和 2019-nCoV 均以 ACE2 为受体，另外研究发现一种与 2019-nCoV 密切相关的蝙蝠冠状病毒 RaTG13，同样使用人 ACE2 为受体。

2002 年底我国广东地区首先暴发严重急性呼吸综合征（SARS），2003 年 4 月确定引起 SARS 的病原体是 SARS 冠状病毒（SARS-CoV），同年 Li 等[1] 应用纯化的 SARS-CoV S 蛋白对易感细胞进行免疫沉淀，最终从 Vero E6（非洲绿猴肾细胞株）中分离出 ACE2 蛋白，该蛋白可有效地结合 SARS-CoV S 蛋白。

人感染冠状病毒 NL63（HCoV-NL63）是 2004 年荷兰学者首先分离发现的一种呼吸道病原体，它是继 SARS-CoV 之后发现的又一感染人类的冠状病毒，属于 α 冠状病毒，2005 年 Hofmann 等[2] 利用含有 HCoV-NL63 S 蛋白的逆转录病毒分析其组织嗜性和受体，发现 HCoV-NL63 能够结合 SARS-CoV 的受体 ACE2 来侵染细胞以及在细胞内进行病毒复制。

2019-nCoV 与 SARS-CoV 的基因序列一致性约为 79%，Zhou 等[3] 在进行病毒感染性研究时发现在 HeLa 细胞中不同物种 ACE2（人 ACE2、猪 ACE2、麝猫 ACE2）的表达可导致 2019-nCoV 的感染和复制，从而直接表明 2019-nCoV 是以 ACE2 为受体入侵宿主细胞的。

RaTG13 来源于中国菊头蝠样本中的一株冠状病毒，经过生物信息学对比发现，2019-nCoV 与 RaTG13 相似性可达 96%[4]，但其 S 蛋白的 RED 结构域却有明显差异，提示蝙蝠可能为其自然宿主。且研究发现 RaTG13 逆转录病毒可侵入表达 ACE2 的细胞，提示蝙蝠有可能直接把病毒感染给人类。

综上，目前有四种冠状病毒均以 ACE2 为受体，介导病毒入侵宿主细胞。

参考文献

［1］Li W，Moore MJ，Vasilieva N，et al.Angiotensin-converting enzyme 2 is a functional receptor for the SARS coronavirus. Nature，2003，426（6965）：450-454.

［2］Hofmann H，Pyrc K，van der Hoek L，et al. Human coronavirus NL63 employs the severe acute respiratory syndrome coronavirus receptor for cellular entry. Proc Natl Acad Sci U S A，2005，102（22）：7988-7993.

［3］Zhou P，Yang XL，Wang XG，et al. A pneumonia outbreak associated with a new coronavirus of probable bat origin. Nature，2020，579（7798）：270-273.

［4］Dong Y，Dai T，Liu J，Zhang L，Zhou F. Coronavirus in Continuous Flux：From SARS-CoV to SARS-CoV-2. Adv Sci（Weinh），2020，7（20）：2001474.

（崔舒萍）

10. 2019-nCoV 基因组包含 4 个结构蛋白

2019-nCoV 基因组与 SARS-CoV 相似，具有典型的冠状病毒结构，基因组排列顺序为 5′-Pol-S-E-M-N-3′。非结构蛋白序列较为保守，而结构蛋白序列为适应环境突变率较高[1]。

2019-nCoV 属 β 冠状病毒属 B 亚群，含有 29891 个核苷酸，编码 9860 个氨基酸核苷酸，G + C 占比约 38%。基因组 5′端有帽状结构，3′端有多聚 A 尾，包含两个侧翼 UTR 和整段编码多聚蛋白的开放读码框架（open reading frame，ORF）。基因组 3′端编码 4 个结构蛋白：S 蛋白、E 蛋白、M 蛋白、N 蛋白以及 8 个辅助蛋白。5′端约占基因组全长 2/3 的 ORF1a 和 ORF1b 基因编码多聚蛋白，随后裂解产生 16 个非结构蛋白（nonstructural protein，NSP），序列相对保守[2-3]。

S 蛋白是位于病毒囊膜表面的同源三聚体蛋白，高度糖基化。不仅参与受体识别和膜融合过程，也是中和抗体重要的靶向分子。S 蛋白胞外端在蛋白酶的作用下能够切割成位于 N 端的 S1 区和靠近病毒囊膜的 C 端 S2 区，S1 区包含两个相对独立的结构域：N 端结构域（N-terminal domain，NTD）和 C 端结构域（C-terminal domain，CTD）。Wang 等[4] 利用免疫染色和流式细胞仪测定技术鉴定出 2019-nCoV 可利用 CTD 中的受体结构域（receptor binding domain，RBD）识别受体 ACE2。李兰娟院士等研究团队在国际上首次解析了 2019-nCoV 全病毒的三维精细结构，发现 RBD 构象存在 "向上" 和 "向下" 两种状态，仅在 RBD 采用 "向上" 构象时，才可与受体结合[5]。S1 与受体的相互作用是决定病毒组织嗜性和宿主范围的一个关键因素。

S2 介导病毒囊膜和细胞膜间的融合，作为典型的 I 型融合蛋白，S2 包含融合肽（fusion peptide，FP）、七肽重复序列（heptad repeat，HR）1 和 2、跨膜结构域和胞内结构域。在 S1 亚基 RBD 与宿主细胞结合后，S2 亚基 FP 插入宿主细胞膜表面，并在 HR1 与 HR2 之间形成超螺旋结构，发生构象变化，实现病毒与细胞膜融合，随后病毒基因组释放，进入胞内后复制[6]。李兰娟院士等通过质谱分析 S 蛋白的糖基化组成，发现体外重组表达的 S 蛋白与病毒原位状态 S 蛋白的糖基化修饰具有相似性，这对灭活病毒疫苗、基因工程重组疫苗以及中和抗体的研发等具有重要指导意义[5]。

N 蛋白是冠状病毒中含量最丰富的蛋白，而且在病毒感染过程中 N 蛋白是所有结构蛋白中诱导免疫反应最强烈的蛋白，由于其体积小、缺乏糖基化位点，使其易于表达和纯化，且其介导的抗体产生早、滴度高、维持时间长[7]。所以，N 蛋白常常作为病毒血清学检测最为合适的抗原。

2019-nCoV 中 N 蛋白与病毒基因组 RNA 相互缠绕形成病毒核衣壳，并与 M、S、E 蛋白结合包装成完整的病毒粒子，在病毒 RNA 的合成过程中发挥重要作用。同时，N 蛋白相对保守，在病毒的结构蛋白中所占比例最大。N 蛋白含有 N1 和 N2 两个表位，其中 N1 可刺激机体产生高亲和力的抗体，但一般无中和活性，2019-nCoV 与 SARS-CoV 同源性较高，一致性可达 90%[8]。正是这种高同源性是两种病毒发生交叉反应的基础。感染早期机体产生的抗 N 蛋白的高水平抗体，可以利用 N 蛋白建立快速检测 2019-nCoV 的血清抗体方法。国家卫生健康委发布的《新型冠状病毒肺炎的诊疗方案（试行第七版）》中，增加血清学检测作为依据。N 蛋白是 2019-nCoV IgM/IgG 抗体快速检测试剂卡的核心原材料[9]。

另外秦小波等对 2019-nCoV N 蛋白序列分析发现，其 177-207 位点的序列存在多个"SRXXX"的特征序列，其可能是 RNA 结合的位点，同时在 SARS-CoV N 蛋白序列相应的位置也发现具有"SRXXX"序列，因此推测 177-207 序列区域可能是 2019-nCoV N 蛋白的 RNA 结合区域部分[10]。N 蛋白也可能是潜在的药物靶点，Kang 等[11]通过表征 2019-nCoV N-NTD 的晶体结构，发现核糖核苷结合区域的几个残基能明显识别冠状病毒 RNA 底物，该发现有助于 2019-nCoV 药物及疫苗研发。

M 蛋白含有 3 个跨膜结构域和 1 个保守结构域；E 蛋白包含疏水结构域和跨膜 α 螺旋结构域。两种蛋白均为病毒包膜的组成成分，参与病毒颗粒的组装释放。M 蛋白在病毒组装过程中起到重要作用，它能够与 N 蛋白和 S 蛋白相互作用。M 蛋白可特异性地与病毒 RNA 包装信号相互作用，帮助 RNA 形成核衣壳。2019-nCoV 的 M 蛋白序列与 SARS 同源性较高，一致性可达 91%。SARS-CoV 的

M 蛋白只在内质网和高尔基体表达，其保守结构域，通过蛋白-蛋白的相互作用参与病毒装配和出芽过程，此外 M 蛋白存在两种构象变化，对其他结构蛋白的结构稳定和功能表达起到重要作用[12-13]。

相较于病毒囊膜表面的其他蛋白，E 蛋白的数量较少，但同样在病毒的组装、释放以及致病性中发挥重要作用。2019-nCoV E 蛋白序列与 SARS-CoV 同源性高，一致性高达 95%。病毒组装过程中，E 蛋白和 M 蛋白能够包装形成类病毒颗粒，病毒释放中需要 E 蛋白的疏水区参与。另外位于 E 蛋白疏水区的氨基酸能够提高病毒的致病性。SARS-CoV 的 E 蛋白还能以五聚体结构形式发挥离子通道作用，这也提示 E 蛋白在 2019-nCoV 病毒复制和致病过程中的功能多样性[14-15]。

参考文献

[1] Chen Y，Liu Q，Guo D. Emerging coronaviruses：Genome structure，replication，and pathogenesis.J Med Virol，2020，92（4）：418-423.

[2] Phan T. Genetic diversity and evolution of SARS-CoV-2. Infect Genet Evol，2020，81：104260.

[3] Xu X，Chen P，Wang J，et al. Evolution of the novel coronavirus from the ongoing Wuhan outbreak and modeling of its spike protein for risk of human transmission. Science China Life Sciences，2020，63（3）：457-460.

[4] Wang Q，Zhang Y，Wu L，et al. Structural and Functional Basis of SARS-CoV-2 Entry by Using Human ACE2. Cell，2020，181（4）：894-904.e9.

[5] Yao HP，Song YT，Chen S，et al. Molecular architecture of the SARS-CoV-2 virus.Cell.[public online].2020，183（3）：730-738.e13.

[6] Liu S，Xiao G，Chen Y，et al. Interaction between heptad repeat 1 and 2 regions in spike protein of SARS-associated coronavirus：implications for virus fusogenic mechanism and identification of fusion inhibitors. Lancet，2004，363（9413）：938-947.

[7] Satarker S，Nampoothiri M. Structural Proteins in Severe Acute Respiratory Syndrome Coronavirus-2.Arch Med Res，2020，51（6）：482-491.

[8] Liu C，Kokuho T，Kubota T，et al. DNA mediated immunization with encoding the nucleoprotein gene of porcine transmissible gastroenteritis virus. Virus Res，2001，80（1-2）：75-82.

[9] 郑培明，崔发财，张福明，等. 新型冠状病毒 IgM/IgG 抗体不同检测方法在新型冠状病毒感染中的临床应用评价. 检验医学，2020，（2）：1-6.

[10] 秦小波，高华，张冰冰，等. SARS-CoV-2 核衣壳蛋白预测与原核重组表达应用. 生物学杂志：1-7[2020-08-03]. https://kns-cnki-net.webvpn.jmu.edu.cn/kcms/detail/34.1081.Q.20200616.0915.008.html.

［11］Kang S，Yang M，Hong Z，et al. Crystal structure of SARS-CoV-2 nucleocapsid protein RNA binding domain reveals potential unique drug targeting sites. Acta Pharm Sin B，2020，10（7）：1228-1238.

［12］Neuman BW，Kiss G，Kunding AH，et al. A structural analysis of M protein in coronavirus assembly and morphology. J Struct Biol，2011，174（1）：11-22.

［13］刘彬，秦照玲，戚中田. 新型冠状病毒基因组结构与蛋白功能. 微生物与感染，2020，15（01）：52-57.

［14］Nieto-Torres JL，DeDiego ML，Verdiá-Báguena C，et al. Severe acute respiratory syndrome coronavirus envelope protein ion channel activity promotes virus fitness and pathogenesis. PLoS Pathog，2014，10（5）：e1004077.

［15］Verdiá-Báguena C，Nieto-Torres JL，Alcaraz A，et al. Coronavirus E protein forms ion channels with functionally and structurally-involved membrane lipids. Virology，2012，432（2）：485-494.

（崔舒萍）

11. 丹麦报告的 Cluster 5 变异株

2020 年 11 月 6 日丹麦广播电视台报道了丹麦血清研究中心 ［Denmark's State Serum Institute（SSI）］ 在丹麦发现了 5 种不同的貂类变异 2019-nCoV[1]——Cluster 1 至 Cluster 5。与非突变型病毒相比，第 5 组病毒对抗体敏感度降低。

2020 年 9 月丹麦发现一种与水貂相关的 2019-nCoV 变异株，丹麦相关部门命名为 "Cluster 5"。在丹麦，从 6 月初到 10 月中旬的 5102 个样本中，有 214 例检测到来自貂类的变异 2019-nCoV，且 8 月和 9 月在 5 个水貂养殖场和 12 个样本中发现了 "Cluster 5" 病毒，其中 11 例来自北日德兰半岛，1 例来自西兰岛。目前，丹麦仅在 2020 年 9 月发现了 12 例人体感染 "Cluster 5"，并未出现广泛传播。

2020 年 11 月 10 日，Oude Munnink BB 等[2] 在 Science 上刊登的文章通过分析水貂和农场附近 2019-nCoV 感染者的病毒基因组序列，证实了 2019-nCoV 可以在人与水貂之间来回传播。其存在的关键突变位点是 Y453F 突变。Y453F 突变体新冠病毒 S 蛋白第 453 位的氨基酸由酪氨酸（Y）突变为苯丙氨酸（F），直接与宿主 ACE2 受体的 34 位氨基酸接触。ACE2 在人体中第 34 位是组氨酸（H），而在水貂中是酪氨酸（Y），因此推测这种变异是为了更适应水貂宿主。但同时研究人员发现，453F 增加了对人 ACE2 的亲和力，这可能是病毒更易入侵人体的原因。除 Y453F 突变之外，还包括：69-70del、692V、S1147L、M1229I 等。

在丹麦血清研究中心的报告[1]中同时提到，检测的所有水貂 2019-nCoV 序列中均含有 D614G 突变。在疫情大流行过程中，2019-nCoV 在不断地发生演化突变，尤其带有 D614G 突变的 2019-nCoV 已成为感染全球的主要毒株。目前该变异株并未广泛传播。我国尚无该变异株输入。关于该变异株能否减少自然感染或接种疫苗后所产生的免疫保护的范围和持续时间，相关评估仍在进行。

参考文献

[1] Lassaunière R，Fonager J，Rasmussen M，et al. SARS-CoV-2 spike mutations

arising in Danish mink and their spread to humans. Working paper on SARS-CoV-2 spike mutations arising in Danish mink，their spread to humans and neutralization data. https：//files.ssi.dk/Mink-cluster-5-short-report_AFO2.

［2］Oude Munnink BB，Sikkema RS，Nieuwenhuijse DF，et al. Transmission of SARS-CoV-2 on mink farms between humans and mink and back to humans. Science，2021，371（6525）：172-177.

（张婷玉　葛子若）

12. 英国报告的新型变异病毒 501Y.V1

2020 年 12 月 14 日新冠肺炎英国基因组学联盟（COVID-19 Genomics Consortium UK，COG-UK）报道了英国新冠变异株的基因组序列，引起国际社会的广泛关注。该变异株命名为 501Y.V1，根据不同的分型方法又称为 B.1.1.7 或 VOC 202012/01。

根据病毒溯源研究，英国首例 2019-nCoV 501Y.V1 突变株的样本获得日期是 2020 年 9 月 20 日[1]。自 2020 年 9 月出现以来，501Y.V1 毒株传播迅速，目前成为英国流行的主要基因型。截至 2021 年 2 月，英国至少有 60 个地方政府已确认了该病毒，已经报告的病例超 1000 例，广泛分布于伦敦以及英格兰东南部。2020 年 12 月 25 日，上海报告了我国第一例输入病例，随后我国广东、山东等地相继报告输入病例[2]。2021 年 1 月北京大兴疫情首次出现该毒株在我国的本土流行。除此之外，意大利、德国、新加坡、爱尔兰、日本、黎巴嫩、法国、加拿大、瑞典、西班牙、美国、斯洛伐克等 70 多个国家相继发现该变异株，使得全球疫情防控形势变得极为复杂严峻。

与 Wuhan 原型株相比，基因测序显示该病毒株存在 23 个特殊突变：17 个蛋白质编码基因突变（14 个非同义突变和 3 个缺失）和 6 个同义突变。大部分突变位于病毒 S 蛋白，其他位于 nsp3、nsp6、ORF8、N 蛋白等。其中部分突变具有潜在的生物学效应[3]。501Y.V1 毒株除含有 D614G 突变外，常伴有 S 蛋白的 RBD N501Y 突变、H69/V70 氨基酸缺失以及 P681H 突变等。N501Y 突变是 S 蛋白 RBD 关键位点之一。H69/V70 氨基酸缺失常自行出现，可能造成 S 蛋白构象改变。有研究证明 H69/V70 氨基酸缺失可增强病毒的传染性[4]。P681H 靠近冠状病毒高度变异的 S1/S2 亚基的 Furin 蛋白酶切位点，这种突变可多次自行出现[5]。

501Y.V1 变异毒株的生物学意义是目前的关注重点。目前研究表明与英国现有的 2019-nCoV 其他突变株相比，501Y.V1 突变株的传播性更强[6]。另外该突变株能逃避大部分靶向病毒 S 蛋白 N 端结构域的单克隆抗体，虽仍对多个靶向 RBD 的中和抗体敏感，但中和能力下降[7]。有研究应用 VSV 假病毒，利用中和试验检测了辉瑞

mRNA 疫苗 BNT162b2 的 Ⅲ 期临床试验中接种者血清对 501Y.V1 突变株的中和滴度略微降低，但中和活性未明显降低，免疫后血清对 501Y.V1 变异株依然敏感[8]。NOVAVAX 公司 2021 年 1 月 28 日公布了其单位蛋白-纳米颗粒疫苗 NVX-CoV2373 针对 501Y.V1 变异株的疫苗人群保护力数据，中期分析结果显示该疫苗对 501Y.V1 保护力为 85.6%[9]。目前无相关研究证据证明 501Y.V1 突变株对疾病的严重程度产生影响[7]。需要进一步的实验室研究来判断病毒的毒力和致病性。

参考文献

［1］Public Health England. Investigation of novel SARS-CoV-2 variant：variant of concern 202012/01，Technical briefing document on novel SARS-CoV-2 variant. https：//www.gov.uk/government/publications/investigation-of-novel-sars-cov-2-variant-variant-of-concern-20201201，2020-12-21［2021-02-19］.

［2］Chen HY，Huang XY，Zhao X，et al. The First Case of New Variant COVID-19 Originating in the United Kingdom Detected in a Returning Student — Shanghai Municipality，China，December 14，2020. China CDC Weekly，2021，3（1）：1-3.

［3］Reuschl AK，Thorne L，Zuliani Alvarez L，et al. Host-directed therapies against early-lineage SARS-CoV-2 retain efficacy against 501Y.V1 variant. Preprint. bioRxiv. 2021；2021.01.24.427991.

［4］Kemp SA，Harvey WT，Datir RP，et al. Recurrent emergence and transmission of a SARS-CoV-2 spike deletion ΔH69/V70. bioRxiv［Preprint posted online January 14，2021］. https：//www.biorxiv.org/content/10.1101/2020.12.14.422555v4.

［5］Centers for Disease Control and Prevention. Emerging SARS-CoV-2 Variants. Https：//www.cdc.gov/coronavirus/2019-ncov/more/science-and-research/scientific-brief-emerging-variants.html，2021-1-28［2021-02-19］.

［6］Davies NG，Jarvis CI，Edmunds WJ，et al. Increased hazard of death in community-tested cases of SARS-CoV-2 Variant of Concern 202012/01. Preprint. medRxiv. 2021；2021.02.01.21250959.

［7］Ho D，Wang P，Liu L，et al. Increased Resistance of SARS-CoV-2 Variants B.1.351 and 501Y.V1 to Antibody Neutralization. Preprint. Res Sq. 2021；rs.3.rs-155394.

［8］Muik A，Wallisch AK，Sänger B，et al. Neutralization of SARS-CoV-2 lineage B.1.1.7 pseudovirus by BNT162b2 vaccine-elicited human sera. Science，2021：eabg6105.

［9］GlobeNewswire. Novavax COVID-19 Vaccine Demonstrates 89.3% Efficacy in UK Phase 3 Trial. https：//www.globenewswire.com/news-release/2021/01/28/2166253/0/

en/Novavax-COVID-19-Vaccine-Demonstrates-89-3-Efficacy-in-UK-Phase-3-Trial.html，2021-1-28 ［2021-2-20］．

［10］Volz E，Mishra S，Chand M，et al. Transmission of SARS-CoV-2 lineage 501Y.V1 in England：insights from linking epidemiological and genetic data. medRxiv［Preprint posted online January 4，2021］. https：//www.medrxiv.org/content/10.1101/2020.12.30.20249034v2.

（崔舒萍）

13. 南非报告的新型变异病毒 501Y.V2

2020 年 12 月上旬，南非政府向全球公告了 2019-nCoV 的新变异株 501Y.V2，又称为 20H/501Y.V2 或 B.1.351。

该变异株于 2020 年 9 月中旬在南非出现，2020 年 10 月初在南非纳尔逊·曼德拉湾中发现，10 月该变异株已成为南非三个省（东开普省、西开普省和夸祖鲁-纳塔尔省）的主要流行株；截至去年 12 月底，南非感染人数中，501Y.V2 毒株的比例已逾 80%[1]。截至目前，已有 30 多个国家报道了 501Y.V2 变异株的输入或本地流行。2021 年 1 月 6 日，广东报告了我国首例 501Y.V2 变异株输入病例，并已经成功分离到该变异株，并开展现有疫苗对该变异株的中和交叉保护作用评价[2]。

501Y.V2 突变株基因组序列与 Wuhan 原型株相比，具有 23 个核苷酸变异位点，除了与英国突变株 501Y.V1 有相同的 N501Y 突变外，还包含了对病毒感染能力有潜在重要影响的 S 蛋白 E484K 和 K417N 两个关键位点的突变[3]。其中 E484K 突变为带正电荷的赖氨酸取代带负电荷的谷氨酸。E484 可与受体 ACE2 的病毒结合热点 K31 相互作用。有研究报道，E484K 突变可增强病毒与受体的结合亲和力[4]。另外 E484K 突变可能会导致病毒逃过免疫系统的识别，降低对中和抗体的敏感性[5-6]。501Y.V2 突变株对靶向 NTD 的单克隆抗体的敏感性下降明显，另外由于 S 蛋白上发生了关键的 E484K 突变，致使它对多个靶向 RBD 关键序列的中和抗体也具有逃逸能力[7]。K417 是一种独特的氨基酸残基，可与受体 ACE2 的 D30 形成盐桥，增强与 ACE2 的亲和力[8]。同时 K417 是多种抗体表位的关键氨基酸，其中包括 CA1、CB6、CC12.1 抗体。在评估 501Y.V2 对中和抗体敏感性时发现，三种抗体可有效中和 wuhan 原型株，却不能中和 501Y.V2，证实 K417N 突变在病毒逃逸中发挥了重要作用[9]。

有研究用 501Y.V2 变异株关键变异位点构建了针对 E484K 和 N501Y 单一突变的 VSV 假病毒，以及针对 K417N：E484K：N501Y 三个突变的 VSV 假病毒，并选取了 6 个辉瑞疫苗接种者和 14 个

Moderna 接种者第二次（加强）接种后的血清。研究发现接种者血清对于 3 种假病毒的中和活性降低了 1 ~ 3 倍。其中分离出的 17 个超高中和活性抗体中的 9 个对含有 E484K 突变的中和活性下降了 10 倍以上，5 个对 K417N 中和活性下降了 10 倍以上。4 个对 N501Y 中和活性下降了 10 倍以上。mRNA 疫苗接种对于 501Y.V2 的中和活性可能会下降，但下降程度有限。不过总体结果提示疫苗接种可能依然对 501Y.V2 有效，因此扩大疫苗接种至关重要[10]。此外，研究选取了第二次接种 100 μg mRNA-1273 一周后的 I 期临床试验志愿者的血清和第二次接种 30 μg 或 100 μg 八周后的恒河猴血清，并构建了 D614G-N439K，水貂 cluster 5，501Y.V1 和 501Y.V2 突变株 VSV 或慢病毒假病毒。研究发现血清（人和恒河猴）对 501Y.V1 株依然有中和活性，并没有发生明显降低。对 K417N-E484K-N501Y-D614G 突变 VSV 假病毒中和活性降低 2.7 倍。而接种后对 501Y.V2 毒株的中和活性下降了 6 倍，在恒河猴中免疫后的血清中和活性下降了 5 ~ 10 倍。但总体上临床试验受试者血清和恒河猴免疫血清对 501Y.V2 也依然有保护力[11]。中国疾控中心国产灭活新冠疫苗（北京生物制品研究所 BBIBP-CorV 灭活新冠疫苗）和正在开展 III 期临床试验的国产重组蛋白亚单位新冠疫苗（智飞生物与中国科学院联合开发的 ZF2001 重组蛋白亚单位新冠疫苗）各选取两种疫苗受试者血清 12 份，进行中和试验，原始株与 D614G 株为对照。虽然这两种疫苗接种者血清对南非新变种的中和效果稍有下降，但是依然保留大部分中和活性，提示这两种疫苗对南非新变异株依然有保护效果[12]。

参考文献

［1］ European Centre for Disease Prevention and Control. Risk Assessment：Risk related to spread of new SARS-CoV-2 variants of concern in the EU/EEA. https：// www.ecdc.europa.eu/en/publications-data/covid-19-risk-assessment-spread-new-sars-cov-2-variants-eueea，2020-12-29［2021-2-20］.

［2］ PANGO lineages. B.1.351. https：//cov-lineages.org/global_report_B.1.351. html，2021-2-17［2021-2-20］.

［3］ Houriiyah Tegally，Eduan Wilkinson，Marta Giovanetti，et al. Emergence and rapid spread of a new severe acute respiratory syndrome-related coronavirus 2（SARS-CoV-2）lineage with multiple spike mutations in South Africa. https：// doi.org/10.1101/2020.12.21.20248640.

[4] Starr TN, Greaney AJ, Hilton SK, et al. Deep Mutational Scanning of SARS-CoV-2 Receptor Binding Domain Reveals Constraints on Folding and ACE2 Binding. Cell, 2020, 182（5）：1295-1310.e20.

[5] Jangra S, Ye C, Rathnasinghe R, et al. The E484K mutation in the SARS-CoV-2 spike protein reduces but does not abolish neutralizing activity of human convalescent and post-vaccination sera. Preprint. medRxiv. 2021；2021.01.26.21250543.

[6] Thomson EC, Rosen LE, Shepherd JG, et al. The circulating SARS-CoV-2 spike variant N439K maintains fitness while evading antibody-mediated immunity. bioRxiv. 2020：2020.2011.2004.355842.

[7] Ho D, Wang P, Liu L, et al. Increased Resistance of SARS-CoV-2 Variants B.1.351 and 501Y.V1 to Antibody Neutralization. Preprint. Res Sq. 2021；rs.3.rs-155394. Published 2021 Jan 29.

[8] Lan J, Ge J, Yu J, et al. Structure of the SARS-CoV-2 spike receptor-binding domain bound to the ACE2 receptor. Nature, 2020, 581（7807）：215-220.

[9] Wibmer CK, Ayres F, Hermanus T, et al. SARS-CoV-2 501Y.V2 escapes neutralization by South African COVID-19 donor plasma. Preprint. bioRxiv. 2021；2021.01.18.427166. Published 2021 Jan 19.

[10] Wang Z, Schmidt F, Weisblum Y, et al. mRNA vaccine-elicited antibodies to SARS-CoV-2 and circulating variants. Preprint. bioRxiv. 2021；2021.01.15.426911.

[11] Wu K, Werner AP, Moliva JI, et al. mRNA-1273 vaccine induces neutralizing antibodies against spike mutants from global SARS-CoV-2 variants. Preprint. bioRxiv. 2021；2021.01.25.427948.

[12] Baoying Huang, Lianpan Dai, Hui Wang. Neutralization of SARS-CoV-2 VOC 501Y.V2 by human antisera elicited by both inactivated BBIBP-CorV and recombinant dimeric RBD ZF2001 vaccines. bioRxiv https：//www.biorxiv.org/content/10.1101/2021.02.01.429069v1.

（崔舒萍）

14. 巴西相关的新型变异病毒 P.1

巴西报告的 P.1 变异株属于 B.1.1.248 毒株系，由日本国立传染病研究所（NIID）首次在四个巴西游客中检测到，其来源于在亚马逊地区最大的城市马瑙斯，此后病例数量激增[1]。目前，已有超过 10 个国家报道了 P.1 变异株，中国目前尚无巴西变异株的输入。该变异株有 17 个突变，其中位于 S 蛋白 RBD 的 3 个关键位点是 E484K、N501Y、K417T。通过英国报告的 501Y.V1 和南非报告的 501Y.V2 变异株，我们已经知道 N501Y 突变可导致病毒传播性增强。有报道该突变株的传染性是普通毒株的 3 倍，但缺乏相关文献支持。E484K 突变是对 2019-nCoV 中和抗体的逃逸突变。有研究显示康复患者血浆对具有 E484K 突变的假病毒中和活性下降 10 倍以上[2]。目前关于 K417T 突变的生物学意义有待进一步研究。

2019-nCoV 属于单股 RNA 病毒，复制速度快，病毒的基因组碱基顺序极易发生改变。尽管复制具有保真性，但在 COVID-19 大流行的整个过程中，除了目前比较常见的英国报告的 501Y.V1、南非报告的 501Y.V2 以及巴西报告的 P1 变异株，日本、芬兰也陆续出现新的变异。全球基因组检测和病毒基因组序列的快速共享使得对 2019-nCoV 突变株能够实时检测和追踪，从而为控制 COVID-19 大流行的公共卫生工作提供帮助。

参考文献

［1］Resende PC，Bezerra JF，de Vasconcelos RHT，at al. Spike E484K mutation in the first SARS-CoV-2 reinfection case confirmed in Brazil，2020external icon. https：//www.virological.org/，2021-2-10［2021-2-20］.

［2］Greaney AJ，Loes AN，Crawford KHD，et al. Comprehensive mapping of mutations in the SARS-CoV-2 receptor-binding domain that affect recognition by polyclonal human plasma antibodies. Cell Host Microbe，2021，S1931-3128（21）00082-2.

（崔舒萍）

15. 抗 2019-nCoV 的重要药物靶点

目前引起全球疫情的 2019-nCoV 作为国际公共卫生的重大威胁而引起人们的关注，针对 2019-nCoV 感染尚无针对性治疗方法，故了解病毒结构，筛选潜在的药物靶点是一个严峻的课题。2019-nCoV 核苷酸长度为 29.9 kb，存在 11 个功能基因，其中 3 个同源于 SARS，7 个同源于蝙蝠冠状病毒，1 个功能未知，编码非结构蛋白、结构蛋白和辅助蛋白。非结构蛋白包括 3- 胰凝乳蛋白酶样蛋白酶（3-chymotrypsin-like protease，3CLpro）又称主蛋白酶（main protein，Mpro）、木瓜蛋白酶样蛋白酶（papain-like protease）、解旋酶（helicase）、RNA 依赖的 RNA 聚合酶（RNA-dependent RNA polymerase，RdRp）[1]。其中最具特征的药物靶标之一为 3CLpro。

饶子和研究团队在 SARS-CoV 暴发期间，就曾解析首个 SARS-CoVMpro 的三维空间结构，为抗 SARS 药物的研发提供了关键结构依据。研究发现 2019-nCoV Mpro 的三维结构与 SARS-CoV 高度相似，序列一致性达 96%。Mpro 是一种半胱氨酸蛋白酶，分子量约 33.8 KDa，由三个结构域组成，结构域 I 和 II 形成六链反平行 β 桶，底物结合位点位于结构域 I 和结构域 II 之间的缝隙中，且高度保守。结构域 III 是五个螺旋的球形簇，并通过一个长环区域与结构域 II 相连。Mpro 的活性形式为二聚体结构，结构域 III 主要通过参与调节 Mpro 的二聚化[2]。Mpro 可在不少于 11 个位点上剪切复制酶基因编码蛋白多聚体 pp1a 和 pp1ab，由此产生的各种蛋白质和功能多肽，参与病毒复制和转录，且人体不可自主合成 Mpro，因此 Mpro 是一个抗病毒的关键药物靶点。为快速发现用于临床的先导化合物，研究人员使用计算机辅助药物设计（computer-aided drug design，CADD）制造了该酶不可逆抑制剂 N3，其可特异性抑制多种冠状病毒的 Mpros。另外 Rolf Hilgenfeld 团队设计合成拟肽 α- 酮酰胺，作为 β 冠状病毒和 α 冠状病毒以及肠病毒 Mpro 的广谱抑制剂，随后将 α- 酮酰胺抑制剂的化学结构不断优化，延长化合物在血浆中的半衰期，增加溶解度，减少其与血浆蛋白的结合阻力，开发成为 2019-nCoV Mpro 的有效抑制剂。该研究为开发含吡啶酮的新型冠状病毒抑制剂提供了有用的框架[3]。

RdRp 是冠状病毒复制、转录的核心组成部分。可催化病毒 RNA 合成，是抗病毒抑制剂瑞德西韦的主要靶标。RdRp 也称为非结构蛋白（nonstructural protein，nsp），并与辅助非结构蛋白 nsp7/8 组成了复制机器。饶子和等率先解析了全长 RdRp 与 nsp7/8 复合物的三维空间结构，结果发现，2019-nCoV RdRp 具有其他 RdRp 的保守特征，并含有套式病毒（nidovirus）的 NiRNA 特征结构域，同时病毒 RdRp 与病毒 N- 末端存在一个独特的"β 发夹"结构域，该结构域为阐明 2019-nCoV RdRp 的生物学功能提供了新的线索[4]。研究团队发现 2019-nCoV RdRp 行使功能的关键氨基酸残基，并通过与"丙型肝炎病毒聚合酶 ns5b- 索非布韦（Sofosbuvir）效应分子"复合物结构进行比对，提出了瑞德西韦和法匹拉韦的效应分子（即代谢后的最终产物）抑制 2019-nCoVRNA 聚合酶的可能作用模式。为设计靶向 RdRp 的新型治疗药物提供了研究基础。

随后研究者解析了 RdRp-RNA- 瑞德西韦复合物的电镜结构，结构显示三磷酸瑞德西韦最终以单磷酸形式共价结合到 RNA 引物链 3′ 端的 + 1 位置，终止 RNA 引物链的延伸，从而阻止 2019-nCoV 遗传物质的复制。该发现揭示了瑞德西韦抑制 2019-nCoVRdRp 活性的机制，为靶向 RdRp 的新型药物筛选以及药物设计提供了基础[5]。此外法匹拉韦是一种 RdRp 抑制剂，其在日本批准上市，用于治疗新型和复发型流感。目前我国正在开展临床试验以评估其治疗新型冠状病毒肺炎的疗效[6]。

参考文献

［1］Chan JF，Kok KH，Zhu Z，et al. Genomic characterization of the 2019 novel human-pathogenic coronavirus isolated from a patient with atypical pneumonia after visiting WuhanEmerg Microbes Infect，2020，9（1）：221-236.

［2］Jin Z，Du X，Xu Y，et al. Structure of Mpro from SARS-CoV-2 and discovery of its inhibitors. Nature，2020，582（7811）：289-293.

［3］Zhang L，Lin D，Sun X，et al. Crystal structure of SARS-CoV-2 main protease provides a basis for design of improved α-ketoamide inhibitors. Science，2020，368（6489）：409-412.

［4］Gao Y，Yan L，Huang Y，et al. Structure of RNA-dependent RNA polymerase from 2019-nCoV，a major antiviral drug target. bioRxiv，2020：2020-2023.

［5］Yin W，Mao C，Luan X，et al. Structural basis for inhibition of the RNA-dependent RNA polymerase from SARS-CoV-2 by remdesivir. Science，2020，368（6498）：1499-1504.

［6］Li G，De Clercq E. Therapeutic options for the 2019 novel coronavirus（2019-nCoV）. Nat Rev Drug Discov，2020，19（3）：149-150.

（崔舒萍）

16. 中和抗体主要作用机制及靶向 2019-nCoV RBD 抗体的研究进展

抗体通过直接抑制病毒感染，或者抗体依赖的细胞介导的细胞毒性作用（antibody-dependent cell-mediated cytotoxicity，ADCC），或者补体依赖的细胞毒性作用（complement-dependent cytotoxicity，CDC），在体液免疫中扮演着重要角色[1]。

中和抗体指能够与病原微生物表面抗原结合，从而阻止病原微生物结合宿主细胞受体或抑制膜融合过程，直接抑制病原微生物感染的一类抗体[2]。抗体相比于其他的小分子药物，具有双重功能的优势，一是其通过 Fab 片段（Fragment of antigen binding）识别抗原进而抑制病原微生物感染，二是其也可以利用 Fc 片段（Fragmentcrystallizable）发挥细胞毒性作用，因而随着研究的不断进展，中和抗体在疾病治疗领域越来越凸显重要作用。目前，FDA批准的用于人类疾病治疗的单克隆抗体已超过 80 种[3]。

2019-nCoV RBD 负责识别受体 ACE2，在介导病毒入侵过程中发挥着重要作用，因而成为中和抗体的重要靶点。随着研究的不断进展，目前已有超过 100 种靶向 2019-nCov S 蛋白的中和抗体被报道，其中大部分靶向 S 蛋白 RBD，少部分靶向 NTD 和 S2，这些中和抗体主要分为三种形式，分别为 IgG、单链抗体（single-stranded variable region fragment，scFv）和单域抗体（single-domain antibody，sdAb）[4]。

目前靶向 2019-nCoV RBD 的中和抗体皆是通过阻断 RBD 与 ACE2 的结合进而抑制病毒感染，主要识别三种不同的表位，一种是 RBD 的受体结合基序（RBM），即与 ACE2 结合位点有重叠；一种是虽然与 RBM 没有重叠，但靠近 RBM，与 ACE2 存在竞争；另一种是远离 RBM，与 ACE2 不存在竞争[5]。

目前已有 13 种靶向 2019-nCoV RBD 的单克隆抗体进入临床试验（见表 1），其中 4 种（REGN-COV2、LY3819253、VIR-7831 和 AZD7442）进入临床 III 期，1 种（DXP-593）进入临床 II 期，8 种（JS016、TY027、CT-P59、BR II -196、BR II -198、SCTA01、MW33

和 STI-1499/COVI-SHIELD）进入临床 I 期。除此之外，有 3 种（XAV-19、SAB-185 和 IgY-110/anti-SARS-CoV-2 IgY）靶向 2019-nCoVS 蛋白的多克隆抗体也进入临床试验阶段，且 XAV-19 已进入临床 II 期。

表 1　2019-nCoV 中和抗体临床（ I / II / III ）进展汇总表

名称	靶点	形式	临床状态	机构	国家
REGN-COV2（REGN-10933 ＋ REGN10987）	S 蛋白	单抗	III 期	再生元公司 / 美国国立过敏与传染病研究所	美国
LY3819253（LY-CoV555）	S 蛋白	单抗	III 期	AbCellera/礼来公司 / 美国国立卫生研究院	加拿大 / 美国
VIR-7831	S 蛋白	单抗	III 期	Vir biotechnology/ 葛兰素史克公司	美国 / 英国
AZD7442（AZD8895 ＋ AZD1061）	S 蛋白	单抗	III 期	阿斯利康公司 / 范德堡大学医学中心 / 美国国防高级研究计划局 / 生物医学高级研究和发展管理局	英国 / 美国
DXP-593	S 蛋白	单抗	II 期	百济神州公司 / 丹序生物公司 / 北京大学	中国
JS016	S 蛋白	单抗	I 期	君实生物 / 中科院微生物研究所 / 礼来公司	中国 / 美国
TY027	S 蛋白	单抗	I 期	Tychan	新加坡
CT-P59	S 蛋白	单抗	I 期	赛尔群生物制药公司	韩国
BR II -196	S 蛋白	单抗	I 期	腾盛博药 /TSB Therapeutics/ 清华大学	中国 / 美国
BR II -198	S 蛋白	单抗	I 期	腾盛博药 /TSB Therapeutics/ 清华大学	中国 / 美国
SCTA01	S 蛋白	单抗	I 期	神州细胞生物技术有限公司 / 中国科学院	中国
MW33	S 蛋白	单抗	I 期	迈威（上海）生物科技股份有限公司	中国

（续表）

名称	靶点	形式	临床状态	机构	国家
STI-1499/COVI-SHIELD	S蛋白	单抗	Ⅰ期	索伦托医疗科技有限公司/西奈山卫生系统	美国
XVA-19	S蛋白	多抗	Ⅱ期	Xenothera, LFB/南特大学医院/BPIfrance	法国
SAB-185	S蛋白	多抗	Ⅰ期	SAB Biotherapeutics	美国
IgY-110/anti-SARS-CoV-2 IgY	S蛋白	多抗	Ⅰ期	IGY Life Sciences/MMS Holdings	美国

参考文献

［1］Vogt M R，Dowd K A，Engle M，et al. Poorly neutralizing cross-reactive antibodies against the fusion loop of West Nile virus envelope protein protect in vivo via Fcgamma receptor and complement-dependent effector mechanisms. J Virol，2011，85：11567-11580.

［2］Lok S M，Kostyuchenko V，Nybakken G E，et al. Binding of a neutralizing antibody to dengue virus alters the arrangement of surface glycoproteins. Nat Struct Mol Biol，2008，15：312-317.

［3］Kaplon H，Reichert J M. Antibodies to watch in 2019. MAbs，2019，11：219-238.

［4］Yu F，Xiang R，Deng X，et al. Receptor-binding domain-specific human neutralizing monoclonal antibodies against SARS-CoV and SARS-CoV-2. Signal Transduct Target Ther，2020，5：212.

［5］Gavor E，Choong Y K，Er S Y，et al. Structural basis of SARS-CoV-2 and SARS-CoV antibody interactions. Trends Immunol，2020，4（11）.

（仵丽丽　王奇慧）

17. 靶向 2019-nCoV NTD 抗体的研究进展

2019-nCoV S1 包括 CTD/RBD 和 NTD，已知 RBD 负责识别受体 ACE2，但是对于 NTD 的功能研究仍不是很清楚。研究发现，在一些冠状病毒中，NTD 通过结合糖链辅助病毒黏附宿主细胞[1]，另外，MHV 利用 NTD 识别受体 CEACAM1[2]，是少见的利用 NTD 识别受体的冠状病毒，也说明 NTD 的功能具有多样性。

尽管目前已报道的 2019-nCoV 的中和抗体大多靶向 RBD，但是最近有研究发现，在 COVID-19 患者体内存在靶向 2019-nCoV NTD 的中和抗体，另外，先前的研究表明 MERS-CoV NTD 可作为中和抗体的重要靶点[3]，这些研究结果说明 NTD 也具有良好的免疫原性。

目前已知有三个研究团队分别从 COVID-19 患者体内分离出靶向 2019-nCoV NTD 的中和抗体，能够中和 2019-nCoV 真病毒和假病毒感染。陈薇等[4] 分离出中和抗体 4A8，虽然该抗体不能阻断 2019-nCoV RBD 与 ACE2 的结合，但是可以中和 2019-nCoV 真病毒和假病毒感染，推测通过抑制 S 蛋白的构象变化发挥中和作用。David D.Ho 等[5] 分离出中和抗体 2-17、5-24 和 4-8，也可以中和 2019-nCoV 真病毒和假病毒感染。Pamela J.Bjorkman 等[6] 分离出中和抗体 COV57，也可以中和 2019-nCoV 真病毒和假病毒感染，值得注意的是，ELISA 结果显示 COV57 也可以结合 MERS-CoV S 蛋白。目前靶向 2019-nCoV NTD 的中和抗体仍处于研究阶段。

靶向 NTD 的中和抗体虽然不能抑制病毒与受体的结合，甚至其中和活性也低于靶向 RBD 的中和抗体，但是其可以与其他表位的中和抗体组合，形成鸡尾酒疗法用于疾病的治疗，以起到更好的治疗效果。靶向 NTD 抗体的临床治疗效果有待于进一步的试验来证明。

参考文献

[1] Lu G，Wang Q，Gao G F. Bat-to-human：spike features determining "host jump" of coronaviruses SARS-CoV，MERS-CoV，and beyond. Trends Microbiol，2015，23：468-478.

[2] Williams R K，Jiang G S，Holmes K V. Receptor for mouse hepatitis virus is a member of the carcinoembryonic antigen family of glycoproteins. Proc Natl

Acad Sci U S A，1991，88：5533-5536.

［3］Zhou H，Chen Y，Zhang S，et al. Structural definition of a neutralization epitope on the N-terminal domain of MERS-CoV spike glycoprotein. Nat Commun，2019，10：3068.

［4］Chi X，Yan R，Zhang J，et al. A neutralizing human antibody binds to the N-terminal domain of the Spike protein of SARS-CoV-2. Science，2020，369：650-655.

［5］Liu L，Wang P，Nair M S，et al. Potent neutralizing antibodies against multiple epitopes on SARS-CoV-2 spike. Nature，2020，584：450-456.

［6］Barnes C O，West A P，Jr.，Huey-Tubman K E，et al. Structures of human antibodies bound to SARS-CoV-2 spike reveal common epitopes and recurrent features of antibodies. Cell，2020，182：828-842，e816.

（仵丽丽　王奇慧）

18. 靶向 2019-nCoV S2 抗体的研究进展

2019-nCoV S 蛋白经宿主细胞的蛋白酶剪切后，S1 从病毒表面脱落，S2 负责病毒膜融合过程[1]。研究表明，靶向 2019-nCoV S2 的抗体也可能具有中和活性，但目前报道的中和抗体相对较少。

陈薇等[2] 从 COVID-19 患者体内分离出靶向 2019-nCoV S2 的抗体 9A1 和 0304-3H3，9A1 虽然不能中和 2019-nCoV 真病毒感染，但具有弱的保护活性，目前对其保护机制研究尚不清楚；0304-3H3 能够中和 2019-nCoV 真病毒感染，推测通过抑制 S 蛋白构象的变化进而抑制病毒膜融合过程。上述两株靶向 2019-nCoV S2 的中和抗体仍处于研究阶段。

同靶向 NTD 的中和抗体类似，靶向 S2 的中和抗体也不能抑制病毒与受体的结合，其中和活性也低于靶向 RBD 的中和抗体，但是其可以与其他表位的中和抗体组合，形成鸡尾酒疗法用于疾病的治疗。

参考文献

［1］Lu G，Wang Q，Gao G F. Bat-to-human：spike features determining "host jump" of coronaviruses SARS-CoV，MERS-CoV，and beyond. Trends Microbiol，2015，23：468-478.
［2］Chi X，Yan R，Zhang J，et al. A neutralizing human antibody binds to the N-terminal domain of the Spike protein of SARS-CoV-2. Science，2020，369：650-655.

（仵丽丽　王奇慧）

19. SARS-CoV 与 2019-nCoV 之间存在交叉表位

　　2019-nCoV 与 SARS-CoV S 蛋白氨基酸序列同源性较高，约76%[1]，由 S1 和 S2 两个结构域组成，其中 S1 靠其 C 端结构域（CTD/RBD）识别受体 ACE2，S2 介导病毒膜融合，因而 S 蛋白成为中和抗体的重要靶点。研究发现两种病毒 S 蛋白间存在抗原交叉表位。

　　Qiu 等[1]对 53 个人感染冠状病毒的 S 蛋白进行系统性结构模拟，发现 2019-nCoV 与 SARS-CoV S 抗原间存在交叉反应表位，很可能发生交叉反应。另外有研究发现 SARS 患者康复后的血清存在针对 S 蛋白的中和抗体，可抑制 2019-nCoV 与受体结合且对血清具有浓度依赖性，再次证明两种病毒 S 蛋白之间存在抗原交叉表位，故之前研发的针对 SARS-CoV 的中和抗体有望用于治疗 2019-nCoV 感染[2]。

　　目前已有大量靶向 S 蛋白 RBD、NTD、S1 或 S2 的单克隆抗体被报道，但在 SARS-CoV 和 2019-nCoV 之间存在交叉反应性的抗体主要集中于靶向 RBD。例如，CR3022[2]、S309[3] 和 47D11[4] 均来源于 SARS 恢复期患者，虽然这三株抗体的结合表位与 ACE2 结合位点并不重叠，但均识别 RBD 蛋白的保守表位，因而能够交叉中和 SARS-CoV 和 2019-nCoV 感染；ADI-55689 和 ADI-56046 来源于 SARS 恢复期患者，表位与 RBM 重叠，通过与 ACE2 竞争结合 RBD，进而抑制病毒入侵宿主细胞，具有交叉中和 SARS-CoV 和 2019-nCoV 感染的能力。除此之外，Tai 等[5]利用杂交瘤技术获得鼠源单克隆抗体 7B11，表位虽然不与 RBM 重叠，但靠近 RBM，通过空间位阻效应阻断 RBD 与 ACE2 的结合，从而抑制病毒入侵宿主细胞，也能够交叉中和 SARS-CoV 和 2019-nCoV 感染。两种病毒 S 蛋白之间存在抗原交叉表位，但 RBD 的免疫原性略有差异。SARS 恢复期患者体内的抗体可结合 2019-nCoV S 蛋白，但不一定对 2019-nCoV 具有交叉中和作用，所以关于 2019-nCoV 的特异性中和抗体有待进一步研究。关于 2019-nCoV 与其他六种人感染冠状病毒 S 蛋白间是否存在抗原交叉表位，目前研究较少，仍需进一步探索。

目前多篇文献提到，2019-nCoV 和 SARS-CoV N 蛋白之间存在明显的交叉反应，靶向 SARS-CoV N 蛋白的抗体对 2019-nCoV 无保护免疫作用[6-7]。

2019-nCoV N 蛋白氨基酸序列同源性最高的是同为 β 属的 SARS-CoV，一致性可达 90%。靶向 SARS-CoV N 蛋白的抗体可能识别并结合 2019-nCoVN 蛋白而发生交叉反应，基于交叉反应可使用血清学方法筛选无症状患者中 2019-nCoV 感染者，但靶向 N 蛋白的抗体对 2019-nCoV 感染无保护免疫作用[8]。

冠状病毒 N 蛋白中的 N 段结构域存在高度保守的基序。Yu 曾发现去除 N 端的保守结构域构建的重组 N 蛋白（ΔN-NP）可降低 SARS-CoV 诊断中由于交叉反应造成的假阳性[9]。Yamaoka 等应用小麦胚芽无细胞蛋白质合成系统表达 2019-nCoV 全序列 N 蛋白（full length NP，FL-NP）以及 ΔN-NP，与 70 名健康者血清进行 ELISA 发现，FL-NP 假阳性率更高。与 2019-nCoV 感染者血清进行 ELISA 实验发现，ΔN-NP 检测的所有样本均为阳性，而 FL-NP 检测出现假阴性[10]。相比于 FL-NP，以 ΔN-NP 为基础的 ELISA 更适于建立高灵敏度的新型冠状病毒肺炎诊断方法。

关于 2019-nCoV 与其他人感染冠状病毒 N 蛋白间是否存在抗原交叉表位的研究较少，有研究提出新型冠状病毒肺炎暴发于上呼吸道感染流行季节，HCoV-NL63、HCoV-229E、HCoV-OC43、HCoV-HKU1 感染引起的上呼吸道感染很有可能影响 2019-nCoV 抗体的检测结果，出现假阳性[11]。

参考文献

［1］Qiu T，Mao T，Wang Y，et al. Identification of potential cross-protective epitope between a new type of coronavirus（2019-nCoV）and severe acute respiratory syndrome virus. J Genet Genomics. 2020；47（2）：115-117.

［2］Tian X，Li C，Huang A，et al. Potent binding of 2019 novel coronavirus spike protein by a SARS coronavirus-specific human monoclonal antibody. Emerg Microbes Infect，2020，9（1）：382-385.

［3］Pinto D，Park Y J，Beltramello M，et al. Cross-neutralization of SARS-CoV-2 by a human monoclonal SARS-CoV antibody. Nature，2020，583：290-295.

［4］Wang C，Li W，Drabek D，et al. A human monoclonal antibody blocking SARS-CoV-2 infection［published correction appears in Nat Commun. 2020

May 14；11（1）：2511］. Nat Commun. 2020；11（1）：2251.

［5］Tai W，Zhang X，He Y，et al. Identification of SARS-CoV RBD-targeting monoclonal antibodies with cross-reactive or neutralizing activity against SARS-CoV-2. Antiviral Res，2020，179：104820.

［6］Anderson DE，Tan CW，Chia WN，et al. Lack of cross-neutralization by SARS patient sera towards SARS-CoV-2. Emerg Microbes Infect，2020，9（1）：900-902.

［7］Khan S，Nakajima R，Jain A，et al. Analysis of Serologic Cross-Reactivity Between Common Human Coronaviruses and SARS-CoV-2 Using Coronavirus Antigen Microarray. Preprint. bioRxiv，2020，2020.03.24.006544.

［8］Gralinski LE，Menachery VD. Return of the Coronavirus：2019-nCoV. Viruses. 2020 Jan 24；12（2）：135.

［9］Yu F，Le MQ，Inoue S，et al. Evaluation of inapparent nosocomial severe acute respiratory syndrome coronavirus infection in Vietnam by use of highly specific recombinant truncated nucleocapsid protein-based enzyme-linked immunosorbent assay. Clin Diagn Lab Immunol，2005，12（7）：848-854.

［10］Yamaoka Y，Jeremiah SS，Miyakawa K，Saji R，Nishii M，Takeuchi I，Ryo A. Whole nucleocapsid protein of SARS-CoV-2 may cause false positive results in serological assays.［published online ahead of print，2020 May 23］Clin Infect Dis. 2020. https：//academic.oup.com/cid/advance-article/doi/10.1093/cid/ciaa637/5843448.

［11］邹明园，吴国球. 抗原交叉反应对新型冠状病毒血清特异性抗体检测的影响. 临床检验杂志，2020：1-3.

（崔舒萍　仵丽丽）

20. 2019-nCoV 在不同物质表面生存时间不同

2019-nCoV 在不同物质表面生存时间不同，接触受污染的物体表面可能引起病毒的传播。

美国过敏与传染病研究所的研究显示[1]，新型冠状病毒在塑料和不锈钢上比在铜和纸板上更稳定，2019-nCoV 在塑料和不锈钢上最多可以存活 72 小时，在铜上最多可以存活 4 小时，在硬纸板上最多可以存活 24 小时。在气溶胶中可存在 3 小时，但传染性有所下降。研究人员认为，病毒最容易在光滑的金属（铜除外）和塑料表面生存。病毒在多孔的材质，例如纸板和衣物上生存的时间较短。

Alex 等[2]研究了病毒在不同表面上的稳定性。将 5 μl 病毒培养物液滴移液到表面，并在室温（22℃）下保持相对湿度约 65%。孵育 3 小时后，打印纸和薄纸中无法检测到有传染性的病毒。第 2 天，在处理过的木材和布料中也没有检测到传染性病毒。相比之下，2019-nCoV 在光滑表面上更稳定，第 4 天（玻璃和钞票）和第 7 天（不锈钢和塑料），从处理过的光滑表面无法检测到传染性病毒。第 7 天手术口罩的外层仍可检测到一定水平的传染性病毒（约为原始接种量的 0.1%）。

根据英国 NHS 网站介绍[3]，2019-nCoV 离开人体后的存活时间取决于所依附物体的表面情况，如温度、湿度等环境状况。有研究[4]显示，当湿度或温度升高时 2019-nCoV 的衰减更快，但是液滴的体积（1 ~ 50 μl）和表面类型（不锈钢、塑料或乳胶手套）对衰减率没有明显影响。在室温（24℃）下，病毒的半衰期在 6.3 ~ 18.6 小时范围内，具体取决于相对湿度，但在温度升高至 35℃时，病毒的半衰期降低到 1.0 ~ 8.9 小时。此外，2019-nCoV 在室温下较宽的 pH 值范围内（pH 3 ~ 10）都非常稳定。

在室内环境中，潜在的病毒污染物可能会持续数小时到数天，需要评估室内环境中物体表面污染所带来的风险。

参考文献

[1] Neeltje van Doremalen，Trenton Bushmaker，Dylan H Morris，et al. Aerosol and Surface Stability of SARS-CoV-2 as Compared with SARS-CoV-1. N Engl J Med，2020，382（16）：1564-1567.

[2] Chin AWH，Chu JTS，Perera MRA，et al. Stability of SARS-CoV-2 in different environmental conditions. Lancet Microbe，2020，1（1）：e10.

[3] National Health Service. Coronavirus（COVID-19）.https：//www.nhs.uk/ conditions/coronavirus-covid-19/［2020-9-9］.

[4] Biryukov J，Boydston JA，Dunning RA，et al. Increasing Temperature and Relative Humidity Accelerates Inactivation of SARS-CoV-2 on Surfaces. mSphere，2020，5（4）：e00441-20.

（王琳　田地）

21. 乙醇、含氯消毒液等对 2019-nCoV 具有灭活作用

　　我国《新型冠状病毒肺炎诊疗方案（试行第八版）》中明确指出[1]，2019-nCoV 对紫外线和热敏感，56℃ 30 分钟、乙醚、75% 乙醇、含氯消毒剂、过氧乙酸和氯仿等脂溶剂均可有效灭活病毒。

　　有学者进行消杀灭活冠状病毒的实验[2]，其中，悬浮实验结果显示，乙醇（78%～95%）、2- 丙醇（7%～100%）、45%2-丙醇与 30%1- 丙醇的混合制剂、戊二醛（0.5%～2.5%）、甲醛（0.7%～1%）和聚维酮碘（0.23%～7.5%）均可有效灭活冠状病毒；次氯酸钠要求最低浓度至少为 0.21% 才能有效；过氧化氢的浓度为 0.5%，需暴露 1 分钟起效。此外，载体测试结果显示：浓度在 62% 至 71% 之间的乙醇，暴露时间 1 分钟内即可明显降低冠状病毒的传染性；0.1%～0.5% 的次氯酸钠和 2% 的戊二醛也非常有效。

　　使用紫外线灯为家居进行消毒，不仅能利用高能量的紫外线打断病毒 DNA 的结构，使之失去繁殖和自我复制的能力，同时紫外线灯在杀菌的过程中还会产生臭氧，臭氧本身就能从外而内逐步破坏病毒结构。唐燕萍等[3]采用国产某品牌床单位臭氧消毒机，以臭氧浓度 ≥ 500 mg/m^3，对使用中病房床单位消毒后，该医院病房床单位表面未检测到病毒核酸阳性标本。

　　过氧乙酸常用于物品表面、地面、墙壁喷洒或擦拭消毒，也常用于空间超低容量喷雾消毒以及小体积空间、衣物等熏蒸消毒。宋江勤等[4]采用复方过氧乙酸（含过氧乙酸约 2.5 g/L 与过氧化氢 60 g/L），以其原液用气溶胶电动喷雾器按 22 ml/m^3 用量，对 2019-nCoV 核酸检测实验室的标本制备间进行喷雾消毒并密闭作用 60 分钟。证明用该复方过氧乙酸对 2019-nCoV 检测实验室进行喷雾消毒，可有效果杀灭实验室内环境中 2019-nCoV，有效保护工作人员的安全。

　　含氯消毒剂是指溶于水后产生次氯酸的消毒剂，是最常用的一类消毒剂，含氯消毒剂种类多，84 消毒液、漂白粉和漂白精片等都属于含氯消毒剂。84 消毒液是以次氯酸钠溶液为主要原料生产的有效氯含量为 40～70 g/L 的产品，可用于物品表面、地面、墙壁喷洒

或擦拭消毒，也可用于物品、餐饮具、卫生洁具等浸泡消毒[5]。

75% 乙醇（酒精）是本次新型冠状病毒肺炎疫情中各版防控指南都推荐的 2019-nCoV 消毒产品，醇类消毒剂还包括正丙醇和异丙醇，也是两种最常见的醇类消毒剂。3 种醇类消毒剂杀菌水平相近，不仅可以用于手及皮肤消毒，也可用于伴手物品消毒以及小件物品浸泡消毒，但不建议用于大量喷洒喷雾消毒，因其属于易燃易爆品。不建议用乙醇对口罩表面作喷雾消毒，会导致口罩降低或丧失过滤效果[5]。

消毒规范需遵循《医院消毒卫生标准》（GB 15982-2012）、《普通物体表面消毒剂通用要求》（GB 27952-2020）、《医疗机构消毒技术规范》（WS/T 367-2016）、《医疗机构环境表面清洁与消毒管理规范》（WS/T 512-2012）、《关于全面精准开展环境卫生和消毒工作的通知》（联防联控机制综发〔2020〕195 号）等文件要求。

参考文献

［1］国家卫生健康委办公厅.新型冠状病毒肺炎诊疗方案（试行第八版）［EB/OL］.http://www.nhc.gov.cn/xcs/zhengcwj/202008/0a7bdf12bd4b46e5bd28ca7f9a7f5e5a.shtml，2020-08-19［2020-09-03］

［2］Kampf G，Todt D，Pfaender S，et al. Persistence of coronaviruses on inanimate surfaces and their inactivation with biocidal agents. J Hosp Infect，2020，104（3）：246-251. doi：10.1016/j.jhin.2020.01.022.

［3］唐燕萍，范伟，沈丽利.新型冠状病毒肺炎疫情期间臭氧消毒机对病房床单位消毒效果观察.中国消毒学杂志，2020，37（6）：420-422. DOI：10.11726 / j. issn. 1001-7658. 2020. 06. 006.

［4］宋江勤，陈玟君，曹伟伟，等.复方过氧乙酸在新型冠状病毒核酸检测实验室消毒中的应用.中国消毒学杂志，2020，37（3）：184-185，189. DOI：10.11726/j.issn.1001-7658.2020.03.009.

［5］林立旺，陈路瑶，章灿明，等.新型冠状病毒防控中消毒剂的正确选择.中国消毒学杂志，2020，37（3）：226-229. DOI：10.11726/j.issn.1001-7658.2020.03.023.

（王琳　田地）

22. 2019-nCoV 的自然宿主和中间宿主

　　明确 2019-nCoV 的宿主对于控制病毒流行有重要意义，最初有研究对不同动物物种之间的相对同义密码子使用（RSCU）偏倚进行了全面的序列分析和比较，发现 2019-nCoV RSCU 偏倚与蛇较接近，表明蛇有可能是该病毒自然宿主[1]，但有学者指出该研究中断点错误而认为结论不成立[2]。另一方面，D. Paraskevis 等[3] 发现，蝙蝠冠状病毒（bat-CoV）RaTG13 与 2019-nCoV 基因序列相似性为96.3%，为目前已知最高，这一发现与中科院武汉病毒研究所研究结果一致[4]，均提示蝙蝠可能是 2019-nCoV 的自然宿主。此外，系统发生树表明 2019-nCoV 与 2015 年从中华菊头蝠分离的 bat-SL-CoV-ZXC21（MG772934.1）明显聚类，与其他 bat-SL-CoV 序列分离，表明二者具有更高的同源性和基因相似性，对 N 蛋白和 S 蛋白的结构分析也证实了二者间显著的相似性。这一研究支持了 2019-nCoV 传播链起源于蝙蝠最终到达人类的假说[5]。

　　目前 2019-nCoV 的中间宿主尚不明确，朱怀球等通过比较脊椎动物宿主所有病毒的感染模式，发现水貂病毒显示出与 2019-nCoV 更为接近的感染模式，并根据传染性模式分析结果提出水貂可能是2019-nCoV 的中间宿主[6]。5 月 19 日，荷兰政府报告称一家水貂养殖场内的工人感染了 2019-nCoV，检测发现该养殖场内近期死亡水貂 2019-nCoV 核酸检测均阳性，且该养殖场的 11 只猫中有 3 只2019-nCoV 血清学检测呈阳性，表明水貂同样可以感染 2019-nCoV，且有可能进一步感染人类[7]。11 月 6 日，丹麦广播电视台报道，丹麦血清研究所已在丹麦发现了 5 种不同的貂类变异新型冠状病毒。初步研究表明，与非突变型病毒相比，第 5 组病毒对抗体敏感性降低。丹麦已在 12 个样本中检测到第 5 组变异病毒，其中 11 例来自北日德兰半岛，1 例来自西兰岛。这表明在靠近感染养殖场的北日德兰半岛，貂类变异新型冠状病毒的感染是主要的问题。世界卫生组织已对超过 17 万个新型冠状病毒基因序列展开追踪，尚无证据显示此次水貂体内新型冠状病毒出现的变异会影响疫苗效力。

除水貂外，华南农业大学研究人员从马来西亚穿山甲中分离到的一株冠状病毒与 2019-nCoV 在 E、M、N 和 S 基因上的氨基酸一致性分别为 100%、98.2%、96.7% 和 90.4%。其 S 基因核苷酸 1-914 区域与 bat-SL-CoV-ZXC21、ZC45 较相似，而其他部分则与 2019-nCoV、bat-CoV-RaTG13 更相似，表明 2019-nCoV 可能来源于病毒重组[8]。此外，该穿山甲冠状病毒 S 蛋白受体结合域（receptor-binding domain，RBD）与 2019-nCoV 几乎相同，只存在一个氨基酸差异，这一发现与管轶团队研究结果相符[9]。基于以上，该研究团队提出穿山甲可能是 2019-nCoV 的潜在宿主。但有学者指出，2019-nCoV 特别之处在于其 S 蛋白 S1 亚基和 S2 亚基之间存在 PRRA 短序列，从而获得了一个 Furin 酶切位点 RRAR，这在 bat-CoV-RaTG13 和穿山甲冠状病毒中却是不存在的，因此很可能另有其他中间宿主参与了 2019-nCoV 的产生[10-11]。之后，华南农业大学研究团队再次从马来西亚穿山甲中分离到一株与 2019-nCoV 在 E、M、N 和 S 基因中具有 100%、98.6%、97.8% 和 90.7% 氨基酸一致性的冠状病毒，其 S 蛋白 RBD 与 2019-nCoV 基本相同，仅一个非临界氨基酸存在差异，比较基因组分析结果表明，2019-nCoV 可能源自穿山甲冠状病毒样病毒与 bat-CoV-RaTG13 样病毒重组。而感染穿山甲冠状病毒后的穿山甲可出现临床症状及组织学改变，且产生的抗体可与 2019-nCoV S 蛋白发生反应，则进一步表明穿山甲可能是 2019-nCoV 的中间宿主[12]（图 2-1）。

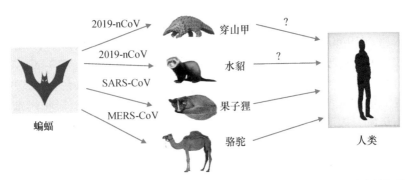

图 2-1 MERS-CoV 中间宿主（单峰骆驼）、SARS-CoV 中间宿主（果子狸）以及 2019-nCoV 可能中间宿主（水貂或穿山甲）

参考文献

［1］Ji W，Wang W，Zhao X，et al. Cross-species transmission of the newly identified coronavirus 2019-nCoV. J Med Virol，2020，92（4）：433-440.

［2］Robertson D，Jiang X. 2019-nCoV's Relationship to Bat Coronaviruses and Recombination Signals No Snakes. http：//virological.org/t/ncovs-relationship-to-bat-coronaviruses-recombination-signals-nosnakes/331（accessed on 23 January 2020）.

［3］Paraskevis D，Kostaki EG，Magiorkinis G，et al. Full-genome evolutionary analysis of the novel corona virus（2019-nCoV）rejects the hypothesis of emergence as a result of a recent recombination event. Infect Genet Evol，2020，79：104212.

［4］Zhou P，Yang XL，Wang XG，et al. A pneumonia outbreak associated with a new coronavirus of probable bat origin. Nature，2020，579（7798）：270-273.

［5］Benvenuto D，Giovanetti M，Ciccozzi A，et al. The 2019-new coronavirus epidemic：Evidence for virus evolution. J Med Virol，2020，92（4）：455-459.

［6］Huaiqiu Zhu，Qian Guo，Mo Li，et al. Host and infectivity prediction of Wuhan 2019 novel coronavirus using deep learning algorithm. bioRxiv，2020：914044.

［7］新华网. 丹麦称发现变异新冠病毒"貂传人"拟扑杀全国所有养殖. http：//www.xinhuanet.com/2020-11/06/c_1126707391.htm，2020-11-06［2020-11-08］.

［8］World Organisation For Animal Health. Findings in animals. https：//www.oie.int/en/scientific-expertise/specific-information-and-recommendations/questions-and-answers-on-2019novel-coronavirus/（accessed on 23 Jun 2020）.

［9］Xiao K，Zhai J，Feng Y，et al. Isolation and Characterization of 2019-nCoV-like Coronavirus from Malayan Pangolins. bioRxiv，2020：951335.

［10］Lam TT，Jia N，Zhang YW，et al. Identifying SARS-CoV-2-related coronaviruses in Malayan pangolins. Nature，2020，583（7815）：282-285.

［11］Liu P，Jiang JZ，Wan XF，et al. Are pangolins the intermediate host of the 2019 novel coronavirus（SARS-CoV-2）？PLoSPathog，2020，16（5）：e1008421.

［12］Li X，Zai J，Zhao Q，et al. Evolutionary history，potential intermediate animal host，and cross-species analyses of SARS-CoV-2. J Med Virol，2020，92（6）：602-611.

［13］Xiao K，Zhai J，Feng Y，et al. Isolation of SARS-CoV-2-related coronavirus from Malayan pangolins. Nature，2020，583（7815）：286-289.

（葛子若　王先堃）

23. 能够感染 2019-nCoV 的其他动物

新型冠状病毒肺炎（新冠肺炎）的病原体 2019-nCov，其自然宿主很可能是蝙蝠，尽管中间宿主尚不明确，但越来越多的证据表明，新型冠状病毒肺炎可能成为人畜共患病。

已经有宠物猫和狗被 2019-nCov 感染的报道。Shi 等[1] 报道详细阐述，在实验条件下，包括猴子、雪貂、仓鼠在内的多种动物可以感染 2019-nCov。而通过计算机模拟细胞表面受体相互作用，兔子、绵羊、山羊、牛以及马均有被感染的可能。

一旦 2019-nCov 在人以外的宿主动物中广泛传播，特别是宠物或猪、牛这样的家畜成为病毒储存宿主，意味着单纯阻断人际间传播的努力将大打折扣，在欧洲的水貂养殖场有病例怀疑为动物反向传染人类[2]。类似于猪在流感病毒变异中的作用，动物作为病毒储存宿主，有利于不同来源的冠状病毒在体内发生重组，产生新型病毒株[3]。要高度警惕鼠类的潜在影响，鼠类作为一些冠状病毒的原始宿主，如果 2019-nCov 可以高效地感染鼠类，疫情将产生更大的变数[4]。

因此，要加强宠物、家畜以及鼠类等常见野生动物的监测，必要时采取动物隔离措施。

参考文献

［1］Shi J，Wen Z，Zhong G，et al. Susceptibility of ferrets，cats，dogs，and other domesticated animals to SARS-coronavirus 2. Science，2020，368：1016-20. doi：10.1126/science.abb7015.

［2］Sia SF，Yan LM，Chin AWH，et al. Pathogenesis and transmission of SARS-CoV-2 in golden hamsters. Nature，2020，583（7818）：834-838. doi：10.1038/s41586-020-2342-5.

［3］Munster VJ，Feldmann F，Williamson BN，et al. Respiratory disease in rhesus macaques inoculated with SARS-CoV-2. Nature，2020，585（7824）：268-272. doi：10.1038/s41586-020-2324-7.

［4］Zhai X，Sun J，Yan Z，et al. Comparison of Severe Acute Respiratory Syndrome Coronavirus 2 Spike Protein Binding to ACE2 Receptors from Human，Pets，Farm Animals，and Putative Intermediate Hosts. J Virol，2020，94（15）：e00831-20. doi：10.1128/JVI.00831-20.

（王刚　杨松）

24. 新冠肺炎患者和无症状感染者是主要传染源

新冠肺炎的传染源主要是新冠肺炎的患者和无症状感染者，在潜伏期即有传染性，发病后 5 天内传染性较强[1]。

传染源是指体内有病原体生长、繁殖并且能排出病原体的人和动物，包括患者、病原携带者和受感染的动物。病原体是能引起疾病的微生物和寄生虫的统称。新冠肺炎患者体内存在大量病原体，且其某些症状又有利于病原体排出，如患者咳嗽、咳痰时随着飞沫、痰液等排出大量病原体，含有病原体的颗粒飘浮在空气中或污染物体表面，易感者通过吸入或接触都可能导致感染，这增加了易感者受感染的机会，所以患者是重要的传染源。

新冠肺炎无症状感染者是指无相关临床表现，如无发热、咳嗽、咽痛等可自我感知或可临床识别的症状与体征，但呼吸道等标本 2019-nCoV 病原学检测阳性者，也具有传染性。无症状感染者可分为两种情形：一是感染者核酸检测阳性，经过 14 天潜伏期的观察，均无任何可自我感知或可临床识别的症状与体征，始终为无症状感染状态；二是感染者核酸检测阳性，采样时无任何可自我感知或可临床识别的症状与体征，但随后出现某种临床表现，即处于潜伏期的"无症状感染"状态。无症状感染者也是新冠肺炎的传染源，需要隔离观察以控制传染源[1-2]。

流行病学调查显示接触新冠肺炎患者是主要传播途径，且存在明显的家庭内聚集发病[3-4]，无症状感染者也具有传染性，因此所有新冠肺炎患者及携带病毒的无症状感染者均需要进行隔离收治或观察。

参考文献

［1］国家卫生健康委办公厅. 新型冠状病毒肺炎诊疗方案（试行第八版）［EB/OL］. http://www.nhc.gov.cn/xcs/zhengcwj/202008/0a7bdf12bd4b46e5bd28ca7f9a7f5e5a.shtml, 2020-08-19［2020-09-03］.

［2］Rothe C, Schunk M, Sothmann P, et al. Transmission of 2019-nCoV Infection from an Asymptomatic Contact in Germany. N Engl J Med, 2020, 382（10）: 970-971.

［3］Li Q，Guan X，Wu P，et al. Early Transmission Dynamics in Wuhan，China，of Novel Coronavirus-Infected Pneumonia. N Engl J Med，2020，382（13）：1199-1207.

［4］Chan JF，Yuan S，Kok KH，et al. A familial cluster of pneumonia associated with the 2019 novel coronavirus indicating person-to-person transmission：a study of a family cluster. Lancet，2020，395（10223）：514-523.

（张伟）

25. 新冠肺炎患者的传染性在症状出现前后 5 天内较强

2019-nCoV 传染性究竟能持续多久？目前研究表明 2019-nCoV 传染性最强限于症状出现前或症状出现后 5 天内。

Kieran A. Walsh 汇集 17 个国家（中国、德国、美国等）113 项关于 2019-nCoV 感染后不同来源标本病毒载量、病毒培养的研究结果。Kieran A. Walsh 认为来自上呼吸道样本的证据表明，2019-nCoV 病毒载量在症状出现时或之后几天内达到峰值，症状出现后 1 周内咽拭子中病毒载量可下降 31 g[1-2]，并在症状出现约 2 周后无法检测到；然而，痰标本的病毒载量可能更高，峰值较晚，持续时间较长。粪便样本中有病毒检测时间延长的证据，但临床意义不明确[2]。Arons M.M. 等对美国一家护理机构 48 名 2019-nCoV 检测阳性居民中的 46 人进行了病毒培养，在 31 例上呼吸道样本中病毒培养阳性（67.4%）[3]。典型症状者从典型症状首次出现前 6 天至出现症状后 9 天后收集的标本、不典型症感染者从首次发现任何症状前 6 天至发病后 13 天收集的样本中可分离出活病毒[3]。Woelfel R. 和 La Scola B. 分别主持的两项实验室病毒培养研究均未从出现症状 8 天后的任何样本中分离培养出 2019-nCoV[4-5]，故 Kieran A. Walsh 认为在 2019-nCoV 感染后症状出现后 7～10 天感染性降低[2]。Liu WD 等报导 1 名 50 岁女性 2019-nCoV 患者的序列采样病毒研究结果，分别在症状出现后 13 天（最大随访时间）和 18 天仍可以从上呼吸道和下呼吸道样本分离培养出病毒[1]。因此，2019-nCoV 传染性的最长持续时间仍然不确定。

Kieran A. Walsh 分析中国台湾 Cheng HY 等临床数据，认为 2019-nCoV 传播可能主要限于症状出现前几天或症状出现后的 5 天内[1,6]。中国台湾 Cheng HY 等 2020 年 1 月 15 日至 3 月 18 日对实验室确诊的 2019-nCoV 病例及其接触者进行一项前瞻性研究，所有密切接触者在最后一次接触确诊病例后在家隔离 14 天，最后纳入 100 例确诊患者，2761 例密切接触者，结果发现在症状出现后 5 天内 1818 例密切接触者中，患病率为 1.0%（95% CI：0.6%～1.6%），高于症状出现 5 天之后的 852 例密切接触者（0 例出现症状；95%CI，0% ~ 0.4%）[6]。

因此，无论是 2019-nCoV 感染后不同部位标本的病毒量检测和病毒培养证据，还是临床密切接触者的患病率，均支持症状出现前或症状出现后 5 天内传染性最强。

参考文献

[1] Liu WD，Chang SY，Wang JT，et al. Prolonged virus shedding even after seroconversion in a patient with COVID-19. J Infect，2020，81（2）：318-356.

[2] Kieran A. Walsh，Karen Jordan，Barbara Clyne，et al. SARS-CoV-2 detection，viral load and infectivity over the course of an infection. J Infect，2020，81（3）：357-371.

[3] Arons M.M，Hatfield K.M，Reddy S.C，et al. Presymptomatic SARS-CoV-2 Infections and Transmission in a Skilled Nursing Facility. N Engl J Med，2020，382（22）：2081-2090.

[4] Wölfel R，Corman VM，Guggemos W，et al.Virological assessment of hospitalized patients with COVID-2019. Nature，2020，581（7809）：465-469.

[5] La Scola B，Le Bideau M，Andreani J，et al. Viral RNA load as determined by cell culture as a management tool for discharge of SARS-CoV-2 patients from infectious disease wards. Eur J Clin Microbiol Infect Dis，2020，39（6）：1059-1061.

[6] Cheng HY，Jian SW，Liu DP，et al. Contact Tracing Assessment of COVID-19 Transmission Dynamics in Taiwan and Risk at Different Exposure Periods Before and After Symptom Onset. JAMA Intern Med，2020：e202020.

（张璐）

26. 呼吸道飞沫和接触传播是 2019-nCoV 的主要传播途径

新冠肺炎主要通过呼吸道飞沫传播和密切接触的途径进行传播。

呼吸道飞沫传播是许多呼吸道传染病的主要传播途径，新冠肺炎是一种呼吸道传染病，呼吸道飞沫传播也是最主要的传播途径[1]。当患者咳嗽、打喷嚏、说话时会喷出温暖而潮湿的液滴，病原体附着在这些液滴上，短时间、短距离地在空气中飘浮，在下一位宿主因呼吸、张口或偶然碰触到眼睛黏膜时发生黏附，造成新的宿主受到感染。飞沫是直径一般为 5 ～ 10 μm 或更大的颗粒。一般情况下，飞沫传播只有与传染源近距离接触才可能实现，而距离传染源 1 米以外的地方是相对安全的。因为，没有外部条件（如风力）的帮助，飞沫几乎没有可能喷射到 2 米以外的地方。

接触传播也是新冠肺炎的主要传播途径之一，可以分为直接接触传播和间接接触传播。直接接触传播是指通过直接接触感染者具有传染性的组织、体液或排泄物等而发生的传播。间接接触传播是指间接接触了被病毒污染的物品或物体表面所造成的传播。如感染者打喷嚏、咳嗽时污染环境及双手，被污染的双手再触摸桌子、门把手、扶手、玩具、床上用品等物体表面时，可在物体表面留下病毒颗粒，当其他人触摸到这些被污染的物品后，没有洗手而直接用手触摸自己的口、眼、鼻等器官，病毒可以经口腔、眼、鼻等黏膜接触传播[2-3]。

因此做好呼吸道隔离和接触隔离是阻断新冠肺炎传播的主要措施，需要强调戴口罩、勤洗手、保持 1 米以上安全距离，这是预防新冠肺炎的重要措施。

参考文献

[1] 国家卫生健康委办公厅. 新型冠状病毒肺炎诊疗方案（试行第八版）[EB/OL]. http://www.nhc.gov.cn/xcs/zhengcwj/202008/0a7bdf12bd4b46e5bd28ca7f9a7f5e5a.shtml，2020-08-19 [2020-09-03].

[2] Lu CW，Liu XF，Jia ZF. 2019-nCoV transmission through the ocular surface must not be ignored. Lancet，2020，395（10224）：e39.

［3］Hui KPY，Cheung MC，Perera RAPM，et al. Tropism，replication competence，and innate immune responses of the coronavirus SARS-CoV-2 in human respiratory tract and conjunctiva：an analysis in ex-vivo and in-vitro cultures［published online ahead of print，2020 May 7］. Lancet Respir Med，2020，S2213-2600（20）30193-4.

（张伟）

27. 不能除外 2019-nCoV 可以通过粪口途径传播

目前多项研究显示在新冠肺炎患者的粪便和尿液中检出 2019-nCoV，但是对于新冠肺炎是否可以通过粪口途径进行传播尚没有定论。

来自北京地坛医院的一份研究显示在新冠肺炎患者的粪便和尿液中可以分离到 2019-nCoV，因此认为有因粪便和尿液造成环境污染而导致接触传播和气溶胶传播的可能[1-2]。Ding，S. 与 Liang，T. J. 对 2019-nCoV 是否是肠道病毒以及是否有潜在的粪口传播可能做了较为全面的病毒学和临床综述[3]。该综述分析显示在新冠肺炎患者的食管、胃、十二指肠和直肠检测到 2019-nCoV 核酸，也在成人及儿童新冠肺炎感染者的粪便标本中持续检测到大量 2019-nCoV。关于不同标本阳性率问题，有报道发现确诊新冠肺炎患者的粪便样本 2019-nCoV 阳性率为 36% ~ 53%，入院第 5 天，肛管拭子病毒阳性率高于口咽拭子的阳性，很多患者在口咽拭子阴性后粪便标本核酸仍持续阳性。关于肠道组织病毒感染的直接证据，在 1 例新冠肺炎患者肠上皮染色发现 2019-nCoV 抗原阳性，在感染猕猴的肠道中观察到病毒载量高。在另一项研究中，没有从 COVID-19 患者的粪便中分离出具有传染性的病毒，但是由于队列规模比较小，也不清楚细胞检测系统敏感度的高低，故研究的可信度不能确定。在最近发表的雪貂模型中，在与受感染宿主直接或间接接触的幼稚动物中可以看到粪便中有病毒排出。

虽然在粪便中能够检测到高拷贝数的病毒 RNA，但这并不代表排出的就是具有感染性的病毒或者可以通过粪便传播疾病，但这些结果表示 2019-nCoV 也可能是一种肠道病毒，有可能通过粪口途径传播。呼吸系统传播是本病的主要传播途径，由于呼吸系统的传播并没有被特别阻断，因此很难确定是否通过粪口途径传播。

对于新冠肺炎是否能通过粪口途径进行传播尚存在争议，目前尚没有证据表明可以通过粪口途径进行传播，还需进一步观察和研究。

参考文献

［1］Chen C，Gao G，Xu Y，et al. SARS-CoV-2-Positive Sputum and Feces After Conversion of Pharyngeal Samples in Patients With COVID-19［published online ahead of print，2020 Mar 30］. Ann Intern Med，2020，M20-0991. doi：10.7326/M20-0991.

［2］Wang W，Xu Y，Gao R，et al. Detection of SARS-CoV-2 in Different Types of Clinical Specimens［published online ahead of print，2020 Mar 11］. JAMA，2020，323（18）：1843-1844. 10.doi：10.1001/jama.2020.378.

［3］Ding，S，& Liang，T. J. Is SARS-CoV-2 Also an Enteric Pathogen with Potential Fecal-Oral Transmission：A COVID-19 Virological and Clinical Review. Gastroenterology. doi：10.1053/j.gastro.2020.04.05.

（张伟）

28. 2019-nCoV 可经气溶胶传播

新冠肺炎有通过气溶胶传播的风险，尤其是在相对封闭的环境中长期暴露于高浓度气溶胶情况下存在经气溶胶传播的可能[1-2]，但通过消毒和通风措施可以有效防控。

气溶胶是指悬浮在气体介质中的固态或液态颗粒所组成的气态分散系统。这些固态或液态颗粒的密度与气体介质的密度可以相差很小，也可以相差很大。气溶胶颗粒大小通常在 0.01 μm 至 10 μm 之间。颗粒的形状多种多样，可以是近乎球形，如液态雾珠，也可以是片状、针状及其他不规则形状。从流体力学角度，气溶胶实质上是气态为连续相，固、液态为分散相的多相流体。

新冠肺炎在以下情况时有气溶胶传播的风险：①在相对封闭的环境中长时间暴露于高浓度气溶胶（颗粒通常 < 5 μm，传播距离超过 1 m）情况下存在经气溶胶传播的可能。②气管插管、支气管镜检查、开放式吸痰、雾化治疗、心肺复苏等操作容易产生气溶胶[2]。③在粪便及尿中可分离到 2019-nCoV[3-4]，应注意粪便及尿液对环境造成污染而导致经气溶胶传播可能。有学者对病毒携带液滴和气溶胶在不同环境中传播进行研究，认为明确界定、以科学为基础的管理及临床和物理措施对于在世界范围内根除新冠肺炎大流行至关重要[5]。

对于普通人群，在非医院环境、人群密度不高和通风良好的地方，病毒气溶胶的密度很低，尤其是没有出现过聚集性疫情的地方，不必过于担心气溶胶传染问题，室外就更不必担心了。公众应该做好通风，以降低气溶胶传播风险。若自然通风的通风量很大，病毒稀释到一定程度，风险就很低了。通风效果跟当天的风速风向、开口大小和室内外温差相关，有条件最好多频次开窗，如每两小时开窗 10 分钟。新风机、净化器也可以使用，可以过滤气溶胶，包括带病毒的气溶胶，但需注意不要用手触摸滤网。粪便中有病毒，因此使用卫生间时应注意盖上马桶盖再冲马桶。把每个地漏灌上水，将水封做好，防止楼下的气溶胶向上传播。电梯通风较差，空间较小，乘坐时需注意佩戴口罩、小心触摸。此外，要注意个人卫生如勤洗手、勤擦洗及与他人保持安全距离。医务人员在操作过程中也需注意气溶胶产生的风险，同时做好个人防护。

因此新冠肺炎虽然有通过气溶胶传播的风险，但完全可以通过防控措施防止传播。消毒和通风是最主要的措施，同时还需要强调勤洗手、戴口罩，保持安全距离。

参考文献

［1］国家卫生健康委办公厅.新型冠状病毒肺炎诊疗方案（试行第八版）［EB/OL］.http：//www.nhc.gov.cn/xcs/zhengcwj/202008/0a7bdf12bd4b46e5bd28ca7f9a7f5e5a.shtml，2020-08-19［2020-09-03］.

［2］中华医学会呼吸病学分会介入呼吸病学学组.2019新型冠状病毒感染疫情防控期间开展支气管镜诊疗指引（试行）.中华结核和呼吸杂志，2020，43（3）：199-202.

［3］Chen C，Gao G，Xu Y，et al. SARS-CoV-2-Positive Sputum and Feces After Conversion of Pharyngeal Samples in Patients With COVID-19. Ann Intern Med，2020，172（12）：832-834.

［4］Wang W，Xu Y，Gao R，et al. Detection of SARS-CoV-2 in Different Types of Clinical Specimens. JAMA，2020，323（18）：1843-1844.

［5］Jayaweera M，Perera H，Gunawardana B，et al. Transmission of COVID-19 virus by droplets and aerosols：A critical review on the unresolved dichotomy. Environ Res，2020，188：109819.

（张伟）

29. 海鲜市场、冷链运输传播 2019-nCoV 风险高

海鲜市场环境较湿冷，湿冷且封闭的环境有利于病毒的存活，易导致病毒急速扩散。2020 年 6 月北京新发地疫情发生后，研究人员便进入暴发地新发地农产品批发市场开展病毒溯源工作。结合新发地市场流行病学调查，研究人员初步确定综合交易大厅地下一层水产区 S14 号摊位可能是感染的源头：S14 号摊位的 7 位工作人员均为新冠肺炎确诊病例，且症状出现时间相对较早。根据流行病学模型推断的疫情开始时间范围内，共有 5 位顾客新型冠状病毒抗体检测阳性，且这 5 位顾客都访问过 S14 号摊位。进一步利用自主开发的低病毒载量样品处理方法，对 110 个病例和环境样本进行了高通量核酸测序，共获得了 72 条高质量的新型冠状病毒基因组序列。分析发现，这些序列均具有 8 个特征性突变位点，这些位点在我国此前的本土和输入病例中从未发现过。与新型冠状病毒基因序列数据库比对，发现除 C6026T 突变位点之外，具有其他 7 个突变位点的病毒主要存在于欧洲。这些结果进一步提示本次疫情的病毒应为单一性的新发境外输入[1]。2020 年 10 月 23 日，清华大学、北京市疾病预防控制中心、中国医学科学院病原生物学研究所、北京大学、中国科学院北京基因组研究所联合在《国家科学评论》发文，新发地疫情中病毒源头极有可能是境外疫情高发区的冷链进口食品，并提出冷链运输或为新型冠状病毒传播新途径。

除北京新发地疫情外，2020 年 7 月 23 日辽宁大连海产品加工厂检出病毒，2020 年 9 月 24 日青岛港大港公司 2 名海鲜装卸工人也发生了新型冠状病毒感染。疫情发生后，青岛立即对一般接触者及社区重点人群、冷链产品相关从业人员总计 216 796 人进行核酸检测，结果全部为阴性。对涉及的进口冷链产品全部封存监管，未进入市场，共采样 1440 份，检出阳性样本 51 份，通过病毒基因测序显示，无症状感染者样本与进口冷冻水产品的病毒阳性样本基因序列高度同源，表明感染途径与污染的进口冷冻水产品有关，传染源明确、传播链条清晰，为境外输入[2]。2020 年 10 月 11 日，青岛

市卫健委发布消息，青岛市新增 3 例新型冠状病毒肺炎无症状感染者，这 3 例无症状感染者均与市胸科医院相关联，经比对分析证实，此次疫情与青岛港 9 月感染者（装卸过冷冻海鲜的两名工人）病毒基因序列高度同源，通过调查显示：感染新型冠状病毒的两名青岛港工人在青岛市胸科医院隔离观察期间，曾到 CT 室检查，因防护消毒不规范，导致 CT 室被病毒污染，青岛此次聚集是新型冠状病毒感染者在住院期间与普通病区患者共用 CT 室引发的医院院内聚集性疫情，未发生社区传播[3]。

参考文献

［1］Xinghuo Pang，Lili Ren，ShuangshengWu，et al. Cold-chain food contamination as the possible origin of COVID-19 resurgence in Beijing. National Science Review，nwaa264，https：//doi.org/10.1093/nsr/nwaa264.

［2］大众日报 . 青岛最新疫情通报：均为阴性［EB/OL］. https：//baijiahao.baidu.com/s?id ＝ 1679235377941986349&wfr ＝ spider&for ＝ pc，2020-09-30［2020-10-31］.

［3］新华网 . 青岛疫情由新冠病毒感染者与普通患者共用 CT 室引发未发生社区传播［EB/OL］. http：//www.xinhuanet.com/politics/2020/10/16/c_1126619312.htm，2020-10-16［2020-10-31］.

（任兴翔）

30. 新冠肺炎"复阳"患者不除外传播风险

对新冠肺炎患者出院后的监测发现"复阳"现象并不少见，考虑不除外传播风险，均需隔离观察。

"复阳"是指新冠肺炎患者核酸连续转阴出院后"复检核酸呈阳性"，我国多地出现患者出院后复检核酸再次阳性的情况，如有报道在 55 例成人中有 5 例（9%）在出院后复查核酸再次阳性[1]。为何出现"复阳"，是患者的阴性结果为"假阴性"，还是体内仍有病毒残留，或出现间歇性排毒，或病毒二次感染，以及病毒是否具有感染活力，这些问题尚不清楚。目前，医学专家多认为"复阳"涉及多方面因素，其原因有待进一步观察。

有韩国学者报道了 1 例 8 岁新冠肺炎男性患儿在出院后第 4 天再次出现咳嗽及食欲减退，复查核酸阳性的案例。该患儿隔离期间由其母亲照顾，为其母提供了 D 级个人防护，这位母亲未发生感染[2]。我国有学者研究了儿童患者出院后出现"复阳"的情况，在 14 例被随访的 15 岁以下儿童中，有 7 例患儿出现复阳，其中有 2 例患儿出院后 2 次复阳，有 2 例患儿小于 3 岁。研究认为年龄增大、低淋巴细胞计数、高中性粒细胞水平、初始胸部 CT 影像无变化和进行较少次核酸检测的患儿更容易出现复阳现象。该研究认为复阳与非复阳患者之间的差异可能与他们的免疫学特征和采样错误有关，但是该研究并没有对复阳与传染性之间的关系进行分析[3]。

根据目前流行病学调查，我国还没有发现"复阳"者传染他人的情况，分析其可能与我国采取非常严格的隔离措施有关。一般认为无症状的"复阳"患者没有传染性，但有症状的"复阳"患者不除外传播风险。

目前根据防控要求，无症状和有症状的"复阳"患者都需要隔离观察，以确保疫情得到有效控制，避免传播。

参考文献

[1] Ye G，Pan Z，Pan Y，et al. Clinical characteristics of severe acute respiratory

syndrome coronavirus 2 reactivation. J Infect，2020，80（5）：e14-e17.

［2］Yoo SY，Lee Y，Lee GH，et al. Reactivation of SARS-CoV-2 after recovery. Pediatr Int，2020，62（7）：879-881.

［3］Zhao W，Wang Y，Tang Y，et al. Characteristics of Children With Reactivation of SARS-CoV-2 Infection After Hospital Discharge. Clin Pediatr （Phila），2020，59（9-10）：929-932.

（张伟）

31. 2019-nCoV 是一种新的病原体，人群普遍易感

2019-nCoV 是一种新出现的病毒，人群没有免疫力，人群对此病毒普遍易感[1]。

2020 年 3 月 12 日世界卫生组织正式宣布，新冠肺炎疫情的暴发已经构成一次全球性大流行，目前全球病例数仍在不断增多，全世界各年龄段、各种族、各种群体都面临着新冠肺炎的严重威胁。新冠肺炎的临床表现可表现为轻度上呼吸道感染、下呼吸道感染伴无生命危险的肺炎和危及生命的伴急性呼吸窘迫综合征的肺炎。它影响到所有年龄组，包括从新生儿、儿童、成人至老年人。其中老年人普遍易感，且老年人基础病复杂，救治困难，故病死率较高，应重视老年患者新冠肺炎感染[2]。孕妇和儿童这两个群体因其特殊性也备受关注。

孕妇更容易感染新冠肺炎，因为孕妇容易受到呼吸道感染。妊娠期的特殊生理变化增加了孕妇对于感染的易感性，尤其是当心肺系统受到影响时，可以迅速发展为呼吸衰竭；此外，妊娠期机体偏向于保护胎儿也使母亲容易受到病毒感染[3]。在患有新冠肺炎的孕妇中，没有证据表明病毒可以垂直传播，但是已经注意到早产的发生率增加。新冠肺炎可能改变母胎界面的免疫反应，影响母婴的健康[3]。这些特殊的挑战要求我们对受 2019-nCoV 感染的孕妇采取综合措施。

有研究表明不同年龄组儿童均易感新冠肺炎，性别差异无显著性。尽管儿童新冠肺炎病例的临床表现一般比成人患者轻，但幼儿，尤其是婴儿更易受感染[4]。然而也一直有学者认为儿童对新冠肺炎的易感性相对较低，病毒受体在分布、成熟和功能上的差异经常被认为是发病率与年龄相关差异的一个可能原因。新型冠状病毒使用血管紧张素转换酶 -2（ACE2）作为人类的细胞受体，ACE2 在大鼠肺中的表达已被发现随着年龄的增长而显著降低，这一发现可能与儿童对新冠肺炎相对较低的易感性不一致，然而也有研究表明 ACE2 参与了肺保护机制，因此推测儿童对新冠肺炎的敏感性可能

确实较低，需进一步阐明潜在机制[5]。

　　目前新冠肺炎仍处于全球大流行状态，病例数仍在迅速上升，我国疫情虽然已经得到控制，但仍需坚决做好外防输入、内防反弹的工作。而由于人群普遍易感，因此需要所有人做好个人防护，合理采取防护措施，遵守防控要求，降低感染风险。

参考文献

[1] 国家卫生健康委办公厅. 新型冠状病毒肺炎诊疗方案（试行第八版）[EB/OL]. http://www.nhc.gov.cn/xcs/zhengcwj/202008/0a7bdf12bd4b46e5bd28ca7f9a7f5e5a.shtml, 2020-08-19 [2020-09-03].

[2] Niu S, Tian S, Lou J, et al. Clinical characteristics of older patients infected with COVID-19: A descriptive study. Arch GerontolGeriatr, 2020, 89: 104058.

[3] Liu H, Wang LL, Zhao SJ, et al. Why are pregnant women susceptible to COVID-19? An immunological viewpoint. J Reprod Immunol, 2020, 139: 103122.

[4] Dong Y, Mo X, Hu Y, et al. Epidemiology of COVID-19 Among Children in China. Pediatrics, 2020, 145 (6): e20200702.

[5] Lee PI, Hu YL, Chen PY, et al. Are children less susceptible to COVID-19?. J Microbiol Immunol Infect, 2020, 53 (3): 371-372.

（张伟）

32. 感染 2019-nCoV 后或接种疫苗后可获得一定的免疫力

　　病毒感染之后可以获得一定的免疫力，其持续时间有差异。我们目前对于 2019-nCov 的了解还不够深入，2019-nCov 感染后以及接种疫苗所能提供的免疫力持续时间尚不明确，还需要长时间的观察和研究才有可能明确。

　　目前部分研究结果表明新型冠状病毒抗体水平在感染后持续时间并不长，且有再次感染新冠肺炎的病例报道[1]，2020 年 8 月香港大学研究人员在发表研究称全球首次发现 1 例新冠肺炎再感染病例，该病例是一名 33 岁男性，于 3 月下旬首次感染新冠肺炎，142 天后似乎是在欧洲旅行时再次感染了新冠病毒。其后也有其他国家相继报道再次感染的病例，这为通过疫苗进行控制疫情的设想带来挑战。

　　对于感染后抗体持续时间也有不同的结论。如有研究团队对新冠肺炎感染者进行了长期监测，研究人员分析了感染 2 周至 1 个月、1 ～ 2 个月及 6 ～ 7 个月后患者血浆样本中 IgG 抗体的表达水平，发现在感染 6 ～ 7 个月的血浆样本中，抗新型冠状病毒 IgG 抗体相较于病毒感染后 2 周至 1 个月及 1 ～ 2 个月有所降低，但仍维持在一个很高的水平。研究人员进一步分析了感染 2 周至 2 个月与 6 ～ 7 个月的血浆样本中新型冠状病毒中和抗体的水平，发现所有样本中均存在高活性的新型冠状病毒中和抗体，且 2 周至 2 个月与 6 ～ 7 个月的血浆样本内的中和抗体水平没有差异。这一结果说明，具有保护性的中和抗体在新型冠状病毒感染半年后仍在人体内稳定存在[2]。

　　对于控制新冠肺炎疫情来说，普遍认为疫苗是有利的武器，其主要作用是阻断疫情传播、控制疫情规模、减少疫情对社会的影响。目前全球有至少 120 种疫苗正在开发之中[2]，很多疫苗已经进入三期临床试验，我国也有 5 条疫苗研发技术路线在同步进展，对于疫苗的保护效果仍需要科学的监测报告[3]。Wiersinga WJ[4] 也强调在疫苗问世之前，戴口罩、社交疏离和感染者接触追踪是预防新冠肺炎疫情的有效方式。应该说有效的隔离仍然是人类应对新冠肺炎疫情的最有效措施。

因此，鉴于目前新冠肺炎仍在全球广泛流行，而且即使有效的疫苗能够问世，也同样存在疫苗供应是否充足、采购是否顺畅、资金是否足够等一系列挑战，因此并不能将疫苗作为控制新冠肺炎疫情的唯一期待，现阶段扎实做好隔离防控救治仍然是控制新冠疫情最迫切的措施。

参考文献

［1］To KK，Hung IF，Ip JD，et al. COVID-19 re-infection by a phylogenetically distinct SARS-coronavirus-2 strain confirmed by whole genome sequencing.［published online ahead of print，2020 Aug 25］.Clin Infect Dis. 2020. https：// academic.oup.com/cid/advance-article/doi/10.1093/cid/ciaa1275/5897019.

［2］Yun Tan，Feng Liu，Xiaoguang Xu，et al. Durability of neutralizing antibodies and T-cell response post SARS-CoV-2 infection. Front. Med. doi：10.1007/ s11684-020-0822-5.

［3］张璐，李木易 . 专访传染病防控专家徐建国：新冠是具有甲流流行特点的冠状病毒［EB/OL］. http：//www.bjnews.com.cn/news/2020/09/06/766211.html，2020-9-6［2020-9-6］.

［4］Wiersinga WJ，Rhodes A，Cheng AC，et al. Pathophysiology，Transmission，Diagnosis，and Treatment of Coronavirus Disease 2019（COVID-19）：A Review. JAMA，2020，324（8）：782-793.

（张伟）

33. D614G 突变可能增强 2019-nCoV 的感染性

D614G 突变是指 2019-nCoV 编码 S 蛋白的第 614 氨基酸位点突变，导致原本天冬氨酸变为甘氨酸[1]。D614G 突变在欧洲最先报道[2]，2020 年 3 月，全球 D614G 突变率不到 10%，但到了 2020 年 6 月，全球 D614G 突变率已超过 90%[3]，该种突变类型的 2019-nCoV 已经成为全球的主要毒株。

Zhang 等通过实验表明甘氨酸稳定了 S1 和 S2 域之间的相互作用，从而限制了 S1 脱落，这表明 D614G 突变能使 S 蛋白更加稳定，有利于突变型病毒 2019-nCoV 进入细胞，但 Zhang 等同时提出 D614G 突变没有更有效地结合 ACE2[4]。Kim 等研究了分析了 2019-nCoV 的 S 基因序列，发现 D614G 突变减弱了该病毒的抗原性和免疫原性，这可能降低机体对病毒免疫反应[5]。Korber B 研究证实 G614 突变假病毒与较高的传染性有关，并在多种细胞类型中通过量化分析得出，携带 G614 突变的病毒颗粒比对应的 D614 具有明显更高的感染性滴度[6]。Grubaugh 等指出带有 G 变异的 2019-nCoV 在全球多个国家和地区成为了统治性的毒株且上述研究给出了支持 D614G 变异病毒更具"感染性"的证据，但这些证据依旧不足以说明变异后的病毒更具"传播性"[7]。且 D614G 突变并没有位于 S 蛋白的受体结合域内，现有疫苗开发多针对病毒的 S 蛋白受体结合域，故对目前疫苗研发没有明显影响[7]。

综上所述，D614G 突变能增加 2019-nCoV 的感染性，但尚无更多证据表明其对患者病情的影响，且 D614G 突变并没有位于 S 蛋白的受体结合域内，其对疫苗研发影响不大。

参考文献

[1] Manuel Becerra lores, Cardozo T. SARS-CoV-2 viral spike G614 mutation exhibits higher case fatality rate. International Journal of Clinical Practice, 2020, 10（2）: e13525.

[2] Isabel S, Lucía Graa-Miraglia, Gutierrez J M, et al. Evolutionary and structural analyses of SARS-CoV-2 D614G spike protein mutation now

documented worldwide. Scientific Reports, 2020, 10 (1): 14031.

[3] Korber, B. et al. Spike mutation pipeline reveals the emergence of a more transmissible form of SARS-CoV-2. bioRxiv (2020). https: //www.researchgate. net/publication/341075651_Spike_mutation_pipeline_reveals_the_emergence_ of_a_more_transmissible_form_of_SARS-CoV-2.

[4] Zhang L, Jackson CB, Mou H, et al. The D614G mutation in the SARS-CoV-2 spike protein reduces S1 shedding and increases infectivity. Biorxiv. June 12, 2020. https: //www.biorxiv.org/content/10.1101/2020.06.12.148726v1.full.

[5] Kim S J, Nguyen V G, Park Y H, et al. A Novel Synonymous Mutation of Sars-Cov-2: Is This Possible to Affect Their Antigenicity and Immunogenicity? Vaccines, 2020, 2020 (8): 220.

[6] Korber B, Fischer W, Gnanakaran S, et al. COVID-19 Genomics Group, Tracking changes in SARS-CoV-2 Spike: evidence that D614G increases infectivity of the COVID-19 virus. Cell, 2020, 182 (4): 812-827.

[7] Grubaugh, N.D, Hanage, W.P, Rasmussen, A.L. Making sense of mutation: what D614G means for the COVID-19 pandemic remains unclear. Cell, 2020, 180 (3): 812-817.

（王先堃）

第三章 发病机制与病理改变

34. S蛋白介导2019-nCoV与细胞的识别、融合

病毒入侵宿主细胞需要蛋白酶激活S蛋白，即在S蛋白S1/S2、S2′位点切割。Hoffmann等证实跨膜丝氨酸蛋白酶2（transmembrane serine protease 2，TMPRSS2）和组织蛋白酶B/L（Cathepsin B/L，CatB/L）可激活2019-nCoV、SARS-CoV S蛋白。进一步研究发现2019-nCoV对TMPRSS2依赖性更高，TMPRSS2可作为抗病毒治疗靶点，目前其抑制剂甲磺酸卡莫司他在日本已获批上市[1]。

此外S蛋白还可被多种胞外酶比如胰蛋白酶、弹性蛋白酶等活化，促进细胞表面合胞体形成，这对病毒入侵很关键。李鑫等在2019-nCoV S蛋白S1/S2位点发现"RRAR"氨基酸序列，该序列符合Furin蛋白酶切位点的识别模式。不同于SARS-CoV，2019-nCoV S蛋白在细胞内包装过程中可被Furin蛋白酶切割，分泌出S1和S2亚基呈非融合状态的病毒颗粒[2]。

病毒入侵方式取决于活化S蛋白的宿主细胞蛋白酶的时空分布。在细胞表面存在蛋白酶（如胰蛋白酶）时，S蛋白被激活，可通过直接膜融合入侵细胞；否则通过胞吞途径进入宿主细胞，S蛋白被CatB/L活化。Qu等构建2019-nCoV S蛋白假病毒系统和293T/hACE2稳转细胞系，发现胞吞作用是该病毒主要入侵293T/hACE2细胞的主要方式。与SARS-CoV不同，即使293T/hACE2细胞无胰蛋白酶表达，2019-nCoV依然可以诱导合胞体形成，所以推测2019-nCoV可更多地通过直接膜融合途径入侵细胞[3]。

病毒S1亚基RBD负责受体ACE2结合，使病毒附着在靶细胞表面，S2亚基中的七肽重复序列（heptad repeats，HR）HR1和HR2相互作用形成经典的六螺旋束结构（six-helical bundle，6-HB），该结构使病毒包膜和细胞膜重新排列，拉近病毒膜和细胞膜间的距离，启动膜融合的发生，融合肽插入宿主细胞膜，介导病毒侵入细胞。

Xia 等解析 6-HB 的晶体结构，发现相对于 SARS-CoV，2019-nCoV 的 HR1 存在突变氨基酸残基，与 HR2 相互作用增强，加速了病毒膜融合过程[4]。

参考文献

［1］Hoffmann M，Kleine-Weber H，Schroeder S，et al. SARS-CoV-2 Cell Entry Depends on ACE2 and TMPRSS2 and Is Blocked by a Clinically Proven Protease Inhibitor. Cell，2020，181（2）：271-280.

［2］李鑫，段广有，张伟，等，2019 新型冠状病毒 S 蛋白可能存在 Furin 蛋白酶切位点 . 生物信息学 . http：//kns.cnki.net/kcms/detail/23.1513.Q.20200224.1809.002.html.

［3］Qu X，Liu Y，Lei X，et al. Characterization of spike glycoprotein of SARS-CoV-2 on virus entry and its immune cross-reactivity with SARS-CoV. Nature Communications，2020，11（1）：20-23.

［4］Xia S，Liu M，Wang C，et al. Inhibition of SARS-CoV-2（previously 2019-nCoV）infection by a highly potent pan-coronavirus fusion inhibitor targeting its spike protein that harbors a high capacity to mediate membrane fusion. Cell Res，2020，30（4）：343-355.

（王先堃）

35. ACE2 在人体广泛分布并介导 2019-nCoV 感染

2019-nCoV 入侵宿主细胞过程中，ACE2 是介导其感染人体的主要受体蛋白。ACE2 的表达具有组织和细胞特异性，受体识别是病毒细胞和组织嗜性的决定因素，了解 ACE2 的结构以及其组织分布，有助于分析研究 2019-nCoV 识别和感染的分子基础。

ACE2 在体外结构不稳定，B0AT1 是一种中性氨基酸转运蛋白，其在肠细胞中的表面表达需要 ACE2，并与 ACE2 形成稳定的复合物。周强研究团队利用冷冻电镜技术成功解析 ACE2-B0AT1 复合物三维结构，发现 ACE2 主要以二聚体形式存在，由于 ACE2 的胞外肽酶结构域（extracellular peptidase domain，PD）的移动而呈现"开放"和"关闭"两种构象变化，且 PD 正是冠状病毒 S 蛋白的直接结合位点。ACE2-B0AT1 复合物存在 7 个糖基化位点，其中 3 个位于受体结合域结合位点附近，糖基化可使病毒逃过人体免疫细胞识别和攻击[1]。另外最近 Wan 等报道 2019-nCoV 受体结构域中的 493 残基、501 残基对应于 SARS-CoV 中的 479 残基、487 残基，可分别被 ACE2 受体的病毒结合热点 Lys31、Lys353 识别，如果病毒结合热点突变将影响其与受体 ACE2 结合，所以推测结合热点可能是一个潜在抗病毒靶点[2]。

ACE2 主要在人体肾、心脏、胃肠道、肺、睾丸等部位合成。Harmer 等对 72 中人体组织定量 RT-PCR 方法分析发现 ACE2 在胃肠道系统中主要是在回肠、十二指肠、空肠、结肠中高表达，在中枢神经系统和淋巴组织中表达水平较低。ACE2 的表达具有细胞特异性，主要在血管内皮细胞和肾小管上皮细胞上表达，其中免疫组化显示 ACE2 mRNA 在鼻腔、口腔黏膜上皮细胞、Ⅰ型肺泡上皮细胞、Ⅱ型肺泡上皮细胞、支气管上皮细胞等高表达[3]。Zhang 等[4]发现 ACE2 在食管上皮细胞和复层上皮细胞中大量表达，也能在回肠和结肠吸收性肠上皮细胞中表达。另外有研究发现 ACE2 在人中枢神经系统胶质细胞和神经元中表达，提示神经系统是 2019-nCoV 的潜在靶点[5]。

参考文献

［1］Yan R，Zhang Y，Li Y，et al. Structural basis for the recognition of SARS-CoV-2 by full-length human ACE2. Science，2020，367（6485）：1444-1448.

［2］Wan Y，Shang J，Graham R，et al. Receptor Recognition by the Novel Coronavirus from Wuhan：an Analysis Based on Decade-Long Structural Studies of SARS Coronavirus. J Virol，2020，94（7）：e00127-20.

［3］Harmer D，Gilbert M，Borman R，et al. Quantitative mRNA expression profiling of ACE 2，a novel homologue of angiotensin converting enzyme. FEBS Lett，2002，532（1-2）：107-110.

［4］Zhang H，Kang Z，Gong H，et al.The digestive system is a potential route of 2019-nCov infection：a bioinformatics analysis based on single-cell transcriptomes［EB/OL］.［2020-01-31］（2020-05-17）. https：//doi-org-s. webvpn.jmu.edu.cn/10. 1101/2020.01.30.927806.

［5］Baig AM，Khaleeq A，Ali U，et al. Evidence of the COVID-19 Virus Targeting the CNS：Tissue Distribution，Host-Virus Interaction，and Proposed Neurotropic Mechanisms. ACS Chem Neurosci，2020，11（7）：995-998.

（崔舒萍）

36. L-SIGN、树突细胞特异性细胞间黏附分子 3 结合非整合素因子（DC-SIGN）在 2019-nCoV 入侵过程中可能发挥重要作用

鉴于 2019-nCoV 与 SARS-CoV 基因序列的高度同源性，推断宿主细胞中有三种 SARS-CoV 结合蛋白：ACE2、L-SIGN、DC-SIGN，除 ACE2 外其他两种结构蛋白可能同样在介导 2019-nCoV 入侵宿主细胞过程中发挥重要作用。

目前研究发现树突细胞特异性细胞间黏附分子 3 结合非整合素因子（dendritic cell-specific intercellular adhesion molecule-3-grabbing non-integrin，DC-SIGN）可协助 ACE2 介导 SARS-CoV 入侵。此外，Jeffers 等[1]利用人肺 cDNA 文库发现了 SARS-CoV 感染细胞的另一种受体——L-SIGN（Liver/lymph node-specific intercellular adhesion molecule-3-grabbing integrin，L-SIGN）。L-SIGN 与 ACE-2 协同促进 SARS-CoV 感染细胞，尤其是 II 型肺泡上皮和内皮细胞。但 Chan 等[2]发现 L-SIGN 在 SARS-CoV 感染过程中除协助病毒入侵外，还可通过与病毒结合有效内化和降解病毒，发挥保护作用，因此 L-SIGN 是一把双刃剑。

研究者分析多个 RNA 序列和 DNA 微阵列数据库，探究正常肺部组织中三种结构蛋白的表达情况，结果发现 ACE2 和 DC-SIGN 在吸烟人群肺部表达量较高，DC-SIGN 在 60 岁及以上人群中表达显著增高，高加索人（白人）肺部 L-SIGN 基因表达较亚洲人高[3]。该研究是基于基因表达数据库，最终结论尚待临床检验。

参考文献

［1］Jeffers SA，Tusell SM，Gillim-Ross L，et al. CD209L（L-SIGN）is a receptor for severe acute respiratory syndrome coronavirus. Proc Natl Acad Sci U S A，2004，101（44）：15748-15753.

［2］Chan VSF，Chan KYK，Chen Y，et al. Homozygous L-SIGN（CLEC4M）plays a protective role in SARS coronavirus infection. Nat Genet，2006，38：

38-46.

［3］Cai，G，Cui，X，Zhu，X，et al. A Hint on the COVID-19 Risk：Population Disparities in Gene Expression of Three Receptors of SARS-CoV［J/OL］. Preprints2020，2020020408（2020-02-27）［2020-9-4］.http：www.preprints. org/manuscript/202002.0408/v1.

（崔舒萍）

37. 2019-nCoV 可刺激中性粒细胞释放触发中性粒细胞诱捕网（NET）

中性粒细胞诱捕网（neutrophil extracellular traps，NETs）是从活化的中性粒细胞的细胞膜上伸出的纤维状网络。主要由组蛋白、蛋白酶、颗粒状和细胞质蛋白包裹的染色质丝的结构所构成[1]。中性粒细胞死亡后产生以及释放 NETs 这一过程称为 NETosis。NETosis 是介于凋亡与坏死的一种特殊情况。NETs 在感染性疾病中具有黏附性，能够通过组蛋白、抗菌肽和蛋白酶的作用，对多种病原微生物起作用。尽管 NETs 具有杀菌作用，但过度表达会对宿主产生不利的影响，如：脓肿、血栓的形成甚至为肿瘤细胞的发展产生促进作用[2]。

在新冠肺炎疫情期间，有研究发现患者血浆、气管分泌物、肺组织中的 NETs 含量明显升高。2019-nCoV 可直接刺激中性粒细胞释放触发 NETs，主要依赖于血管紧张素转化酶 2（angiotensin-converting enzyme 2，ACE2）- 丝氨酸蛋白酶（serine protease）轴、促进病毒复制和 PAD-4 信号转导，并在体外促进肺上皮细胞死亡。严重的 COVID-19 患者体内可出现细胞因子风暴综合征，进而出现急性呼吸窘迫综合征、器官功能障碍和死亡。这些结果揭示了 NETs 促进了 COVID-19 的进展[3]。

目前研究发现通过 DNase 以及 PAD-4 抑制剂能够有效减少 NET 的产生[4]，进而可以有效地减小器官损害，尤其是减小对肺部的损伤[5]，这同样对治疗新冠肺炎提供了一个新思路。

参考文献

［1］ Jorch，S.K. and P. Kubes. An emerging role for neutrophil extracellular traps in noninfectious disease. Nat Med，2017，23（3）：279-287.

［2］ Fuchs，T.A. Novel cell death program leads to neutrophil extracellular traps. J Cell Biol，2007，176（2）：231-241.

［3］ Veras，F.P. SARS-CoV-2-triggered neutrophil extracellular traps mediate COVID-19 pathology. J Exp Med，2020. 217（12）.

［4］ Honda，M. and P. Kubes. Neutrophils and neutrophil extracellular traps in the liver and gastrointestinal system. Nat Rev Gastroenterol Hepatol, 2018. 15（4）: 206-221.

［5］Colón DF，Wanderley CW，Franchin M，et al. Neutrophil extracellular traps（NETs）exacerbate severity of infant sepsis. Crit Care，2019，23（1）：113.

（张榕凌）

38. 细胞因子风暴是新冠肺炎患者病情重症化的重要因素

细胞因子风暴（cytokine storm）是指由感染、药物等原因导致患者体内多种细胞因子在短时间内迅速大量产生并对组织、器官造成严重病理损伤的现象。2019-nCoV 感染人体后，最常见的症状有咳嗽、发热、气促和呼吸困难等，严重感染可引起机体免疫调控网络失衡，导致细胞因子风暴，使靶细胞如肺泡上皮细胞出现弥漫性损伤，引起急性呼吸窘迫综合征（ARDS）、脓毒性休克及多器官功能障碍甚至出现死亡。

有研究发现 2019-nCoV 与 ACE2 结合后，可降解 ACE2，引起血清血管紧张素 II（angiotensin II，Ang II）水平升高，激活 Ang II - 血管紧张素 - I 型受体（AT1R）轴，过度释放细胞因子，导致肺部呈现弥漫性肺泡损伤[1]。2019-nCoV 入侵细胞后，被固有免疫系统识别，同样可激活免疫细胞释放多种促炎细胞因子［如干扰素（IFN）- γ，白细胞介素（IL）-1 β，肿瘤坏死因子（TNF）- α，IL-6］。

高水平的促炎因子进一步招募并激活效应细胞（CD4$^+$T 细胞、CD8$^+$T 细胞、自然杀伤细胞等）清除病毒同时导致感染局部炎症反应加重，免疫细胞进一步分泌更多的细胞因子抑制病毒。这些细胞因子与各自的受体结合，导致肺内弥漫性肺泡损伤，大量淋巴细胞、中性粒细胞、巨噬细胞等炎症细胞浸润，透明膜形成及肺泡壁弥漫性增厚，并可扩散至全身，导致心肌、肝和肾等多器官系统功能衰竭，凝血功能障碍，以及休克等[2]。

Huang 等最先报道重症新冠肺炎患者的血清促炎细胞因子水平显著升高，其中包括 IL-6、IL-1 β、IL-2、IL-8、IL-17，粒细胞集落刺激因子（G-CSF）、粒细胞巨噬细胞集落刺激因子（GM-CSF）、干扰素诱导蛋白 10（IP10）、单核细胞趋化蛋白 1（MCP1）和 TNF 等，并且伴随血中 C 反应蛋白和 D- 二聚体水平也异常升高[3]。近期多个临床研究均支持轻症及重症新冠肺炎患者发病初期外周血中细胞因子水平升高，但轻症新冠肺炎患者细胞因子水平明显低于重症患者[3-5]。Liu 等研究轻症新冠肺炎患者血中 IL-6、IL-2、TNF- α 等细胞因子水平波动很小，而重症患者上述细胞因子水平波动更显著，并且不同细胞因子达到峰值的时间不同[4]。Diao 等报道 IL-1β、IL-6 和 IL-10 是细胞因子风暴中升高最显著的三种细胞因子[6]。

综上，细胞因子风暴在新冠肺炎患者疾病加重过程中起重要作用，是 ARDS 和多器官功能衰竭的主要原因之一。

参考文献

[1] Hirano T, Murakami M. COVID-19: A New Virus, but a Familiar Receptor and Cytokine Release Syndrome. Immunity, 2020, 52 (5): 731-733.

[2] Cao X. COVID-19: immunopathology and its implications for therapy. Nat Rev Immunol, 2020, 20 (5): 269-70.

[3] Huang C, Wang Y, Li X, et al. Clinical features of patients infected with 2019 novel coronavirus in Wuhan, China. The Lancet, 2020, 395 (10223): 497-506.

[4] Liu J, Li S, Liu J, et al. Longitudinal characteristics of lymphocyte responses and cytokine profiles in the peripheral blood of SARS-CoV-2 infected patients. EBio Medicine, 2020, 55: 102763.

[5] Qin C, Zhou L, Hu Z, et al. Dysregulation of Immune Response in Patients With Coronavirus 2019 (COVID-19) in Wuhan, China. Clin Infect Dis, 2020, 71 (15): 762-768.

[6] Diao B, Wang C, Tan Y, et al. Reduction and Functional Exhaustion of T Cells in Patients With Coronavirus Disease 2019 (COVID-19). Front Immunol, 2020, 11: 827.

（钱芳　崔舒萍）

39. 新冠肺炎病变特点为弥漫性肺泡损伤

新冠肺炎病变以肺最为显著，表现为弥漫性肺泡损伤，主要为渗出性炎和间质性炎。病理下肺泡腔内见浆液、纤维蛋白性渗出物及透明膜形成；渗出细胞主要为单核和巨噬细胞，可见多核巨细胞。Ⅱ型肺泡上皮细胞增生，部分细胞脱落。Ⅱ型肺泡上皮细胞和巨噬细胞内偶见包涵体。肺泡隔可见充血、水肿，单核和淋巴细胞浸润。少数肺泡过度充气、肺泡隔断裂或囊腔形成。肺内各级支气管黏膜部分上皮脱落，腔内可见渗出物和黏液。小支气管和细支气管易见黏液栓形成。可见肺血管炎、血栓形成（混合血栓、透明血栓）和血栓栓塞。肺组织易见灶性出血，可见出血性梗死、细菌和（或）真菌感染。病程较长的病例，可见肺泡腔渗出物机化（肉质变）和肺间质纤维化[1]。

电镜下支气管黏膜上皮和Ⅱ型肺泡上皮细胞胞质内可见冠状病毒颗粒。免疫组化染色显示部分支气管黏膜上皮、肺泡上皮细胞和巨噬细胞呈新型冠状病毒抗原免疫染色和核酸检测阳性。

刘茜等[2]对武汉1例新冠肺炎死亡病例尸检发现肺部损伤明显，炎性病变（灰白色病灶）以左肺为重，肺肉眼观呈斑片状，可见灰白色病灶及暗红色出血，触之质韧，失去肺固有的海绵感。切面可见大量黏稠的分泌物从肺泡内溢出，并可见纤维条索。提示新冠肺炎主要引起深部气道和肺泡损伤为特征的炎性反应。

姚晓红等[3]对中国重庆地区3例死亡病例进行微创尸检，发现肺泡结构呈现不同程度的破坏，肺泡腔内见少量浆液和纤维蛋白性渗出物，部分肺泡见透明膜形成。渗出细胞主要为单核和巨噬细胞，可见少数多核巨细胞、淋巴细胞、嗜酸性粒细胞和中性粒细胞。淋巴细胞主要为CD4阳性T细胞。Ⅱ型肺泡上皮细胞显著增生，部分细胞脱落至肺泡腔。肺泡隔血管充血、水肿、增宽，可见少量单核和淋巴细胞浸润，少数微血管内见透明血栓；肺组织灶性出血，部分肺泡腔渗出物机化和肺间质纤维化。肺内各级支气管黏膜均可见部分上皮脱落。电镜下小支气管以下气道黏膜上皮和Ⅱ型肺泡上皮细胞胞质内可见冠状病毒颗粒。免疫组织化学染色显示部分肺泡上皮和巨噬细胞呈 2019-nCoV 抗原阳性，RT-PCR 检测证实 2019-nCoV 核酸阳性。脾淋巴细胞减少，可见变性、坏死。其他器官组织病变包括不同程度的实质细胞变性、坏死、小血管内透明血栓形成，并见慢性基础疾病改变；均未观测到冠状病毒感染证据。

德国一项队列研究[4]，对 12 例新冠肺炎死亡患者进行尸检，结果显示，12 例中有 7 例（58%）死亡前未怀疑有静脉血栓栓塞；4 例死亡的直接原因是肺栓塞。死后计算机断层扫描显示肺部网状浸润，严重的双侧致密实变，而组织形态学示弥漫性肺泡损伤 8 例。在所有患者中，高浓度的 2019-nCoV RNA 在肺中被检测到。美国 Barton LM 等[5] 对 2 例新冠肺炎死亡患者病理研究发现 1 例支气管黏膜弥漫性肺泡损伤、慢性炎症和水肿，显示为急性支气管肺炎，有吸入的迹象。另 1 例均未发现病毒包涵体、呼吸道黏液堵塞、嗜酸性粒细胞或心肌炎。

参考文献

［1］国家卫生健康委办公厅. 新型冠状病毒肺炎诊疗方案（试行第八版）［EB/OL］. http://www.nhc.gov.cn/xcs/zhengcwj/202008/0a7bdf12bd4b46e5bd28ca7f9a7f5e5a.shtml, 2020-08-19［2020-09-03］.

［2］刘茜, 王荣帅, 屈国强, 等. 新型冠状病毒肺炎死亡尸体系统解剖大体观察报告. 法医学杂志, 2020, 36（1）: 21-23.

［3］姚小红, 李廷源, 何志承, 等. 新型冠状病毒肺炎（COVID-19）3 例遗体多部位穿刺组织病理学研究. 中华病理学杂志, 2020, 49（5）: 411-417.

［4］Wichmann D, Sperhake JP, Lütgehetmann M, et al. Autopsy Findings and Venous Thromboembolism in Patients With COVID-19: A Prospective Cohort Study. Ann Intern Med, 2020, 173（4）: 268-277.

［5］Barton LM, Duval EJ, Stroberg E, et al. COVID-19 Autopsies, Oklahoma, USA. Am J Clin Pathol, 2020, 153（6）: 725-733.

（张素娟）

40. 2019-nCoV 感染可累及多脏器

新冠肺炎患者脾病理显示脾缩小。白髓萎缩，淋巴细胞数量减少，部分细胞坏死；红髓充血、灶性出血，脾内巨噬细胞增生并可见吞噬现象；可见脾贫血性梗死。淋巴结淋巴细胞数量较少，可见坏死。免疫组化染色显示脾和淋巴结内 CD4 ＋ T 和 CD8 ＋ T 细胞均减少[1]。

徐霞等[2]对武汉地区 10 例新冠肺炎死亡患者进行脾组织微创解剖。发现脾细胞组成减少，白髓不同程度萎缩，淋巴滤泡减少或消失，红髓与白髓比例也不同程度增加。中性粒细胞浸润 7 例，散在浆细胞浸润 5 例。1 例少数细胞出现巨噬细胞增殖和吞噬现象。同时发现坏死和淋巴细胞凋亡 2 例，小动脉血栓形成和脾梗死 1 例，真菌感染 1 例。免疫组化结果显示，所有病例脾 T、B 淋巴细胞成分均有不同程度的下降。8 例脾动脉周围淋巴鞘内有 CD20 ＋ B 细胞聚积。2 例 CD20、CD21 免疫染色显示白髓数目基本正常，脾结节萎缩。CD3 ＋、CD4 ＋、CD8 ＋、T 细胞减少。9 例 CD68 ＋巨噬细胞分布及数量无明显变化。1 例髓窦内 CD68 ＋细胞增多（与真菌感染有关）。CD56 阳性细胞较少。EBV 经原位杂交呈阴性。提示在一些死于新冠肺炎的患者中，脾可能是病毒直接攻击的器官之一。脾 T、B 淋巴细胞不同程度减少，淋巴滤泡萎缩、减少或消失，NK 细胞数量无明显变化。

淋巴结组织可呈新型冠状病毒核酸检测阳性，巨噬细胞新型冠状病毒抗原免疫染色阳性。骨髓造血细胞或增生或数量减少，粒红比例增高；偶见噬血现象[1]。

新冠肺炎患者的心脏病理显示部分心肌细胞变性、坏死，间质充血、水肿，可见少数单核细胞、淋巴细胞和（或）中性粒细胞浸润。偶见新型冠状病毒核酸检测阳性[1]。全身主要部位小血管可见内皮细胞脱落、内膜或全层炎症；可见血管内混合血栓形成、血栓栓塞及相应部位的梗死。主要脏器微血管可见透明血栓形成[1]。

中国早期北京地区 1 例微创穿刺病理[3]及西班牙 1 例[4]尸检心脏组织无其他实质性损伤。之后重庆地区[5]3 例心脏微创病理均见心肌细胞肥大，部分心肌细胞变性、坏死，间质轻度充血、水肿，少量淋巴细胞、单核细胞和中性粒细胞浸润；电镜下见部分心肌纤维肿胀、溶解。免疫组织化学染色显示，心肌间质浸润的炎性细胞主要为巨噬细胞和少量 CD4 阳性 T 细胞，未见 CD8 阳性 T 细胞和 CD20 阳性 B 细胞。但电镜观察、免疫组织化学染色和 PCR 检测均未检测到心肌组织内 2019-nCoV 病毒成分。

武汉地区 1 例尸检[6]大体标本发现心包腔内见中等量淡黄色清亮液体，心外膜轻度水肿，右心耳充盈饱满，心肌切面呈灰红色，无光泽。右冠状动脉及左前降支节段性粥样硬化斑块。因患者临床资料显示存在冠心病、心绞痛病史，心肌及心外膜是否存在与病毒感染相关的损害表现有待进一步研究。但是，德国 Wichmann D 等[7]研究发现心脏中高病毒 RNA 滴度。

新冠肺炎患者的肝病理显示肝细胞变性、灶性坏死伴中性粒细胞浸润；肝血窦充血，汇管区见淋巴细胞和单核细胞浸润，微血栓形成。胆囊高度充盈。肝和胆囊可见新型冠状病毒核酸检测阳性。新冠肺炎患者的肝样本[1]显示中度微血管脂肪变性和轻度肝小叶和门静脉活动，表明损伤可能由新型冠状病毒感染或药物性肝损伤引起。间质内有少量单核炎性细胞浸润。

日本 Adachi T 等报道[8]新冠肺炎患者双侧肾的肾小球均以微血栓为特征，提示早期有弥散性血管内凝血的迹象。

脑组织同样表现为非特异性炎症性病理特征，可能存在脱髓鞘性改变。肾上腺、食管、胃和肠管可出现黏膜上皮的变性、坏死，但可能是患者晚期的终末表现，并非病毒感染的特征性病理改变[1]。

参考文献

［1］国家卫生健康委办公厅 . 新型冠状病毒肺炎诊疗方案（试行第八版）［EB/OL］. http：//www.nhc.gov.cn/xcs/zhengcwj/202008/0a7bdf12bd4b46e5bd28ca7f9a7f5e5a.shtml，2020-08-19［2020-09-03］.

［2］Xu X，Chang XN，Pan HX，et al. Pathological changes of the spleen in ten patients with new coronavirus infection by minimally invasive autopsies. Zhonghua Bing Li Xue Za Zhi，2020，49（0）：E014.

［3］Zhe Xu，Lei Shi，Yijin Wang，et al. Pathological findings of COVID-19 associated with acute respiratory distress syndrome.Lancet Respir Med，2020，8（4）：420-422.

［4］Yan L，Mir M，Sanchez P，et al. Autopsy Report with Clinical Pathological

Correlation. Arch Pathol Lab Med，2020，144（9）：1041-1047.

［5］姚小红，李廷源，何志承，等 . 新型冠状病毒肺炎（COVID-19）3 例遗体多部位穿刺组织病理学研究 . 中华病理学杂志，2020，49（5）：411-417.

［6］刘茜，王荣帅，屈国强，等 . 新型冠状病毒肺炎死亡尸体系统解剖大体观察报告 . 法医学杂志，2020，36（1）：21-23.

［7］Wichmann D，Sperhake JP，Lütgehetmann M，et al. Autopsy Findings and Venous Thromboembolism in Patients With COVID-19：A Prospective Cohort Study.Ann Intern Med，2020，173（4）：268-277.

［8］Adachi T，Chong JM，Nakajima N，et al. Clinicopathologic and Immunohistochemical Findings from Autopsy of Patient with COVID-19, Japan. Emerg Infect Dis，2020，26（9）：2157-2161.

（张素娟　李慢）

第四章　临床特点

41. 潜伏期为 1 ～ 14 天，部分病例潜伏期较长

目前认为潜伏期为 1 ～ 14 天，多为 3 ～ 7 天[1]。美国国立卫生研究院（NIH）认为潜伏期最长 14 天，平均 4 ～ 5 天[2-3]。WHO 在对在校儿童的相关建议中指出，儿童患者的潜伏期同成人，范围是 1 ～ 14 天，平均为 5 ～ 6 天[4]。

在实际调查中发现部分病例潜伏期较长，江苏省疾病预防控制中心报道 1 例潜伏期长达 21 天的案例[5]。该患者常住湖北省武汉市，2020 年 1 月 14 日自驾车辆返回江苏省盐城市农村家中。在武汉期间未接触确诊病例或疑似病例，否认发热、咳嗽等症状人员接触史；否认华南海鲜市场接触史。至 1 月 28 日，医学观察 14 天期满，无不适。2 月 3 日该患者出现发热，胸部 CT 可见右下肺孤立性类圆形影，2 月 11 日咽拭子 2019-nCoV 阳性。该患者 2020 年 1 月 14 日从武汉返回，2 月 3 日出现临床症状，共计 21 天，超出常见潜伏期。

在我院收治的新冠肺炎患者中，也有类似情况，患者王某，2020 年 3 月 22 日由美国旧金山乘航班于 2020 年 3 月 24 日凌晨到达香港，同日乘机由香港抵达北京。该患者到达北京后，进行了单人单间隔离，2020 年 4 月 8 日解除隔离，在隔离期间共检测 2019-nCoV 3 次，均阴性，最后一次为 4 月 6 日检测。胸部 CT 未见异常。2019-nCoV 抗体 IgM、IgG 均为阴性。该患者解除隔离后 2 天发病，并造成家中 3 人感染新冠肺炎。患者由 3 月 24 日抵达北京，至 4 月 10 日发病，共 18 天，也超过常见潜伏期。10 月 28 日，河南省濮阳市新增 1 例境外输入新冠肺炎无症状感染点，该患者 10 月 8 日抵达天津滨海机场，入境后在隔离点进行集中隔离观察，10 月 22 日解除集中隔离，期间 2 次核酸检测结果均为阴性。10 月 23 日返回濮阳，继续实行集中医学隔离观察，10 月 27 日结果显示新型冠状病毒核酸阳性，10 月 28 日凌晨被判定为无症状感染者，潜伏期为 20 天[6]。

参考文献

［1］国家卫生健康委办公厅.新型冠状病毒肺炎诊疗方案（试行第八版）［EB/OL］.http://www.nhc.gov.cn/xcs/zhengcwj/202008/0a7bdf12bd4b46e5bd28ca7f9a7f5e5a.shtml，2020-08-19［2020-09-03］.

［2］Guan WJ，Ni ZY，Hu Y，et al. Clinical characteristics of coronavirus disease 2019 in China. N Engl J Med，2020，382（18）：1708-1720.

［3］Lauer SA，Grantz KH，Bi Q，et al. The incubation period of coronavirus disease 2019（COVID-19）from publicly reported confirmed cases：estimation and application. Ann Intern Med，2020，172（9）：577-582.

［4］谢丽庄，倪云龙，韩磊，等，超长潜伏期新型冠状病毒肺炎 1 例.江苏医学，2020（46），3：323-324.

［5］World Health Organization. Q&A：Schools and COVID-19［EB/OL］. https：//www.who.int/news-room/q-a-detail/q-a-schools-and-covid-19，2020-9-18，［2020-9-27］.

［6］濮阳市卫生健康委员会.我市新增 1 例境外输入无症状感染者及相关情况.http：//www.pyswjw.gov.cn/show.asp?id＝1448，2020-10-29［2020-11-10］.

（宋美华）

42. 新冠肺炎临床可分为初期、极期和恢复期三个阶段

新冠肺炎是由 2019-nCoV 感染导致新发传染病，以肺部炎症病变为主要表现，可伴有多脏器损害，轻症患者仅表现为发热、乏力等症状，无肺炎表现，重症患者多在 1 周后出现低氧血症，甚至 ARDS[1]。根据典型的新冠肺炎病程发展的临床过程，尝试将本病分为初期、极期和恢复期三个阶段。

1. 初期

以患者是否发生肺炎为标志，根据终南山教授对 1099 例新型冠状病毒肺炎患者的分析，发病到出现肺炎中位时间为 4（2～7）天[2]。

因此定义初期为发病 1～7 天，以上呼吸道症状为主要表现，卡他症状轻，无肺炎及其他脏器损害。表现为乏力、发热、咳嗽、鼻塞、流涕、嗅觉减退等，部分患者出现腹泻、呕吐等消化道症状，多数患者症状轻微甚至缺如，无症状感染者及轻症患者对症治疗可缓解，进入恢复期。

2. 极期

以发生肺炎至肺炎开始恢复为标准，普通型患者仅表现为病毒性肺炎，重症患者可出现低氧血症，危重患者可在本阶段出现 ARDS。总结我院 130 例新型冠状病毒肺炎成人患者，其中 26 例发生 ARDS 的新型冠状病毒肺炎患者，发生 ARDS 中位时间为发病后 10（6～13）天；动态检测 122 例肺炎患者胸部 CT 变化，肺炎开始好转的时间为发病后 17（14～21）天[3]。曹斌教授对 41 例住院患者分析，6 例死亡。22 例（55%）出现呼吸困难，发病至呼吸困难的中位时间为 8 天（5～13 天）。

因此，定义发病 7～21 天为极期，此阶段病情进入高峰期，以肺炎为主要表现，可伴有多脏器损害，临床表现为：①发热：表现为稽留热或双峰热，热程越长，体温高峰越高，病情越重。②呼吸道症状：咳嗽、少痰、胸闷憋气，重症患者出现 ARDS。③其他脏器损害：实验室检测可出现心肌、肝、肾损害以及凝血异常，但多症状轻微。老年人及合并有高血压、2 型糖尿病、慢性心血管疾病

及肾脏病等慢性基础疾病患者，在本期更容易发展为重症、危重症，继发细菌感染和原有疾病加重是发生重症的重要原因。

3. 恢复期

以肺炎开始恢复为标准，多在发病 3 ～ 6 周，此阶段体温正常，肺炎开始好转，症状体征恢复，但仍可检查到病毒核酸。由于免疫功能未完全恢复，仍容易出现继发感染。

参考文献

［1］National Health Commission of the People's Republic of China. Update on novel coronavirus Epidemic Situation as of 24：00 on March 20. Published March，2020. http：//www.nhc.gov.cn/xcs/yqtb/202003/b882c06edf184fbf800d4c7957e02dad.shtml.

［2］Guan WJ，Ni ZY，Hu Y，et al. Clinical Characteristics of Coronavirus Disease 2019 in China. N Engl J Med，2020，382（18）：1708-1720.

［3］Wang A，Gao G，Wang S，et al. Clinical Characteristics and Risk Factors of Acute Respiratory Distress Syndrome（ARDS）in COVID-19 Patients in Beijing，China：A Retrospective Study. Med Sci Monit，2020，26：e925974.

［4］Huang C，Wang Y，Li X，et al. Clinical features of patients infected with 2019 novel coronavirus in Wuhan，China. The Lancet，2020，395（10223）：497-506.

（王爱彬）

43. 发热、咳嗽是新冠肺炎患者最常见的症状

　　新冠肺炎可引起各个系统的损害，肺是最主要且最常见的受累器官。新冠肺炎的症状是非特异性的，可以从无症状到重症肺炎和死亡不等。

　　新冠肺炎典型的症状和体征包括发热、干咳、乏力、咳痰、气短、咽痛、头痛、肌肉或关节痛、寒战、恶心或呕吐、鼻塞、腹泻、咯血和结膜充血。美国一项关于新冠肺炎的调查研究发现，37万新冠肺炎确诊病例中，70%的患者出现发热、咳嗽或呼吸急促，36%有肌肉疼痛，34%有头痛[1]。WHO最新指南指出，新冠肺炎患者常见症状如下：发热（83%～99%）、咳嗽（59%～82%）、疲劳（44%～70%）、厌食（40%～84%）、呼吸短促（31%～40%）、肌肉酸痛（11%～35%）[2]。其他非特定症状，如喉咙痛、鼻塞、头痛、腹泻、恶心和呕吐，也有报道。在呼吸系统症状出现之前，嗅觉、味觉改变或丧失也有报道。意大利一项研究显示，34%的患者有味觉或嗅觉异常，19%的患者同时具有味觉和嗅觉异常[3]。此外，大约有3%患者以嗅觉或味觉改变为唯一症状[4]。

　　临床实践工作中要重点关注患者的呼吸道症状。我们的临床经验发现，轻型、普通型患者可出现鼻塞、流涕、咽干、咽痛、咳嗽、咳痰、咯血等。发病初期咳嗽以阵发性干咳为主，无痰或少量白痰；病情进展时咳嗽可加剧，出现午后、夜间咳嗽，痰液增多，痰中带血等，进而影响睡眠；若继发细菌感染，痰可呈黄色或灰色，咳脓痰等。当患者出现胸闷、喘憋、气促或呼吸困难、发绀、活动耐力下降，应及时监测患者的呼吸频率和经皮血氧饱和度，尽快采取措施，阻断疾病进展。

参考文献

[1] Stokes EK，Zambrano LD，Anderson KN，et al. Coronavirus Disease 2019 Case Surveillance-United States，January 22-May 30，2020. MMWR Morb Mortal Wkly Rep，2020，69（24）：759-765.

［2］Huang C，Wang Y，Li X，et al. Clinical features of patients infected with 2019 novel coronavirus in Wuhan，China. Lancet，2020，395（10223）：497-506.

［3］Giacomelli A，Pezzati L，Conti F，et al. Self-reported Olfactory and Taste Disorders in Patients With Severe Acute Respiratory Coronavirus 2 Infection：A Cross-sectional Study. Clin Infect Dis，2020，71（15）：889-890.

［4］Spinato G，Fabbris C，Polesel J，et al. Alterations in Smell or Taste in Mildly Symptomatic Outpatients With SARS-CoV-2 Infection. JAMA，2020，323（20）：2089-2090.

（宋美华）

44. 嗅觉和味觉减退是 2019-nCoV 感染的重要表现

最近，世界卫生组织（WHO）将嗅觉或味觉丧失列为 2019-nCoV 感染的新症状。嗅觉丧失是一种潜在的筛查症状，有助于发现疑似病例或指导检疫防护。因此，建议将新发、突发的嗅觉丧失患者视为 2019-nCoV 的潜在感染者[1]。

大量证据显示：2019-nCoV 感染者出现嗅觉丧失 / 嗅觉减退，国外患病率为 11.5% ～ 85.6%[1-3]，国内武汉报道患病率为 5.1%[4]。嗅觉减退较多出现于疾病早期，年轻人多见，女性多于男性。可以伴随发热、咳嗽同时出现，也可以作为首发症状、甚至是唯一症状出现，尤其是在轻症感染者当中。嗅觉减退多与味觉减退同时发生，也可单独出现；较少合并鼻塞、流涕等症状。新冠肺炎合并嗅觉障碍的发生率明显高于流感等其他呼吸道病毒。嗅觉减退高发与新冠肺炎严重程度负相关。与其他病毒感染导致的嗅觉减退类似，新冠肺炎患者的嗅觉和味觉减退在 1 ～ 3 周的时间内大多能自行恢复。

目前，新冠肺炎合并嗅觉和味觉减退的机制尚不明确。尚无证据表明嗅觉减退与鼻部炎症有关。筛区是否是 2019-nCoV 引起颅内感染的通道尚不确定。哈佛医学院团队通过单细胞测序发现，嗅觉神经元并不表达编码 ACE2 受体蛋白的基因，不属于易感细胞类型。相反，为嗅觉神经元提供代谢和结构支持的细胞，以及某些干细胞和血管细胞却高表达 ACE2。非神经元细胞类型的感染可能是新冠肺炎患者嗅觉缺失的原因[5]。

嗅觉减退作为筛查 2019-nCoV 感染的症状，具有较高特异性和中度的敏感性，有助于发现疑似病例或指导检疫防护[6-7]。疫情期间，任何新发、突发嗅觉 / 味觉障碍者，应高度警惕 2019-nCoV 感染的可能，有必要进一步行病毒核酸检测。

参考文献

［1］Athanasia Printza, Jannis Constantinidis. The role of self-reported smell and taste disorders in suspected COVID-19, European Archives of Oto-Rhino-

Laryngology，2020，277（9）：2625-2630.

［2］Lechien JR，Chiesa-Estomba CM，De Siati DR，et al. Olfactory and gustatory dysfunctions as a clinical presentation of mildto-moderate forms of the coronavirus disease（COVID-19）：a multicenter European study. Eur Arch Otorhinolaryngol，2020，277（8）：2251-2261.

［3］Gudbjartsson DF，Helgason A，Jonsson H，et al. Spread of SARS-CoV-2 in the icelandic population. N Engl J Med，2020，382（24）：2302-2315.

［4］Mao L，Jin H，Wang M，et al. Neurologic manifestations of hospitalized patients with coronavirus disease 2019 in Wuhan.China. JAMA Neurol，2020，77（6）：683-690.

［5］David H. Brann，Tatsuya Tsukahara，Caleb Weinreb，et al. Non-neuronal expression of SARS-CoV-2 entry genes in the olfactory system suggests mechanisms underlying COVID-19-associated anosmia. Science Advances，2020，6（31）：eabc5801.

［6］Wee LE，Chan YFZ，Teo NWY，et al. The role of self reported olfactory and gustatory dysfunction as a screening criterion for suspected COVID-19. Eur Arch Otorhinolaryngol，2020，277（8）：2389-2390.

［7］Yan CH，Faraji F，Prajapati DP，et al. Self-reported olfactory loss associates with outpatient clinical course in COVID-19. Int Forum Allergy Rhinol，2020，10（7）：821-831.

（房高丽）

45. 新冠肺炎患者消化系统受累常见

2019-nCoV 可通过其受体血管紧张素转化酶 II（ACE2）进入人体细胞，而 ACE2 除呼吸系统外，在小肠、结肠等均有表达，故推测该病毒引起的消化系统症状并非全身性症状，而是通过 ACE2 直接以消化系统为靶器官造成损伤及引起症状。根据国内有限的尸检和活检病理报道[1]，消化道上皮可检出 2019-nCoV 核衣壳蛋白，并可引起不同程度的消化道黏膜损伤[2]。

临床上，2019-nCoV 感染者可表现出多种消化系统症状，甚至可作为首发症状[3]，这需要引起医务工作者的高度重视，及早识别，并做好相应的防护、消毒工作。2019-nCoV 相关消化系统症状可表现为食欲下降、恶心、呕吐、腹泻、腹痛、肝酶异常等，重症患者可出现消化道出血。其中以腹泻最为多见，腹泻次数、持续时间及严重程度报道不一，有文献报道，腹泻可作为预测重症患者的独立危险因素[4]。但应注意与抗病毒药物不良反应引起的腹泻、抗生素相关腹泻（AAD）鉴别。治疗方面，可给予蒙脱石散对症，如伴有腹痛，可酌情给予解痉药物；调节肠道菌群治疗如地衣芽孢杆菌、双歧杆菌等治疗有效[2]。住院患者，尤其是应用广谱抗生素及机械通气者，需警惕难辨梭状芽孢杆菌感染（CDI）。

在 2019-nCoV 感染的病程中，出现肝生化学检查异常的比例较高，考虑与病毒感染造成的应激、全身炎症反应、肝的缺血和低氧有关。近期我国发表的一篇研究通过对新冠患者肝组织穿刺活检病理的超微结构和组织学观察发现，肝细胞具有典型的病毒感染病变，表明肝内 2019-nCoV 感染是新冠肺炎患者肝损害的重要原因[5]。根据统计，新冠患者谷丙转氨酶（ALT）和谷草转氨酶（AST）升高的发生率为 14%～53%，总胆红素升高约 10%，多为轻到中度升高；重型患者发生率较轻型和普通型更高。而碱性磷酸酶（ALP）、γ-谷氨酰转肽酶（GGT）等反映胆系酶学的指标升高少见，血清白蛋白及凝血酶原活动度（PTA）降低偶有报道，合并肝衰竭者目前尚未有报道。但 2019-nCoV 感染合并肝损伤的患者中，应注意除外药物因素。治疗时，积极治疗原发病及肝脏基础病，尽可能精简药物，并定期监测肝相关生化指标，必要时应用保肝降酶药物，但不应超过两种药物[6]。

参考文献

［1］Fei Xiao，Meiwen Tang，Xiaobin Zheng，et al. Evidence for gastrointestinal infection of SARS-CoV-2. Gastroenterology，2020，2020 Mar 3.

［2］国家卫生健康委办公厅. 新型冠状病毒肺炎诊疗方案（试行第八版）［EB/OL］. http：//www.nhc.gov.cn/xcs/zhengcwj/202008/0a7bdf12bd4b46e5bd28ca7f9a7f5e5a.shtml，2020-08-19［2020-09-03］.

［3］中华医学会消化病学分会. 新型冠状病毒肺炎消化系统诊疗专家共识. 中华医学杂志，2020，100（16）：1212-1216.DOI：10.3760/cma.j.cn112137-20200308-00645.

［4］Enteric involvement in hospitalised patients with COVID-19 outside Wuhan04-15. doi：10.1016/S2468-1253（20）30118-7.

［5］Wang Y，Liu S，Liu H，et al. SARS-CoV-2 infection of the liver directly contributes to hepatic impairment in patients with COVID-19［published online ahead of print，2020 May 10］. J Hepatol，2020，S0168-8278（20）30294-4. doi：10.1016/j.jhep.2020.05.002.

［6］中国医师协会消化医师分会，中华医学会肝病学分会. 新型冠状病毒肺炎合并肝脏损伤的预防及诊疗方案. 中华肝脏病杂志，2020，28（3）：217-221.

（冯跃）

46. 新冠肺炎患者可有眼部症状，主要表现为结膜炎

据报道，新冠肺炎感染者可有眼部症状，主要表现为结膜炎，患病率为 0.8% ～ 31.6%[1-2]。

新冠肺炎感染者的主要眼部症状为眼痛、眼痒、异物感、流泪、眼分泌物多，主要表现为结膜充血、结膜水肿（图 4-1）。眼部症状可出现在发热或呼吸道症状前 1 ～ 7 天，也可出现在发热等症状

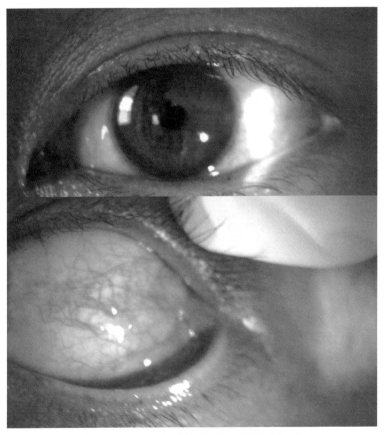

图 4-2　2019-nCoV 感染患者的结膜炎表现

后。患者主诉眼部不适症状持续时间较短，虽然有报道出现与 2019-nCoV 发病相关的轻微视神经改变及眼底改变，但尚无与 2019-nCoV 相关的视力下降及更严重的眼部症状的报道。部分无症状感染者也可出现眼部症状，有结膜炎症状的患者需要更加警惕。

2019-nCoV 是否可通过眼部传染尚有争议。目前已有多个病例怀疑通过眼表被感染，这几个病例除了眼睛保护外都穿戴了适当的个人防护装备，近距离接触确诊 2019-nCoV 患者后出现感染[3]。而研究发现[4]，部分 2019-nCoV 感染者的眼泪和结膜拭子中也可检测到 2019-nCoV RNA，检出率从 0 到 7.14%。有结膜炎症状的患者阳性率相对较高。且最近有研究表明[5]，结膜和角膜上皮均表达 ACE2 和 TMPRSS2，前者是 2019-nCoV 的受体，后者是促进病毒进入的蛋白酶。但目前无确切证据表明 2019-nCoV 可通过眼部结膜等黏膜感染进入人体，但依据上述发现，佩戴防护镜或眼镜等措施对于预防 2019-nCoV 感染非常重要。

眼部症状在新冠肺炎感染者中并不常见，其主要表现为结膜炎。临床上遇到结膜炎患者时，需警惕是否与 2019-nCoV 相关。佩戴防护镜或眼镜等措施对于预防 2019-nCoV 感染非常重要。

参考文献

［1］Zhou Y，Duan C，Zeng Y，et al. Ocular findings and proportion with conjunctival SARS-COV-2 in COVID-19 patients. Ophthalmology. 2020，7，127，982-983

［2］Wu P，Duan F，Luo C，et al. Characteristics of ocular findings of patients with Coronavirus Disease 2019（COVID-19）in Hubei Province，China. JAMA Ophthalmology. 2020；138（5）：575-578.

［3］Lu CW，Liu XF，Jia ZF. 2019-nCoV transmission through the ocular surface must not be ignored. Lancet 2020；395（10224）：e39.

［4］Emparan J，Sardi-Correa C，Lopez-Ulloa J A，et al. COVID-19 and the eye：how much do we really know？ A best evidence review［J］. Arq Bras Oftalmol，2020，83（3）：250-261.

［5］Lingli Z，Zhenhua X，M CG，et al. ACE2 and TMPRSS2 are expressed on the human ocular surface，suggesting susceptibility to SARS-CoV-2 infection. bioRxiv 2020.05.09.086165.

（刘夕瑶）

47. 2019-nCoV 感染者内镜检查应慎重

2019-nCoV 在患者口腔、粪便、腹水中均有发现，鼻咽及胃肠黏膜亦可检测到新型冠状病毒[1]，故消化系统相关的有创检查有造成病毒传播的可能，尤其是消化内镜的诊疗工作需引起格外重视。

上消化道内镜检查刺激患者口腔和咽部分泌并排出黏液，可引起呛咳、呕吐；下消化道内镜需行肠道准备，诊疗时可能造成粪水排出；操作过程中注入管腔内的气体，可从胃肠道或内镜工作钳道喷溅到操作者周围的物品或空气环境中；一些操作需要麻醉甚至气管插管，存在 2019-nCoV 接触或空气传播的风险。中华医学会消化内镜学分会于 2020 年 2 月即紧急发布了相关诊疗方案[2]，对患者进行分层管理，推迟择期内镜检查。对于需行急诊内镜如内镜下止血、内镜下异物取出术、解除消化道梗阻、急诊经内镜逆行性胰胆管造影（ERCP）及部分限期内镜诊疗的患者，术前应做好准入初筛，评估受检者流行病学史、体温、病毒核酸及影像学等相关检查。应设立独立内镜操作间，相关操作人员注意标准化个人防护及手部卫生。诊疗后操作间环境及内镜设备应参照学会提供的消化内镜中心清洗消毒共识[3]，严格避免交叉感染。如为疑似或确诊新冠肺炎病例行内镜诊疗，应采取严格的隔离预防措施，条件允许应于负压室进行，并加强内镜室和设备器械的再处理。

随着疫情防控进入新阶段及医院复工复产，有内镜诊疗需求的患者大幅增加，各地内镜中心逐步恢复提供择期内镜服务，但仍不能放松警惕，除我国外，亚太及欧洲等胃肠镜组织亦推出疫情流行期间的相关立场声明[4-5]。此外，胶囊内镜作为非接触式、一次性使用的检查手段，可推荐作为胃癌高危人群筛查的选择[6]。

参考文献

[1] 国家卫生健康委办公厅.新型冠状病毒肺炎诊疗方案（试行第八版）[EB/OL].http://www.nhc.gov.cn/xcs/zhengcwj/202008/0a7bdf12bd4b46e5bd28ca7f9a7f5e5a.shtml，2020-08-19[2020-09-03].

[2] 中华医学会消化内镜学分会.中华医学会消化内镜学分会在新型冠状病毒感染防控期间对消化内镜诊疗工作的指导意见[EB/OL]，http://www.csde.

org.cn/news/detail.aspx?article_id ＝ 2883，2020-02-04［2020-03-05］.

［3］中华医学会消化内镜学分会清洗消毒学组 . 在新型冠状病毒肺炎疫情形势下消化内镜中心清洗消毒建议方案 . 中华胃肠内镜电子杂志，2020，7（1）：18-20.

［4］Philip Wai Yan Chiu，et al. Practice of endoscopy during COVID-19 pandemic：position statements of the Asian Pacific Society for Digestive Endoscopy （APSDE-COVID statements）. Gut, 2020, doi：10.1136/gutjnl-2020-321185.

［5］Gralnek I M，Hassan C，Beilenhoff U，et al. ESGE and ESGENA position statement on gastrointestinal endoscopy and the COVID-19 pandemic. Endoscopy，2020，52（6）.

［6］中华医学会消化内镜学分会胶囊内镜协作组 . 新型冠状病毒肺炎疫情防控期间胶囊内镜诊疗工作指导意见 . 中华消化内镜杂志，2020，37（4）：229-232.

（冯跃）

48. 新冠肺炎并发急性呼吸窘迫综合征的特征

疫情初期，有学者发现符合 ARDS 柏林标准的新冠肺炎患者临床表现并非典型，他们表现为相对完好的呼吸力学与低氧血症严重程度之间的分离。如 16 例患者呼吸系统顺应性为（50.2 ± 14.3）ml/cmH_2O，分流分数为 0.50 ± 0.11。如此大的差异不同于以往的 ARDS。相对较高的肺顺应性表明在这个患者群中肺容量保存良好[1]。

随着疫情的进展，各国专家团队都在探讨 2019-nCoV 相关 ARDS 患者的呼吸力学、复张能力、低氧血症严重程度和病程之间的关系，如 Luigi Camporota 及其团队观察了 193 名 ICU 住院患者，发现死腔分数随着低氧血症的程度而增加，但不随肺顺应性的降低而增加。得出生理性死腔增加与低氧血症相关，但与新冠肺炎患者的呼吸力学改变无关[2]。目前主要把新冠肺炎导致的 ARDS 分为两种表型（L 型、H 型）[3]。

L 型主要特征是①低弹性，肺顺应性接近正常。②低通气灌注比（VA/Q），由于气体体积几乎正常，低氧血症最好的解释是灌注调节的丧失和缺氧血管收缩的丧失。因此，在这个阶段，肺动脉压应该接近正常。③肺重量低。CT 扫描仅显示磨玻璃密度，主要位于胸膜下和肺裂旁。因此，肺重量只是适度增加。④肺部可复张性低。对于 L 型低氧血症的严重程度与相对良好的呼吸力学参数之间的分离的机制，Luciano Gattinoni 等认为肺灌注失调节和缺氧性血管收缩可能是一个重要因素[1]，Pradeep Bhatia 等认为弥漫性肺微血管血栓形成是 2019-nCoV 感染早期肺炎低氧血症的原因[4]。新冠肺炎患者体内，多种免疫因素导致肺血管内凝血，新冠肺炎患者肺泡毛细血管微血栓的发生率是流感患者的 9 倍[5]。

另一个是 H 型，表现为①高弹性，由于水肿增加，肺容量减少。②高度右向左分流，这是由于心输出量的一部分灌注到非充气组织中，由于水肿和叠加压力的增加，在依赖性肺区域形成。③肺重量高。CT 扫描定量分析显示肺重量显著增加（＞1.5 kg），与严重 ARDS 的数量级相当。④肺部可复张性高。实变组织数量的增加与可复张能力的增加有关，如严重 ARDS。20% ~ 30% 的患者的 H 型模式完全符合严重 ARDS 的标准：低氧血症、双肺受累、呼吸系统顺应性降低、肺重量增加和可复张性。

　　治疗方面，L 型和 H 型两种表型的治疗原则同样存在差异。对 L 型来说，肺顺应性好的患者应保持较低水平 PEEP，潮气量阈值不应限制在 6 ml/kg，呼吸频率不应超过 20 次 / 分，患者应该保持静息状态；避免过多干预。对于 H 型来说，应采用标准 ARDS 治疗（低潮气量、俯卧位和相对高 PEEP）。L 型患者当食管压力波动从 5 ~ 10 cmH$_2$O 增加到 15 cmH$_2$O 以上时，肺损伤的风险增加，应尽快插管。图 4-2A 显示了一名 L 型患者入院时的自发呼吸的 CT，而 B 组显示的是 H 型患者在无创支持 7 天后的转变。如图所示，相似程度的低氧血症可伴随明显差异的胸影像学改变[3]。

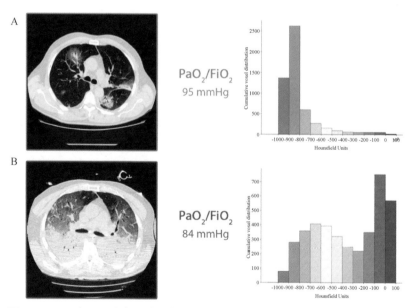

图 4-2　**A.** 一名 L 型患者入院时自发呼吸的 CT；**B.** H 型患者在无创支持 7 天后的转变[3]

参考文献

[1] Gattinoni L，Coppola S，Cressoni M，et al. COVID-19 Does Not Lead to a "Typical" Acute Respiratory Distress Syndrome. Am J Respir Crit Care Med，

2020, 201（10）: 1299-1300.

［2］Vasques F, Sanderson B, Formenti F, et al. Physiological dead space ventilation, disease severity and outcome in ventilated patients with hypoxaemic respiratory failure due to coronavirus disease 2019. Intensive Care Med, 2020.

［3］Gattinoni L, Chiumello D, Caironi P, et al. COVID-19 pneumonia: different respiratory treatments for different phenotypes? . Intensive Care Med, 2020, 46（6）: 1099-1102.

［4］Bhatia P, Mohammed S. Severe Hypoxemia in Early COVID-19 Pneumonia. Am J Respir Crit Care Med, 2020.

［5］Ackermann M, Verleden S E, Kuehnel M, et al. Pulmonary Vascular Endothelialitis, Thrombosis, and Angiogenesis in COVID-19. N Engl J Med, 2020, 383（2）: 120-128.

（周苗子）

49. 新冠肺炎患者病程中可合并神经系统损伤

　　新冠肺炎患者主要以呼吸系统症状为主要表现，但越来越多的证据表明，在疾病进程中可伴随多种神经系统症状，部分患者甚至以神经系统症状为首发症状，而没有典型的呼吸道症状[1-2]。

　　华中科技大学同济医学院的研究团队选择武汉 214 例新冠肺炎患者[2]，36.4% 的患者有神经系统表现，包括中枢神经系统症状或疾病，如头晕、头痛、意识障碍、急性脑血管疾病、运动失调和癫痫，周围神经系统症状，如味觉或嗅觉障碍、视觉减退和神经痛，以及骨骼肌症状。研究中共纳入 88 名（41.1%）重症患者，相对非重症患者，重症患者可能伴有更多的神经系统表现，例如急性脑血管疾病（5.7%）、意识障碍（14.8%）和骨骼肌损伤（19.3%）。

　　Chen、Phua 等发现，收住重症监护病房（ICU）的新冠肺炎患者中，高达 20% 的患者合并神经系统问题，而在重症监护室中，伴有神经功能缺损的新冠肺炎患者具有更高的死亡风险[3-4]。

　　2020 年 1 月北京地坛医院刘景院团队与中国疾控中心传染病所联合工作组对一例新冠肺炎患者采集的脑脊液标本进行宏基因组二代测序、鉴定可能的感染病原体过程中，排除了其他病原体，获得了 2019-nCoV 病毒基因组序列，为全球首例通过基因测序证实脑脊液中存在 2019-nCoV[5]。2020 年 9 月 Wang 等报道了第一例根据脑脊液抗体检测结果证实新冠肺炎患者发生神经系统损伤[6]。

　　因而，新冠肺炎患者可合并神经系统损伤，其临床表现多样，有更高的重症和死亡风险，需引起关注。

参考文献

[1] Pleasure SJ，Green AJ，Josephson SA，et al. The spectrum of neurologic disease in the severe acute respiratory syndrome coronavirus 2 pandemic infection：neurologists move to the frontlines. JAMA Neurology，2020，77（6）：679-680.

[2] Mao L，Jin H，Wang M，et al. Neurologic Manifestations of Hospitalized Patients With Coronavirus Disease 2019 in Wuhan，China. JAMA Neurology，

2020，77（6）：683-690.

［3］Chen T，Wu D，Chen H，et al. Clinical characteristics of 113 deceased patients with coronavirus disease 2019：retrospective study. BMJ，2020，368：m1091.

［4］Phua J，Weng L，Ling L，et al. Intensive care management of coronavirus disease 2019（COVID-19）：challenges and recommendations. Lancet Respir Med，2020，8（5）：506-517.

［5］Pan Xiang，Xinmin Xu，Lili Gao，et al.First case of 2019 novel coronavirus disease with encephalitis.ChinaXiv.T202003.00015.

［6］Maomao Wang，Ting Li，Fan Qiao，et al. Coronavirus disease 2019 associated with aggressive neurological and mental abnormalities confirmed based on cerebrospinal fluid antibodies：A case report. Medicine，2020，99（36）：e21428.

（姜美娟　李务荣）

50. 急性缺血性卒中是最常见的新冠肺炎相关脑血管事件

自新冠肺炎发生以来，多篇文献报道了新冠肺炎合并急性脑血管事件，而急性缺血性卒中比出血性卒中更为常见[1-2]。

武汉学者对 214 例新冠肺炎患者的分析发现[1]，6 例患者发生了急性脑血管事件，其中 5 例患者为缺血性卒中，1 例为出血性卒中。英国学者研究发现[2]，合并神经系统并发症的 125 例新冠肺炎患者中，57 例表现为缺血性卒中，12 例表现为出血性卒中。

新冠肺炎患者中老年人占大多数，这些患者常常合并脑血管疾病危险因素，如高血压、肥胖和（或）糖尿病等，部分患者或是已存在脑血管狭窄。2019-nCoV 感染可导致血管内皮病变、凝血酶生成及 D-二聚体异常增高，这些病变基础可导致动脉或静脉血栓[3-4]。另外，2019-nCoV 感染诱发的心律失常、脱水、败血症等亦是缺血性脑卒中的病因[5]。

新冠肺炎合并缺血性卒中患者的主要症状有运动障碍、言语障碍及感觉障碍[3-4]，最常受累的血管为大脑中动脉，这和非新冠肺炎的缺血性卒中患者无差别[3]。在疾病严重程度及预后上，Ntaios G 等研究表明，与非 2019-nCoV 感染缺血性卒中相比，2019-nCoV 感染相关缺血性脑卒中患者致残风险及死亡风险更高[3]。Yaghi S 等研究发现，2019-nCoV 感染的患者更易发生隐源性卒中，这可能和患者获得性高凝状态有关[5]。

重症新冠肺炎患者更易发生缺血性脑卒中，而脑卒中的发生可能会进一步加重这些患者预后，部分患者死于脑卒中。治疗的关键在于防止轻症患者进展为重症[6]。

新冠肺炎患者出现急性缺血性卒中表现，应由有经验的神经内科医师和感染科医师共同参与救治，根据可能的病因给予治疗。对于合并高凝倾向的患者（D- 二聚体异常增高），有学者建议在权衡颅内出血风险的情况下，给予低分子肝素抗凝治疗[6]，但抗凝治疗能否降低缺血性卒中的发生风险还需要进一步研究。

参考文献

[1] Mao L，Jin H，Wang M，et al. Neurologic Manifestations of Hospitalized Patients With Coronavirus Disease 2019 in Wuhan，China. JAMA Neurology，2020，77（6）：683-690.

[2] Varatharaj A，Thomas N，Ellul MA，et al. Neurological and neuropsychiatric complications of COVID-19 in 153 patients：a UK-wide surveillance study. Lancet Psychiatry，2020，7（10）：875-882.

[3] Ntaios G，Michel P，Georgiopoulos G，et al. Characteristics and Outcomes in Patients With COVID-19 and Acute Ischemic Stroke：The Global COVID-19 Stroke Registry. Stroke，2020，51（9）：e254-e258.

[4] Beyrouti R，Adams ME，Benjamin L，et al. Characteristics of ischaemic stroke associated with COVID-19. J Neurol Neurosurg Psychiatry，2020，91（8）：889-891.

[5] Yaghi S，Ishida K，Torres J，et al. SARS-CoV-2 and Stroke in a New York Healthcare System. Stroke，2020，51（7）：2002-2011.

[6] Yifan Zhou，Wei Li，David Wang，et al. Clinical time course of COVID-19，its neurological manifestation and some thoughts on its management. Stroke and vascular neurology，2020，5（2）：177-179.

（李务荣　姜美娟）

51. 新冠肺炎患者可有脑电图异常

脑电图是通过电极信号记录下来的脑细胞群的自发性、节律性电活动，可反映大脑的功能状态。对新冠肺炎患者进行脑电图检查的系统分析中发现，有超过一半的患者结果正常[1]。但另外一些研究结果显示，新冠肺炎患者的脑电图可表现为异常癫痫样放电或慢波活动[2-3]。

Louis 等选择 22 位重症新冠肺炎患者进行脑电图监测[2]，其中19 位进行至少 24 小时的长程脑电图，3 位进行 1 小时内的常规脑电图，重点评估了脑电图结果、抗癫痫药物、出院倾向和生存率。研究结果表明：5 位患者的脑电图表现出明显的癫痫样异常，但其中只有 2 位之前有过癫痫病史，其他患者没有癫痫史，且经过 CT 或MRI 检查后也未见影像学异常。

2020 年 3 月，法国洛林大学的研究团队对 26 位新冠肺炎感染者进行脑电图检查[3]，结果发现有 5 位患者的脑电图表现出高振幅额叶单态的 δ 波周期性放电，但并非癫痫活动。19 位患者的 EEG表现为弥漫性、非特异性 θ 波和 α 波活动，其中一些包括弥漫性δ 波活动，无局灶性或周期性特征。2 位患者的脑电图与死亡患者的脑电图非常接近。脑电图显示的背景减慢和 θ 活动，可能与睡眠、昏迷或缺氧等中枢神经系统损害有关。与偶发性的肌阵挛肌肉活动相关的单态双相高振幅 δ 波的出现也可能预示着与缺氧、麻醉有关的脑损伤，或是新冠肺炎的直接作用。

当新冠肺炎患者出现不明原因的意识障碍、混乱或精神状态改变、觉醒障碍和异常的阵发性运动（肌阵挛）时，脑电图可作为辅助诊断的一部分，以协助明确病因。

参考文献

[1] Ana-Maria Petrescu, Delphine Taussig, Viviane Bouilleret. Electroencephalogram（EEG）in COVID-19：A systematic retrospective study. Clinical neurophysiology, 2020, 50（3）: 155-165.

[2] Shreya Louis, Andrew Dhawan, Christopher Newey, et al. Continuous Electroencephalography（cEEG）Characteristics and Acute Symptomatic

Seizures in COVID-19 Patients. Clin Neurophysiol，2020，131（11）：2651-2656.

[3] Hervé Vespignani，Damien Colas，Bruce S Lavin，et al. Report on Electroencephalographic Findings in Critically　Ⅲ Patients with COVID-19. Annals of neurology，2020，10.1002/ana.25814.

（姜美娟　李务荣）

52. 2019-nCoV 感染后可发生吉兰–巴雷综合征

吉兰–巴雷综合征（Guillain-Barré syndrome，GBS）是一种相对少见的累及周围神经和神经根的免疫介导性疾病。临床特征是急性起病，临床症状多在 2 周左右达到高峰，表现为四肢无力，轻度或中度感觉障碍，有时累及颅神经，常由感染诱发[1]。因此，在传染病流行期间，GBS 的发病率可能会增加，如 H1N1 病毒、猪流感病毒、寨卡病毒以及冠状病毒，包括 MERS-CoV 和 SARS-CoV[2]。自新冠肺炎暴发以来，陆续有文献报道与新冠肺炎感染相关的 GBS 患者[3-9]。

2019-nCoV 感染后发生 GBS 的发病率尚待进一步研究。据意大利学者在《新英格兰杂志》的报道[5]，从 2020 年 2 月 28 日至 3 月 21 日，意大利北部三家医院共收治了 5 例与 2019-nCoV 感染相关的 GBS 患者，在此期间，估计有 1000 ～ 1200 名新冠肺炎患者在这些医院被收治。这 5 例患者均接受了静脉注射用丙种球蛋白（IVIG）治疗，1 例接受了血浆置换治疗。治疗 4 周后，2 例患者仍在 ICU 接受机械通气治疗，2 例患者接受肢体康复训练，仅 1 例患者出院，能够独立行走。

2019-nCoV 感染诱发的 GBS 可表现为急性炎性脱髓鞘性多发性神经病（AIDP）、急性运动轴索性神经病和以急性眼肌麻痹、步态共济失调和腱反射减弱为特征的 Miller-Fisher 综合征（MFS）等[3-9]。

目前的报道显示，2019-nCoV 感染诱发的 GBS 患者脑脊液 2019-nCoV 检测结果均为阴性[5,7-8]。这些患者 GBS 的诊断依赖于脑脊液蛋白–细胞分离现象，以及神经电生理检查结果[3-9]。血清和脑脊液神经节苷脂抗体阳性有助于 GBS 的诊断，但结果阴性不能排除诊断。Toscano G 等对 2 例患者进行了神经节苷脂抗体的检测，结果均为阴性[5]。Gutiérrez-Ortiz C 等发现 1 例 MFS 患者 GD1b 神经节苷脂抗体为阳性[8]。

GBS 相关的呼吸肌无力会导致患者呼吸功能恶化。在临床上，如果患者胸部 CT 检查结果与呼吸功能衰竭严重程度不相称，需考虑 GBS 对呼吸功能的影响。

参考文献

［1］Yuki N，Hartung HP. Guillain-Barré Syndrome. N Engl J Med，2012，366（24）：2294-2304.

［2］Dalakas MC. Guillain-Barré syndrome：The first documented COVID-19-triggered autoimmune neurologic disease：More to come with myositis in the offing. Neurol Neuroimmunol Neuroinflamm，2020，7（5）：e781.

［3］Sedaghat Z，Karimi N. Guillain Barre syndrome associated with COVID-19 infection：A case report. J Clin Neurosci，2020，76：233-235.

［4］Virani A，Rabold E，Hanson T，et al. Guillain-Barré Syndrome associated with SARS-CoV-2 infection. Neurologia，2020，35（4）：268-269.

［5］Toscano G，Palmerini F，Ravaglia S，et al. Guillain-Barré Syndrome Associated with SARS-CoV-2. N Engl J Med，2020，382（26）：2574-2576.

［6］Zhao H，Shen D，Zhou H，et al. Guillain-Barré syndrome associated with SARS-CoV-2 infection：causality or coincidence？ Lancet Neurol，2020，19：383-384.

［7］Alberti P，Beretta S，Piatti M et al. Guillain-Barré syndrome related to COVID-19 infection. Neurol Neuroimmunol Neuroinflamm，2020，7：e741.

［8］Gutiérrez-Ortiz C，Méndez A，Rodrigo-Rey S，et al. Miller Fisher Syndrome and polyneuritis cranialis in COVID-19. Neurology Epub，2020，95（5）：e601-e605.

［9］Bigaut K，Mallaret M，Baloglu S，et al. Guillain-Barré syndrome related to SARS-CoV-2 infection. Neurol Neuroimmunol Neuroinflamm，2020，7（5）：e785.

（李务荣　姜美娟）

53. 新冠肺炎患者可能出现精神心理问题

截至目前，尚未获得新冠肺炎确诊患者及疑似患者的精神健康问题及精神障碍发病率的流行病学数据[1]。然而，确诊或疑似患者可能会经历害怕感染病毒的后果，那些被隔离的患者可能会感到厌倦、孤独和愤怒。此外，感染的症状如发热、憋气、咳嗽、呼吸困难，治疗的副作用如激素所引起的失眠，可能会加剧焦虑和精神紧张。

武汉学者研究发现[2]，新冠肺炎患者可能出现抑郁、焦虑、惊恐发作、精神运动性兴奋，严重者出现幻觉、妄想等精神病性症状及谵妄。另外，Lancet 报道，新冠肺炎患者后期可能会导致创伤后应激障碍[3]。我国学者认为[4]，新冠肺炎疫情是一次突发的公共卫生危机事件，不仅威胁患者的身体健康，也给患者带来心理冲击，引起相应心理行为问题。

2020 年 1 月 26 日，国家下发《新型冠状病毒感染的肺炎疫情紧急心理危机干预指导原则》，及时了解确诊或疑似患者的心理健康状态，及时识别高危人群，避免极端事件的发生，如自杀、冲动行为等。针对确诊或疑似患者，我们可以采取以下方法[1]：①建立由精神科医生、精神科护士、临床心理师及其他心理工作者组成的心理危机干预小组，向患者提供心理健康支持。②及时准确地向患者或疑似患者提供关于疫情的相关信息，以便缓解他们的不确定性和恐惧感。治疗计划、化验结果、疾病状况也应及时提供给患者及家属。③利用电子设备或应用程序如智能手机或微信，向患者及家属提供心理咨询。鼓励患者通过安全的途径如打电话、发微信来与家人沟通，以便减少隔离。④患者应当定期接受心理健康工作者的抑郁、焦虑、自杀等临床筛查。对于出现严重精神障碍的患者，应当及时提供精神治疗。⑤对于出现严重精神障碍的患者，如果使用精神科药物，应当遵循最小副作用的药物治疗原则，避免与其他药物相互作用。

参考文献

[1] Xiang Y，Yang Y，Li W，et al. Timely mental health care for the 2019 novel

coronavirus outbreak is urgently needed. Lancet Psychiatry，2020，7（3）：228-229.

［2］Fu W，Wang C，Zou L，et al. Psychological health，sleep quality，and coping styles to stress facing the COVID-19 in Wuhan，China.Transl Psychiatry，2020，10（1）：225.

［3］Bao Y，Sun Y，Meng S，et al. 2019-nCoV epidemic：address mental health care to empower society.Lancet，2020，395（10224）：e37-e38.

［4］Li D，Gang Z. Psychological interventions for people a ected by the COVID-19 epidemic.Lancet Psychiatry，2020，7（4）：300-302.

（张志洋　徐艳利）

54. 新冠肺炎患者可有多种皮肤表现

新冠肺炎的皮肤表现首次由意大利伦巴第市 Recalcati 等报道，在前 2 周无药物接触史、确诊新冠肺炎的住院患者中，20.4% 出现新发皮肤表现[1]。

此后，诸多研究报告了新冠肺炎的皮肤表现主要好发于躯干和四肢[2]。在新冠肺炎早期皮肤表现中，红斑丘疹是最常见的表现（36.4%），其次是丘疱疹（34.7%），血管病变（15.3%），包括瘀点、瘀斑、紫癜、冻疮外观与雷诺现象、樱桃状血管瘤及肢端紫红色丘疹、荨麻疹（9.7%）。此外，还可以表现为水痘样疹甚至鳞屑性皮疹等。重型或晚期病例中最突出的现象是所谓的"COVID 趾"[3]，即冻疮样病变，好发于肢端，皮损最初为淡红色斑丘疹，类似于冻疮。1 周左右，皮损颜色逐渐加深变为紫色并变扁平，可自行缓解，患指（趾）无雷诺现象。这些病变可能疼痛，有时发痒，有时无症状，可能是 2019-nCoV 感染的唯一症状或晚期表现[4]。还有报道口腔溃疡，伴有牙龈炎和水疱。

皮肤病变发生的时间因人而异，从确诊前 3 天到确诊后 13 天不等。在检查病例中，12.5% 的患者在诊断或出现新冠肺炎症状时出现皮肤病变，69.4% 的患者在出现呼吸道症状或新冠肺炎诊断后出现病变。大部分患者在出现呼吸症状或确诊后出现皮肤病变，绝大部分患者在 7 天内出现皮肤表现，极少数患者在 7 天后出现皮肤表现，所有皮疹均可自行消退，消退期为 7～10 天[5]（图 4-3 至图 4-5）。

五项研究报告了 23 例患者中新冠肺炎与皮肤病变严重程度之间的可能关联[5]，在 21 名患者（91.3%）中，新冠肺炎的严重程度与皮

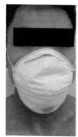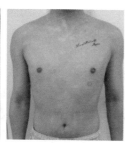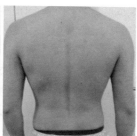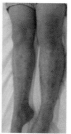

图 4-3 新冠肺炎患者确诊前与发热表现一致的全身的荨麻疹样皮疹

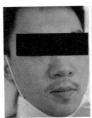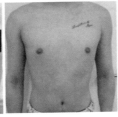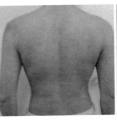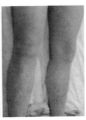

图 4-4 新冠肺炎患者体温下降中，全身荨麻疹样皮疹较前好转

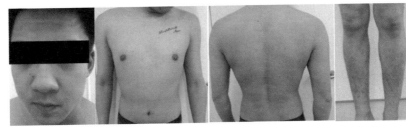

图 4-5 新冠肺炎患者体温恢复正常，全身荨麻疹样皮疹全部消退

肤病变的严重程度相关性不大。然而，在 Mahé[6] 和 Estébanez[7] 的研究中，有 2 例患者（8.7%）新冠肺炎和皮肤病变严重程度存在相关性。大多数研究报告称新冠肺炎严重程度与皮肤病变之间无相关性，有一部分原因是，在治疗重症新冠肺炎患者时，皮肤病可能未得到细致的调查。皮肤科医生在治疗新冠肺炎患者中的作用可能会被忽略[8]。

皮肤表现在诊断各种传染病中都起到重要作用，如中毒性休克综合征、脑膜炎球菌病、立克次体病、麻疹和猩红热[9]。由于新冠肺炎在感染后 14 天内可出现无症状感染，皮肤表现可作为感染的指标，有助于及时诊断。此外，医生对 2019-nCoV 感染相关皮肤表现的认识对于防止疾病误诊至关重要。

新冠肺炎皮肤表现的机制尚不清楚。可以推测，2019-nCoV 感染患者皮肤血管中的病毒颗粒可能导致淋巴细胞性血管炎，血清抗心磷脂抗体可显示为阳性，紫癜样皮疹活检提示血栓性血管病变，所有这些特征均提示继发性微血管病变，继发性微血管病可能与病毒诱导的炎症状态有关[10]。类似于由血液免疫复合物激活细胞因子引起的血栓性动脉炎。

角质形成细胞可能是朗格汉斯细胞活化后的二级靶点，导致一系列不同的临床表现[2,11]。朗格汉斯细胞激活，导致血管扩张和海绵样水肿。进一步的理论表明，类似于网状结构的表现可能是由于来自其他器官的微血栓的形成和积累，从而减少了流向皮肤微血管系统的血流量[11]。同样，低程度的弥散性血管内凝血和低氧相关的静脉丛缺氧的加重，可能进一步解释了这种表现[4]。

此外，Magro 等报道了 C5b-9 和 C4d 沉积以及这些与新冠肺炎 spike 糖蛋白共同的 pauci 炎症血栓性血管病变[12]。目前还不清楚皮肤症状是呼吸相关感染的继发性改变还是皮肤本身的原发性感染。在新冠肺炎个体中发现的皮肤表现更可能是这些机制的结合。

参考文献

［1］Recalcati S. Cutaneous manifestations in COVID-19：a first perspective. J Eur Acad Dermatol Venereol，2020，34（5）：e212-e213.

［2］Gianotti R，Zerbi P，Dodiuk-Gad RP. Clinical and histopathological study of skin dermatoses in patients affected by COVID-19 infection in the Northern part of Italy. J Dermatol Sci，2020，98（2）：141-143.

［3］Landa N，Mendieta-Eckert M，Fonda-Pascual P，et al. Chilblain-like lesions on feet and hands during the COVID-19 Pandemic. Int J Dermatol，2020，59（6）：739-743.

［4］Manalo IF，Smith MK，Cheeley J，et al. A dermatologic manifestation of COVID-19：Transient livedo reticularis. J Am Acad Dermatol，2020，83（2）：700.

［5］Muskaan Sachdeva. Cutaneous manifestations of COVID-19：Report of three cases and a review of literature，Journal of Dermatological Science，2020，98：75-81.

［6］Mahé A，Birckel E，Krieger S，et al. A distinctive skin rash associated with coronavirus disease 2019？. J Eur Acad Dermatol Venereol，2020，34（6）：e246-e247.

［7］Estébanez A，Pérez-Santiago L，Silva E，et al. Cutaneous manifestations in COVID-19：a new contribution. J Eur Acad Dermatol Venereol，2020，34（6）：e250-e251.

［8］Mungmunpuntipantip R，Wiwanitkit V. COVID-19 and Cutaneous manifestations. J Eur Acad Dermatol Venereol，2020，34（6）：e246.

［9］Tsai J，Nagel MA，Gilden D. Skin rash in meningitis and meningoencephalitis. Neurology，2013，80（19）：1808-1811.

［10］Shoskes A，Migdady I，Fernandez A，et al. Cerebral Microhemorrhage and Purpuric Rash in COVID-19：The Case for a Secondary Microangiopathy. J Stroke Cerebrovasc Dis，2020，29（10）：105111.

［11］R. Gianotti. Clinical and histopathological study of skin dermatoses in patients affected by COVID-19 infection in the Northern part of Italy，J Dermatol Sci（2020），https：//doi.org/10.1016/j.jdermsci.2020.04.007.

［12］Magro C，Mulvey JJ，Berlin D，et al. Complement associated microvascular injury and thrombosis in the pathogenesis of severe COVID-19 infection：A report of five cases. Transl Res，2020，220：1-13.

（庞艳华）

55. "无症状感染者" 包括潜伏期感染和隐性感染早期两种情况

2020 年 1 月 28 日制订的《新型冠状病毒感染的肺炎防控方案（第三版）》[1]，对无症状感染者定义为"无临床症状，呼吸道等标本新型冠状病毒病原学检测阳性者"。2020 年 3 月 7 日发布的《新型冠状病毒肺炎防控方案（第六版）》[2]指出，除"呼吸道等标本新型冠状病毒病原学检测阳性"外，"血清特异性 IgM 抗体检测阳性者"也为无症状感染者。

无症状感染者有两种情形：一是经 14 天的隔离医学观察，均无任何可自我感知或可临床识别的症状与体征；二是处于潜伏期的"无症状感染"状态。无症状感染者主要来源于新冠肺炎确诊病例的密切接触者和新冠肺炎病例的传染源追踪过程中可能的暴露人群，因此，人为地将筛查关口前移，会将潜伏期末患者包含在内，故部分无症状感染者会发病，成为确诊病例。

南京学者对 24 例"无症状感染者"进行随访观察研究发现，有 5 例（20.8%）出现症状（发热、咳嗽、乏力等），12 例（50.0%）肺部 CT 出现典型的磨玻璃样改变，余 7 例（29.2%）无症状，CT 也一直正常。所有 24 例中没有重症和死亡病例[3]。深圳市一项关于 55 例"无症状感染者"临床结局的追踪研究显示，55 例都表现出不同程度的临床症状，其中轻型 14 例，普通型 39 例，重型 2 例。而且 16 例（29.1%）在临床症状出现前，胸部 CT 检查提示有新冠肺炎的典型影像学改变[4]。

京都大学传染病流行病学研究团队根据日本钻石公主号邮轮上人群感染时间线和感染人数比例，通过统计建模分析，估计无症状感染者在整个人群的比例为 17.9%（95%CI：15.5% ～ 20.2%）[5]。佐治亚州立大学流行病学 Gerardo Chowell 博士认为如果普通人群中大约 40% 的人可能会被感染而不显出任何症状[6]。流行病学家、世卫组织紧急项目技术主管在简报会上表示，一些模型估计高达 40% 的新冠肺炎病例可能是由无症状感染者传播导致[7]。

目前，尚无经循证医学证据证明有效的抗病毒药物，考虑到药物和副作用以及处在无症状期的感染者即便发病，多数为轻症，不建议对这一人群使用抗病毒药物治疗。

参考文献

［1］中华人民共和国国家卫生健康委员会.国家卫生健康委办公厅关于印发新型冠状病毒感染的肺炎防控方案（第三版）的通知［EB/OL］.http：//www.nhc.gov.cn/xcs/zhengcwj/202001/470b128513fe46f086d79667db9f76a5.shtml，2020-1-28［2020-7-1］.

［2］中华人民共和国国家卫生健康委员会.关于印发新型冠状病毒肺炎诊疗方案（试行第六版）的通知［EB/OL］.http：//www.nhc.gov.cn/yzygj/s7653p/202002/8334a8326dd94d329df351d7da8aefc2.shtml，2020-2-19［2020-7-1］.

［3］Hu Z，Song C，Xu C，et al. Clinical characteristics of 24 asymptomatic infections with COVID-19 screened among close contacts in Nanjing，China. Sci China Life Sci，2020，63（5）：706-711.

［4］Wang Y，Liu Y，Liu L，et al. Clinical Outcomes in 55 Patients With Severe Acute Respiratory Syndrome Coronavirus 2 Who Were Asymptomatic at Hospital Admission in Shenzhen，China. J Infect Dis，2020，221（11）：1770-1774.

［5］Mizumoto K，Kagaya K，Zarebski A，et al. Estimating the asymptomatic proportion of coronavirus disease 2019（COVID-19）cases on board the Diamond Princess cruise ship，Yokohama，Japan，2020. Euro Surveill，2020，25（10）：2000180.

［6］Infected but Feeling Fine：The Unwitting Coronavirus Spreaders［EB/OL］，https：//www.nytimes.com/2020/03/31/health/coronavirus-asymptomatic-transmission.html，2020-03-01［2020-09-01］.

［7］世卫组织改口：40%病例或由无症状患者传播［EB/OL］，http：//canada.haiwainet.cn/n/2020/0610/c3542303-31810305.html，2020-06-10［2020-10-01］.

（宋美华）

56. 2019-nCoV 有二次感染现象

自 2019 年 12 月底暴发新冠肺炎疫情以来，截至 2020 年 9 月 30 日，全球 COVID-19 确诊病例超过 3300 万，其中超过 100 万人死亡。目前已经成为全球最严重的公共卫生危机。诸多研究发现，尽管抗体水平在确诊后四个月表现稳定[1]，但病毒有存在诸如 D164G 变异，可能首次感染后产生的抗体无法应对新冠病毒的二次感染，所以产生了二次感染的病例。全球目前已经有 9 例新冠肺炎康复者发生二次感染。尽管目前二次感染的患者数量仍为少数，但新冠肺炎患者在经过治疗后仍无法获得持久免疫力，康复患者仍有再次感染可能。

2020 年 8 月 24 日，香港大学医学院 Jane Parry 首次报道了新冠肺炎二次感染病例，该患者是一名 33 岁的男性 IT 工程师，2020 年 3 月感染新冠肺炎，在经过了 3 周的观察治疗，两次核酸复测均为阴性后出院。2020 年 8 月初该男子从西班牙旅行返回香港后行入境检测时再次被确诊，后证明他第二次感染的病毒序列与第一次不同，并非"复阳"[2]。2020 年 8 月 29 日，美国报道了第二例新冠肺炎二次感染病例，该病例为 1 名 25 岁男性患者，他在 3 月 25 日出现症状，4 月 18 日首次确诊，经过自我居家隔离，4 月 27 日症状消失。而后 5 月 9 日和 5 月 26 日病毒核酸检测均为阴性。5 月 31 日患者再次出现症状，6 月 5 日患者以呼吸困难为首发临床表现就医并被收治入院进行呼吸支持治疗。6 月 6 日，患者血清抗体检测结果为阴性。特别的是，对患者两次核酸检测样本进行比较，两次的核酸测序并不相同，第二次感染的严重程度明显强于第一次[3]。

香港患者在第一次感染后 10 天，没有产生抗体，在二次感染后 5 天抗体才逐渐出现，这说明该患者在第一次感染中可能没有获得有效的体液免疫；这种情况有可能与感染的程度及暴露的病毒量有关，也与患者自身的免疫功能有关。许多患者存在先天性体液免疫缺陷的情况，最常见的一类相关疾病被称为体液免疫缺陷、常见变异型免疫缺陷病，这些患者（或前驱期患者）B 细胞功能减退，非常容易发生呼吸道病原体二次感染。第二例美国患者在二次感染确诊后第二天抗体检测呈现阳性，因为抗体产生往往需要3周以上时间，这说明患者在初发感染后就产生了抗体，但该抗体是否有抗病毒的中和活性不得而知。该患者在经过二次重复感染后病情加重，可能与病毒毒株、暴露的病毒量、自身免疫情况，也可能与抗体的形成保护力弱有关，还可能与抗体依赖的感染增强效应（antibody-dependent enhancement，ADE）相关[4-5]。不管是哪种原因，都使得这位重复感染的美国患者病情加重，逐渐发展为重症的COVID-19。

除了上述两例二次感染外，印度还发现了两例无症状的二次重复感染。2019-nCoV 冠状病毒最特殊的一点，就是它可以发生无症状传播，无症状传播被认为是该病毒得以在如此短时间内造成如此大规模流行的关键原因。哈佛大学公共卫生学院研究者根据病毒、环境和免疫因素等综合指标，分析推测出新冠病毒感染的走势。在他们的预测模型中，即使在最乐观、也是目前看最可能的情况下，即"疫苗有效、对新冠病毒的免疫力持续2年，且与另外两种人类冠状病毒有轻度（30%）交叉免疫"，在应用疫苗后，仍可能在2024年再次暴发新冠病毒感染[6]。这意味着未来仍有患者会发生二次感染，甚至新冠肺炎疫情会再次暴发。张文宏指出，"再感染"关乎免疫的持久性，也关乎未来疫苗保护的时间和重复接种疫苗的间歇时间。因此，我们现在要积极汇集二次重复感染病例，寻找免疫学和病毒学的相关性，以判断患者二次重复感染的可能性以及寻找适合此类患者的治疗方法。

参考文献

［1］Gudbjartsson DF，Norddahl GL，Melsted P，et al. Humoral Immune Response to SARS-CoV-2 in Iceland［published online ahead of print，2020 Sep 1］. N Engl J Med，2020，NEJMoa2026116.

［2］Parry J. Covid-19：Hong Kong scientists report first confirmed case of reinfection. BMJ，2020，370：m3340.

［3］Tillett RL，Sevinsky JR，Hartley PD，et al. Genomic evidence for reinfection with SARS-CoV-2：a case study. Lancet Infect Dis，2020，S1473-3099（20）：30764-30767.

［4］Tetro JA. Is COVID-19 receiving ADE from other coronaviruses？ Microbes Infect，2020，22（2）：72-73.

［5］Li H，Liu L，Zhang D，et al. SARS-CoV-2 and viral sepsis：observations and hypotheses. Lancet，2020，395（10235）：1517-1520.

［6］Kissler SM，Tedijanto C，Goldstein E，et al. Projecting the transmission dynamics of SARS-CoV-2 through the postpandemic period. Science，2020，368（6493）：860-868.

（张榕凌）

57. 新冠肺炎患者细胞免疫功能恢复阶段应警惕继发感染

新冠肺炎患者的 T 淋巴细胞、B 淋巴细胞和 NK 淋巴细胞减少是一个常见的特征，尤其是重症患者，可导致患者出现暂时的细胞免疫功能下降，免疫功能完全恢复可能需要较长时间，期间容易出现继发感染。

继发感染是导致新冠肺炎病情加重的重要因素，尤其是危重型患者更容易出现细菌感染[1-3]，在住院期间发生的院内感染多可被及时发现并治疗。然而研究发现即使病情稳定甚至出院后，仍可以出现继发感染导致病情反复甚至威胁生命。Merin Jose 等报道过一例 61 岁无基础疾病的男性新冠肺炎患者，病情稳定出院后，因继发细菌感染再次入院，最终因脓毒症死亡[4]。随访北京地坛医院新冠肺炎患者，也发现其中 4 例在病程恢复阶段（病程第 3 ～ 5 周）再次出现发热、肺炎加重等情况，经检查发现 3 例为继发细菌感染，1 例继发肺炎支原体感染。原因考虑可能与本阶段免疫功能未完全恢复有关，大量研究显示新型冠状病毒感染后，$CD4^+$ T 细胞、$CD8^+$ T 细胞在病程 7 天左右开始急剧减少[5-7]，直至病程的 25 天左右逐渐恢复正常水平[7]，SARS-CoV 相关研究也显示，患者 $CD4^+$ T 细胞和 $CD8^+$ T 细胞数量在病程的 4 ～ 5 周以后才能恢复[8]，导致暂时的细胞免疫功能下降。

因此，新型冠状病毒肺炎患者病情稳定后，仍应注意休息提高免疫力至病程 6 周以后，避免继发细菌感染，如果出现咳嗽加重、发热等症状应及时就诊。

参考文献

[1] Huang C，Wang Y，Li X，et al. Clinical features of patients infected with 2019 novel coronavirus in Wuhan，China. The Lancet，2020，395（10223）：497-506.

[2] Guan WJ，Ni ZY，Hu Y，et al. Clinical characteristics of 2019 novel coronavirus infection in China.N Engl J Med，2020，382（18）：1708-1720.

[3] Fei Zhou，Ting Yu，Ronghui Du，et al. Clinical Course and Risk Factors

for Mortality of Adult Inpatients With COVID-19 in Wuhan，China：A Retrospective Cohort Study.Lancet，2020，395（10229）：1054-1062.

［4］Jose M，Desai K. Fatal Superimposed Bacterial Sepsis in a Healthy Coronavirus（COVID-19）Patient. Cureus，2020，12（5）：e8350.

［5］Qin C，Zhou L，Hu Z，et al. Dysregulation of Immune Response in Patients With Coronavirus 2019（COVID-19）in Wuhan，China. Clin Infect Dis，2020，71（15）：762-768.

［6］Tan M，Liu Y，Zhou R，et al. Immunopathological characteristics of coronavirus disease 2019 cases in Guangzhou，China. Immunology，2020，160（3）：261-268.

［7］Wang F，Nie J，Wang H，et al. Characteristics of Peripheral Lymphocyte Subset Alteration in COVID-19 Pneumonia. J Infect Dis，2020，221（11）：1762-1769.

［8］He Z，Zhao C，Dong Q，et al. Effects of severe acute respiratory syndrome（SARS）coronavirus infection on peripheral blood lymphocytes and their subsets. Int J Infect Dis，2005，9（6）：323-330.

（王爱彬）

第五章　观察监测指标

58. 呼吸频率（RR）是判断病情轻重的重要指标之一

呼吸频率（respiratory rate，RR）的改变是机体对缺氧状态的直接反应，可以作为预测病情变化的指标之一。

2019-nCoV 感染后主要破坏了支气管及肺泡中的上皮-内皮屏障，造成肺泡-毛细血管氧传递功能障碍和氧扩散能力受损，可出现缺氧、呼吸困难等临床表现[1]。呼吸频率的改变是呼吸困难的直接体现，也是判断病情轻重的重要指标之一[2]。

Tian S 等学者总结了 262 例北京新冠肺炎患者的临床特征。在 262 例患者中，重症病例 46 例（17.6%），普通病例 216 例（82.4%），发病时最常见的症状是发热（82.1%）、咳嗽（45.8%）、疲劳（26.3%）、呼吸困难（6.9%）和头痛（6.5%），其中 46 例重型患者大部分具有明显的呼吸困难及呼吸频率的改变[3]。《新型冠状病毒肺炎诊疗方案（试行第八版）》[4]中，将呼吸频率≥30 次/分，作为成人重型病例的确诊依据之一，将呼吸频率的增快作为儿童重型、危重型病例的临床预警指标之一。新冠肺炎可以在发病 1 周后出现胸闷、呼吸困难、呼吸窘迫，部分患者快速进展为急性呼吸窘迫综合征和感染性休克，甚至死亡，因此早期诊断、及早治疗十分重要。中国研究型医院学会危重医学专业委员会制定的临床指南，不仅将呼吸频率增快作为划分重型与普通型的依据，更是将呼吸频率≥30 次/分，作为氧疗及呼吸支持的治疗指征之一[5]。

呼吸频率的测定对评估通气是否充分非常重要，也是评估重症患者的重要指标之一[2]。12 次/分≤RR≤20 次/分是其正常范围，若 20 次/分＜RR＜30 次/分，为呼吸增快，需警惕病例有向重型转化的倾向，若 RR≥30 次/分，则符合重型病例的分型标准，需要积极氧疗。识别呼吸频率的异常改变，有助于早期发现患者的病情变化。

参考文献

［1］Wiersinga WJ，Rhodes A，Cheng AC，et al. Pathophysiology，Transmission，Diagnosis，and Treatment of Coronavirus Disease 2019（COVID-19）：A Review［published online ahead of print，2020 Jul 10］. JAMA. 2020；10.1001/jama.2020.12839.

［2］陈灏珠，林果为，王吉耀，等. 实用内科学. 北京：人民卫生出版社，2017：1145.

［3］Tian S，Hu N，Lou J，et al. Characteristics of COVID-19 infection in Beijing. J Infect. 2020；80（4）：401-406. doi：10.1016/j.jinf.2020.02.018.

［4］国家卫生健康委办公厅. 新型冠状病毒肺炎诊疗方案（试行第八版）［EB/OL］. http：//www.nhc.gov.cn/xcs/zhengcwj/202008/0a7bdf12bd4b46e5bd28ca7f9a7f5e5a.shtml，2020-08-19［2020-09-03］.

［5］中国研究型医院学会危重医学专业委员会，中国研究型医院学会危重医学专委会青年委员会. 重型和危重型新型冠状病毒肺炎诊断和治疗专家共识（修订版）. 中华危重病急救医学，2020，32（2020-05-11）. http：//rs.yiigle.com/yufabiao/1182606.htm. DOI：10.3760/cma.j.cn121430-20200218-00001.

（温博　徐艳利）

59. 监测指氧饱和度（SpO$_2$）是判断临床分型的有效方法

血氧饱和度是指血液中氧合血红蛋白的容量占全部可结合的血红蛋白容量的百分比，可以简单理解为血液中血氧的浓度。血氧饱和度是监测呼吸循环功能的重要指标。动脉血氧饱和度正常值在98%，静脉正常值在75%。

低氧血症是指血液中含氧不足，动脉血氧分压（PaO$_2$）低于同龄人的正常下限，主要表现为血氧分压与血氧饱和度下降。成人正常动脉血氧分压（PaO$_2$）为 83 ~ 108 mmHg。引起低氧血症的常见原因有：①吸入氧分压过低；②肺泡通气不足；③弥散功能障碍；④肺泡通气 / 血流比例失调；⑤右向左分流。如中枢神经系统疾患、支气管、肺病变等引起通气和（或）换气功能障碍都可导致缺氧的发生。因低氧血症程度、发生的速度和持续时间不同，对机体影响亦不同。低氧血症是呼吸科常见危重症之一，也是呼吸衰竭的重要临床表现之一。低氧对人体中枢神经系统、循环系统、肝、肾损伤很大。严重低氧会导致心动过缓、期前收缩、心室颤动甚至心脏停搏。

临床工作中可利用无创伤的血氧仪持续监测手指部位的动脉血氧饱和度，来替代有创的动脉血氧检测，其数值一定程度上可反映动脉血氧分压与血氧饱和度。

新冠肺炎重型患者多在发病 1 周后出现低氧血症和（或）呼吸困难，严重者可快速进展为急性呼吸窘迫综合征、脓毒症休克、难以纠正的代谢性酸中毒和出凝血功能障碍及多器官功能衰竭。指氧饱和度测定早期检测新冠肺炎患者"无症状低氧血症"的危险信号[1]，也有国家地区将其作为远程监测指标[2]。① SpO$_2$ ≥ 95%，正常。② 93% < SpO$_2$ < 95%，合并低氧血症，警惕重型倾向。③ SpO$_2$ ≤ 93%，符合重型标准[3]。

参考文献

[1] Jouffroy R，Jost D，Prunet B. Prehospital pulse oximetry：a red flag for early detection of silent hypoxemia in COVID-19 patients. Crit Care，2020，24（1）：313.

［2］O'Carroll O，Maccann R，O'Reilly A，et al. Remote Monitoring of Oxygen Saturation in Individuals with COVID-19 Pneumonia. Eur Respir J，2020.

［3］国家卫生健康委办公厅 . 新型冠状病毒肺炎诊疗方案（试行第八版）［EB/ OL］. http：//www.nhc.gov.cn/xcs/zhengcwj/202008/0a7bdf12bd4b46e5bd28ca 7f9a7f5e5a.shtml，2020-08-19［2020-09-03］.

（周苗子　徐艳利）

60. 脉搏 / 心率、血压是判断病情的重要参考指标

一、监测脉搏 / 心率

正常成人心率 / 脉搏在 60 ～ 100 次 / 分，一般体温每升高 1℃，心率 / 脉搏可增加 12 ～ 18 次 / 分，应每日定时测量脉搏 / 心率，观察脉搏 / 心率是否和体温波动相一致，警惕感染加重或心血管事件的发生。

国内多个专家团队研究认为，窦性心动过速是新冠肺炎患者心肌损伤的首发症状，也是最常见的心律失常类型，特别是重症患者[1-5]。葛均波团队研究认为，室性心动过速和房室传导阻滞不常见，但它们可作为疾病恶化的警示，但此方面的文献数据有限，仍需要大量临床试验证实。在危重型新冠肺炎患者中，心房颤动罕见[1]。

疾病管理过程中心率与心律的监测非常重要，能早期发现心律失常，及时查找原因并进行相应处理，必要时请专科医师会诊。

二、监测血压

《中国高血压防治指南（2018 修订版）》指出，正常成人血压范围：90 mmHg ≤收缩压＜ 140 mmHg、60 mmHg ≤舒张压＜ 90 mmHg。

刘景院等研究认为，高血压者具有高龄、基础疾病多、免疫功能低下等特点，在合并新冠肺炎感染后极易发展为重型，病死率高[6-7]。新冠肺炎感染亦可通过发热、低氧、不恰当的免疫-炎症反应及休克等病理生理状态影响新冠肺炎感染合并高血压患者的预后。发热是新冠肺炎感染的最主要症状，发热后轻症表现为心率加快、心肌耗氧量增加、心排血量降低，可诱发心力衰竭、心律失常、心肌缺血症状加重，尤其对高血压性心脏病患者，使处于代偿状态下的心功能急剧恶化，加速循环衰竭。

葛均波团队研究认为，低血压的主要原因是严重感染引起的感染性休克。其他可逆原因包括摄入不足、发热和出汗，导致低血容量和电解质失衡。低血压是危重状态和不良预后的独立危险因素，

因此在住院期间应密切监测血压，并进一步关注那些正在发展的低血压状况[1]。

因此，血压异常应及时查明原因并予相应处理，必要时请专科医师会诊。

参考文献

［1］Chen Q，Xu L，Dai Y，et al. Cardiovascular manifestations in severe and critical patients with COVID-19. Clin Cardiol，2020，43（7）：796-802.

［2］Kang Y，Chen T，Mui D，et al. Cardiovascular manifestations and treatment considerations in COVID-19. Heart，2020；heartjnl-2020-317056. doi：10.1136/heartjnl-2020-317056.

［3］Wang D，Hu B，Hu C，et al. Clinical characteristics of 138 hospitalized patients with 2019 novel coronavirus-infected pneumonia in Wuhan，China. JAMA，2020，323：1061-1069.

［4］Guo T，Fan Y，Chen M，et al. Cardiovascular implications of fatal outcomes of patients with coronavirus disease 2019（COVID-19）. JAMA Cardiol 2020.

［5］Liu K，Fang Y-Y，Deng Y，et al. Clinical characteristics of novel coronavirus cases in tertiary hospitals in Hubei Province. Chin Med J，2020：133.

［6］刘景院. 危重型新型冠状病毒肺炎的诊疗进展. 首都医科大学学报，2020，41（3）：321-327.

［7］中国疾病预防控制中心新型冠状病毒肺炎应急响应机制流行病学组. 新型冠状病毒肺炎流行病学特征分析. 中华流行病学杂志，2020，41（2）：145-151.

（吴海玲　徐艳利）

61. 热程及体温高峰可作为判断病情轻重的重要指标之一

新冠肺炎患者的热程及体温高峰可作为判断病情轻重的重要指标之一，部分患者可出现双峰热，体温恢复正常后仍应密切监测 3 ～ 5 天。

自新冠肺炎疫情发生以来，多篇文献指出：发热是新冠肺炎的重要症状，约半数患者以发热起病，超过 2/3 的患者在病程中出现不同程度的发热，病情的轻重程度与发热持续时间及体温高峰有关，部分患者可表现为双峰热[1-3]。

钟南山院士团队在疫情早期回顾了多个中心的 1099 例新冠肺炎患者，其中 43.1% 患者以发热起病，87.9% 患者病程中有发热症状，其中 59.2% 的患者表现为高热（体温大于 38.0℃）[1]，重型患者出现高热的比例大于非重型患者（57.4% vs. 68.4%）。其他多篇文献也有类似报道[1-4]，其中北京地坛医院关于 130 例新冠肺炎患者的文章报道中，87.7% 出现发热症状，中位体温高峰为 38.5（38 ～ 39）℃，发热持续的中位时间为 8（3 ～ 11）天。文中同时比较了发生 ARDS 与未发生 ARDS 患者的热程 [11（8 ～ 14）天 vs. 6（2 ～ 10）天] 及体温高峰 [39.1（38.8 ～ 39.5）℃ vs. 38.3（38.0 ～ 38.8）℃] 均有统计学差异，并且体温高峰大于 39.1℃ 为发生 ARDS 的独立危险因素（OR = 5.35，95% CI 1.38 ～ 20.76，P = 0.015）[4]。不同体温范围及相应处理如下。

（1）T < 37.3℃，正常范围。

（2）37.3℃≤ T ≤ 38℃，低热，持续观察。

（3）38.1℃≤ T ≤ 39℃，中度发热，密切观察。

（4）39.1℃≤ T ≤ 41℃，高热，积极退热治疗。持续高热，警惕重型可能[3-4]。

（5）T > 41℃，超高热，即刻退热治疗，注意神经、精神症状，警惕重型 / 危重型可能。

因此在新冠肺炎患者的诊疗过程中应加强对体温变化的观察，尤其是在缺少实验室检测条件的情况下对体温的监测尤为重要。

参考文献

［1］Huang C，Wang Y，Li X，et al. Clinical features of patients infected with 2019 novel coronavirus in Wuhan，China. The Lancet，2020，395（10223）：497-506.

［2］Guan WJ，Ni ZY，Hu Y，et al. Clinical Characteristics of Coronavirus Disease 2019 in China. N Engl J Med，2020，382（18）：1708-1720.

［3］Zhou F，Yu T，Du R，et al. Clinical course and risk factors for mortality of adult inpatients with COVID-19 in Wuhan，China：a retrospective cohort study.Lancet，2020，395（10229）：1054-1062.

［4］Wu C，Chen X，Cai Y，et al. Risk Factors Associated With Acute Respiratory Distress Syndrome and Death in Patients With Coronavirus Disease 2019 Pneumonia in Wuhan，China. JAMA Intern Med，2020，180（7）：934-943.

（李宇栋　王爱彬）

62. 氧合指数小于 300 mmHg 需考虑呼吸支持治疗

针对氧合指数为 200 ～ 300 mmHg 的患者，首选经鼻高流量氧疗（high-flow nasal cannula oxygen therapy，HFNC），初始设置流量为 30 ～ 50 L/min，耐受后逐渐上调至 50 ～ 60 L/min，维持血氧饱和度（SpO_2）在 95% ～ 100%，使用 HFNC 后密切观察患者呼吸频率及 SpO_2，结合 ROX 指数多次评估，首次评估在 2 小时之内进行，若呼吸频率下降、SpO_2 上升和 FiO_2 降低，说明患者对 HFNC 治疗反应良好，可以继续应用并密切观察[1]。

如果患者氧合指数为 150 ～ 200 mmHg，建议直接行无创辅助通气（noninvasive positive pressure ventilation，NPPV）治疗，2 小时后评估潮气量（tidal volume，Vt），若 Vt ≤ 9 ml/kg，继续 NPPV 治疗，若 Vt > 12 ml/kg，则停止 NPPV 改为气管插管有创机械通气治疗。若 9 ml/kg ≤ Vt ≤ 12 ml/kg，可于严密观察下使用 NPPV 6 小时，结合动脉血气分析及呼吸频率再次评估，若患者呼吸窘迫未改善，可改为气管插管有创机械通气治疗[2]。意大利伦巴第 ICU1300 例需要呼吸支持的患者中仅有 137 例患者（11%）接受无创辅助通气治疗[3]，考虑到无创辅助通气治疗的局限性，所以仅在轻中度患者中使用，无法插管的患者或者转运需要时也可应用。

氧合指数小于 150 mmHg 是危重型患者气管插管指征，使用 HFNC 及 NPPV 治疗成功率均极低，建议早期主动行气管插管有创机械通气治疗[1,4]。

当患者接受鼻导管或面罩吸氧后呼吸窘迫和（或）低氧血症无法缓解时，可考虑 HFNC 或 NPPV 治疗，氧合指数为新冠肺炎临床病情严重性评估和指导治疗过程中最为常用的指标。

参考文献

[1] 郑瑞强，胡明，李绪言，等 . 重症新型冠状病毒肺炎呼吸治疗流程专家建议 . 中华重症医学电子杂志（网络版），2020，6（01）：15-18.
[2] 张伟，潘纯，宋青 . 危重症新型冠状病毒肺炎肺损伤治疗过程中应关注的

问题.解放军医学杂志,2020,45(3)236-240.

[3] Grasselli G,Zangrillo A,Zanella A,et al. Baseline Characteristics and Outcomes of 1591 Patients Infected with SARS-CoV-2 Admitted to ICUs of the Lombardy Region,Italy.JAMA,323. 10.1001/jama.2020.5394. Published online April 6,2020.

[4] 倪忠,秦浩,李洁,等.新型冠状病毒肺炎患者经鼻高流量氧疗使用管理专家共识.中国呼吸与危重监护杂志,2020,19(02):110-115.

（张晓飞　刘美燕）

63. 脉搏血氧饱和度 / 吸氧浓度与呼吸频率的比值（ROX 指数）可作为预测使用 HFNC 患者转为有创通气的一个简便指标

ROX 指数是脉搏血氧饱和度 / 吸氧浓度与呼吸频率的比值 $[SpO_2/（FiO_2×RR）]$[1]。它是从组间显著不同的呼吸变量中计算出来的，目的是鉴别使用经鼻高流量氧疗（high-flow nasal cannula oxygen therapy，HFNC）治疗成功与否。

Roca O 等的研究证实，在新冠肺炎引起的急性低氧性呼吸衰竭使用 HFNC 治疗 2 小时后 ROX 指数＜ 2.85，6 小时后 ROX 指数＜ 3.47，12 小时后 ROX 指数＜ 3.85，通常考虑 HFNC 治疗无效，应早期插管进行有创机械通气；同时也要参考患者年龄、合并基础疾病等情况[2-4]。例如：对于新冠肺炎进展为 ARDS 合并心功能不全时，建议经 HFNC 治疗 2 小时后，患者血氧饱和度（SpO_2）≤ 93% 伴呼吸频率＞ 30 次 / 分、ROX 指数＜ 2.85 时，转为有创通气[5]。

临床过程中，ROX 指数作为一种预测工具，准确地识别低血氧性急性呼吸衰竭（ARF）肺炎患者使用 HFNC 治疗失败，需要转为机械通气。该公式可以在床边多次计算，并且该公式与氧合指数（PaO_2/FiO_2）相比，呼吸频率被放在计算公式分母上说明它与疾病呈负相关，更加简单直观。通常使用 HFNC 治疗 12 小时后 ROX 指数≥ 4.88 说明 HFNC 治疗成功，一般无需插管；ROX 指数＜ 3.85 提示治疗失败，需要尽快讨论是否插管[2]。

参考文献

［1］Roca O，Messika J，Caralt B，et al. Predicting success of high-flow nasal cannula in pneumonia patients with hypoxemic respiratory failure：The utility of the ROX index. J Crit Care，2016，35：200-205.

［2］Roca O，Caralt B，Messika J，et al. An Index Combining Respiratory Rate and Oxygenation to Predict Outcome of Nasal High-Flow Therapy. Am J Respir Crit Care Med，2019，199（11）：1368-1376.

［3］郑瑞强，胡明，李绪言，等. 重症新型冠状病毒肺炎呼吸治疗流程专家建

议 . 中华重症医学电子杂志，2020，06（2020-02-09）. http：//rs.yiigle.com/
yufabiao/1180124.htm.

［4］张伟，潘纯，宋青 . 危重症新型冠状病毒肺炎肺损伤治疗过程中应关注的
问题 . 解放军医学杂志，2020，45（3）：236-240.

［5］中国医师协会心脏重症专业委员会 . 新型冠状病毒肺炎合并心功能不全诊
治专家建议 . 中华医学杂志，2020，100（17）：1284-1289. DOI：10.3760/
cma.j.cn112137-20200229-00513.

（吴海玲　徐艳利）

第六章　辅助检查

第一节　一般检查

64. 血常规是新冠肺炎常规初诊检查指标

血常规中的多项指标都是一些常用的敏感指标，对机体内许多病理改变都有敏感反映，尤其是中性粒细胞、淋巴细胞、血小板计数是预测新冠肺炎患者重症化和死亡的有效指标。

研究表明在新冠肺炎发病早期，外周血白细胞总数正常或减少，如出现白细胞总数增加，中性粒细胞比例或计数增加需警惕合并细菌感染可能。新冠肺炎患者的病情程度不同，住院期间血小板计数的变化趋势不同，非重型患者在住院晚期血小板计数明显增加，而重型患者血小板计数仍维持于较低水平，提示血小板计数可作为病情发展的指标[1]。

白细胞分类计数中的淋巴细胞计数对诊治新冠肺炎有很大提示意义，外周血淋巴细胞计数降低是新冠肺炎患者的早期临床表现之一，钟南山研究团队发表的《中国 2019 新型冠状病毒的临床特征》[2] 显示，在所有患者中，82.1% 出现淋巴细胞减少症状。这份报告涵盖了全国 31 个省市中 552 家医院的 1099 位新冠肺炎确诊患者的数据，是迄今为止关于新冠肺炎规模最大的一项研究报告。武汉大学中南医院重症医学科主任彭志勇关于新冠肺炎的研究[3]显示大部分患者都出现了淋巴细胞计数下降的情况，但是死亡患者在整个过程中这一情况更为严重，即淋巴细胞下降得更多，起点更低，且更长时间维持在非常低的水平。新型冠状病毒可有针对性地侵袭淋巴细胞，导致细胞凋亡或坏死。是淋巴细胞计数减少的原因。有研究通过多因素分析显示中性粒细胞、淋巴细胞和血小板计数是疾病进展的独立危险因素[4]。

新冠肺炎重型患者可出现进行性淋巴细胞计数降低以及中性粒细胞 / 淋巴细胞比值（neutrophil-to-lymphocyte ratio，NLR）升高更为显著。相对于中性粒细胞或淋巴细胞而言，NLR 更能反映全身炎症反应及严重程度[5]。除此之外重型患者单核细胞、嗜酸性粒细胞、嗜碱性粒细胞比例也较低[4]。

因此在临床工作中监测中性粒细胞、淋巴细胞、血小板计数可能有助于评估新冠肺炎患者的预后。

参考文献

［1］Ding X，Yu Y，Lu B，et al. Dynamic profile and clinical implications of hematological parameters in hospitalized patients with coronavirus disease 2019. Clin Chem Lab Med，2020，58（8）：1365-1371.

［2］Guan WJ，Ni ZY，Hu Y，et al. Clinical Characteristics of Coronavirus Disease 2019 in China. N Engl J Med，2020，382（18）：1708-1720.

［3］Wang D，Hu B，Hu C，et al. Clinical Characteristics of 138 Hospitalized Patients With 2019 Novel Coronavirus-Infected Pneumonia in Wuhan，China. JAMA，2020，323（11）：1061-1069.

［4］Zheng Y，Zhang Y，Chi H，et al. The hemocyte counts as a potential biomarker for predicting disease progression in COVID-19：a retrospective study. Clin Chem Lab Med，2020，58（7）：1106-1115.

［5］Qin C，Zhou L，Hu Z，et al. Dysregulation of Immune Response in Patients With Coronavirus 2019（COVID-19）in Wuhan，China. Clin Infect Dis，2020，71（15）：762-768.

（任书林　崔舒萍）

65. 血清生化检测是监测病情变化的评价指标

2019-nCoV 的主要靶器官是肺，但由于其受体 ACE2 广泛分布，新冠肺炎患者住院期间，可出现肝、肾、心等多种器官受损，故密切检测其生化指标变化有助于评估患者的病情变化。

多个临床观察研究发现，新冠肺炎患者会出现谷丙转氨酶（ALT）、谷草转氨酶（AST）等肝酶水平的异常增高，特别是重型患者的肝酶升高更为明显。对于肝酶升高的机制尚不完全明确，多数学者认为细胞因子风暴综合征（cytokine storm syndrome，CSS）和药物性肝损伤可能是肝酶升高的主要机制。CSS 发生后，不但会导致 SARS 患者肺损伤，还可能会引起肝、肾、心肌等器官组织的损害。SARS-CoV 感染时也常有 ALT、AST 水平升高，病理检测发现患者肝中存在肝细胞肿胀与脂肪变性，肝窦细胞轻度增殖，kupffer 细胞增生与少量淋巴细胞浸润等非特异性炎性改变。虽然新型冠状病毒感染患者的肝损伤可能也与 CSS 有关，但目前尚缺少组织学证据。目前针对新型冠状病毒无特异性药物，根据诊疗方案推荐的抗病毒药物，长期或大剂量服用都对肝功能有不良反应，但是目前也缺乏药物性肝损伤导致肝酶升高的直接证据[1]。

研究发现 116 名非重型患者住院 48 小时内仅 12 人（10.8%）血清肌酐或尿素氮略有增加，8 例（7.2%）患者出现微量蛋白尿[2]。住院期间急性肾损伤（AKI）的平均发病率为 11%，危重型患者发病率最高，达 23%，与高死亡率相关。重型患者在入院时 93% 存在低血钾。肾损伤的主要原因是新型冠状病毒感染直接引起细胞损伤，造成肾素-醛固酮系统失衡[3]。急性心脏损伤是指患者在入院或住院期间出现的高敏感性肌钙蛋白 I 或肌钙蛋白 T 升高，在新冠肺炎患者中很常见，其发生率为 10%～35%。另外乳酸脱氢酶（LDH）水平升高与患者病情进展有关[4]。部分患者易出现血钾、钠、氯低，应注意及时纠正电解质紊乱。血糖升高是重型患者常见的病理现象，研究表明高血糖是危重型患者的独立死亡危险因素之一，对部分合并糖尿病的患者，需监测并调整稳定血糖水平[5]。

参考文献

［1］Guan GW，Gao L，Wang JW，et al. Exploring the mechanism of liver enzyme abnormalities in patients with novel coronavirus-infected pneumonia. Zhonghua Gan Zang Bing Za Zhi，2020，28（2）：100-106.

［2］Wang L，Li X，Chen H，et al. Coronavirus Disease 19 Infection Does Not Result in Acute Kidney Injury：An Analysis of 116 Hospitalized Patients from Wuhan，China. Am J Nephrol，2020，51（5）：343-348. doi：10.1159/000507471.

［3］Gabarre P，Dumas G，Dupont T，et al. Acute kidney injury in critically ill patients with COVID-19. Intensive Care Med，2020，46（7）：1339-1348.

［4］Cremer PC. SARS-CoV-2 and myocardial injury：Few answers，many questions. Cleve Clin J Med，2020，87（9）：521-525. Published 2020 Aug 31.

［5］Guan WJ，Ni ZY，Hu Y，et al. Clinical Characteristics of Coronavirus Disease 2019 in China. N Engl J Med，2020，382（18）：1708-1720. doi：10.1056/NEJMoa2002032.

（崔舒萍）

66. 动脉血气分析在病情判断及呼吸支持治疗中的作用

　　动脉血气分析是通过测定人体血液的 H^+ 浓度和溶解在血液中的气体（主要指 CO_2、O_2），来了解人体呼吸功能与酸碱平衡状态的一种手段，它能直接反映肺通气和换气功能及机体的酸碱平衡状态。

　　新冠肺炎患者需根据病情监测动脉血气分析，尤其是呼吸支持、机械通气的患者需动态监测；该指标是区分轻型、普通型、重型与危重型的关键指标之一。而低氧血症和组织氧合指标恶化也是疾病发展为重型/危重型的早期预警指标[1]。治疗中需重点关注 pH 值、氧分压（PaO_2）、二氧化碳分压（$PaCO_2$）、血氧饱和度（SaO_2），并计算氧合指数［OI，动脉血氧分压/吸氧浓度（FiO_2）］。OI 不同数值范围的解读如下。

　　（1）OI ＞ 300 mmHg，正常。

　　（2）急性肺损伤时（ALI）OI ≤ 300 mmHg，符合重型标准。

　　（3）OI ≤ 200 mmHg，急性呼吸窘迫综合征（ARDS），出现呼吸衰竭，符合危重型标准。

　　肺部 CT 表现对新冠肺炎的诊断及分型有重要作用，但该检查具有放射性，因此需要一种更为方便快捷的检查方式来评估疾病的严重程度及治疗效果。有学者认为，动脉血气测试值可能与 CT 病变的存在和形态学特征相关[2]。血气分析作为临床常用的实验室检查，常用来预测重型感染患者的转归情况，还可用于评价心力衰竭、肾衰竭等患者的预后[3-4]。因此检测血气分析变化情况对合并感染、器官衰竭的重型及危重型患者具有重要意义。

参考文献

[1] 国家卫生健康委办公厅.新型冠状病毒肺炎诊疗方案（试行第八版）［EB/OL］.http://www.nhc.gov.cn/xcs/zhengcwj/202008/0a7bdf12bd4b46e5bd28ca7f9a7f5e5a.shtml，2020-08-19［2020-09-03］.

[2] ShangYalei，XuChuanjun，JiangFengli et al. Clinical characteristics and changes of chest CT features in 307 patients with common COVID-19 pneumonia infected SARS-CoV-2：A multicenter study in Jiangsu，China. Int J

Infect Dis，2020，96：157-162.

［3］ParkJJ. CholDJ，YoonCH，et al. The Prognostic Value of Arterial Blood Gas in High-Risk Acute Heart Failure Patients：An Analysis of Heart Failure（KorHF）Registry. Eur J Heart Fail，2015，17（6）：601-611.

［4］Marcos Vidal JM，Baticon Escudero PM，HigueraMigueiezE，et al. Severe Bleeding form the Radial Artery after Puncture for Blood Gas Analysis in A Patient with Kidney Receiving Antiplatelet Theraphy. Rev Esp Anestesiol Reanim，2008，55（1）：55-56.

（任书林　任兴翔）

67. 乳酸进行性升高提示病情恶化

乳酸（Lac）是体内糖代谢的中间产物，反映的是组织氧合指标，机体缺氧时，组织细胞增强糖酵解获取能量，从而产生乳酸[1]，重型患者缺氧严重，乳酸进行性升高；但需要排除某些药物导致的乳酸升高。建议将乳酸水平升高作为组织灌注不足的标志。乳酸进行性升高，应警惕病情恶化。

作为反映细胞水平氧代谢的指标，血乳酸升高与全身或局部的组织缺氧低灌注、应激、儿茶酚胺血症、肝肾功能损害有关。伴乳酸升高的危重型患者，病情更重、预后更差。应采取积极治疗措施改善微循环，使乳酸在短时间内有效清除，以提高患者生存率。如果患者的初始乳酸水平升高（> 2 mmol/L），应在 2～4 小时内再次测量，将乳酸水平降至正常作为指导复苏的目标；如有低血压或乳酸 ≥ 4 mmol/L，应予 30 ml/kg 快速晶体液静脉补液。液体复苏期间 / 之后如仍有低血压，予升压药维持平均动脉压（MAP）≥ 65 mmHg[2]。

血乳酸值反映了能量代谢的细胞水平与各脏器状态、功能之间的相关性，且在反映危重型患者的病情变化上，血乳酸浓度的测定有重要的价值，因此动态监测血乳酸变化情况，有助于评估患者的病情及预后，尤其对于危重型患者，对治疗也具有一定的指导作用。

参考文献

［1］Goodman JC，Valadka AB，Gopinath SP，et al. Extracellular lactate and glucose alterations in the brian after head injury measured by microdialysis.Crit Care Med，1999，27（9）：2063-2064.
［2］Levy MM，Evans LE，Rhodes A. The Surviving Sepsis Campaign Bundle：2018 update. Intensive Care Med，2018，44（6）：925-928.

（任书林　任兴翔）

68. 重型及危重型新冠肺炎患者可有 D-二聚体升高

在新冠肺炎患者中 D- 二聚体水平升高的患者死亡率是 D- 二聚体水平正常患者的 4 倍[1]，研究显示新冠肺炎患者严重者 D- 二聚体升高，发生肺栓塞和深静脉血栓的可能性增加，D- 二聚体 > 1 mg/L 死亡的可能性大大增加[2]。因此对于一般治疗建议根据病情监测凝血功能。

新冠肺炎早期 D- 二聚体的升高可能与炎症反应有关。D- 二聚体急剧升高并伴有呼吸衰竭表现，往往提示急性炎症反应风暴，反映了病情进展。随着病情的控制，D- 二聚体逐渐下降并恢复正常。

如果患者病情稳定，而 D- 二聚体进行性升高，或者 D- 二聚体在恢复过程中下降又再次升高，若没有原发病进展的证据，应该完善双下肢静脉超声除外下肢深静脉血栓形成（DVT），如果有上肢或上腔静脉置管，应该完善上肢静脉超声检查除外上肢 DVT。在新冠肺炎患者的治疗中，使用中等剂量或正常剂量的抗凝治疗可能可以预防微血管血栓形成，减少相关疾病的发生[3]。

在危重型患者的救治过程中，少数患者会使用 ECMO，适宜的抗凝强度和 ECMO 流量，对于 DVT 有一定的预防作用，在 ECMO 运行期间应注意血栓和出血的平衡，并进行 VTE 的动态监测和管理[4]。

参考文献

[1] Shah S，Shah K，Patel SB，et al. Elevated D-Dimer Levels Are Associated With Increased Risk of Mortality in Coronavirus Disease 2019：A Systematic Review and Meta-Analysis. Cardiol Rev，2020，28（6）：295-302.

[2] Zhang Y，Xiao M，Zhang S，et al. Coagulopathy and antiphospholipid antibodies in patients with COVID-19. N Engl J Med，2020；382：e38.

[3] Tang N，Bai H，Chen X，et al. Anticoagulant treatment is associated with decreased mortality in severe coronavirus disease 2019 patients with coagulopathy. J Thromb Haemost，2020；18：1094-1099.

[4] 高倩，甄凯元，刘鹏，等. 关注新型冠状病毒肺炎相关静脉血栓栓塞症的预防和诊治——《新型冠状病毒肺炎相关静脉血栓栓塞症防治建议（试行）》解读. 中华普通外科杂志，2020，03：259-262.

（任书林　张榕凌）

69. C- 反应蛋白是监测感染严重程度的重要指标

　　C- 反应蛋白（CRP）是机体受到微生物入侵或组织损伤等炎症性刺激时肝细胞合成的急性时相蛋白，多数患者 CRP 升高（≥ 10 mg/L）。Matsumoto 的研究[1] 显示了 CRP 在重型肺炎中的价值。这项研究表明，随着疾病的进展，CRP 水平和最大肺部病变的直径增加。新冠肺炎患者如出现 CRP 进行性升高，应警惕病情恶化。在新冠肺炎早期，CRP 水平与肺部病变呈正相关，并且可以反映疾病的严重程度[2]。

　　多数新冠肺炎患者 CRP 升高（≥ 10 mg/L），严重患者升高更明显，一份研究[3] 表明非重型患者中 CRP ≥ 10 mg/L 者有 56.4%，重型患者中 CRP ≥ 10 mg/L 者有 81.5%，平均升高比例为 60.7%。且另一项回顾性研究[4] 表明，在 140 例患者中，91 例（65.0%）患者入院时 CRP 水平升高。重型患者中 CRP 水平升高的比例显著高于轻、中型患者，Cox 比例风险模型显示 CRP 可作为独立因素预测新冠肺炎的严重程度。此外，CRP > 41.8 mg/L 的患者更有可能发生严重并发症。

　　综上所述，多项研究[2-5] 均表明 CRP 与疾病发展有关，并且在新冠肺炎早期阶段表现出良好的预测严重程度的价值。

参考文献

[1] H. Matsumoto, T. Kasai, A. Sato, et al.Association between C-reactive protein levels at hospital admission and long-term mortality in patients with acute decompensated heart failure. Heart Vessels, 2019: 34（12）: 1961-1968, 10.1007/s00380-019-01435-9.

[2] Wang L. C-reactive protein levels in the early stage of COVID-19. Med Mal Infect, 2020, 50（4）: 332-334.

[3] Guan W, Ni Z, Hu Y, et al. Clinical characteristics of 2019 novel coronavirus infection china. Med Rxiv preprint, 2020, 2: 6.

[4] Liu F, Li L, Xu M, et al. Prognostic value of interleukin-6, C-reactive protein, and procalcitonin in patients with COVID-19. J Clin Virol. 2020, 127: 104370.

［5］Tan C，Huang Y，Shi F，et al. C-reactive protein correlates with computed tomographic findings and predicts severe COVID-19 early. J Med Virol，2020，92（7）：856-862.

（任书林　赵喆）

70. 血清淀粉样蛋白 A 是反映新冠肺炎严重程度的敏感指标

　　血清淀粉样蛋白 A 是急性时相反应蛋白之一，正常人体内的血清淀粉样蛋白 A 含量较低，机体受到刺激后（炎症、感染、损伤、肿瘤等）产生一系列细胞因子，血清淀粉样蛋白 A 由被激活的巨噬细胞和成纤维细胞（纤维母细胞）快速大量合成和释放进入血液中[1]。血清淀粉样蛋白 A 在临床常见，故此指标在新冠肺炎诊疗中运用有重要意义。

　　血清淀粉样蛋白 A 浓度在感染 3 ～ 6 小时开始升高，半衰期约 50 分钟，升高幅度可达正常值的 10 ～ 1000 倍。清除病原体后又可迅速降至正常水平，是反映机体感染情况和炎症恢复的灵敏指标[2]。特别是血清淀粉样蛋白 A 在多种病毒感染急性期都有较显著的升高，可用于对细菌、病毒等感染性疾病辅助诊断及病情的监测。血清淀粉样蛋白 A 联合 CRP 检测可对病毒和细菌感染的早期识别提供更好依据。血清淀粉样蛋白 A 和 CRP 的反应形式在急性感染的恢复阶段是平行的[2]。Wang 等[3]通过分析了 43 例新冠肺炎患者，通常观察到 C 反应蛋白和血清淀粉样蛋白 A 水平升高。Liu 等[4]纳入了 84 例确诊新冠肺炎患者，收集其基线特征和实验室结果并使用二元 logistic 回归评估新冠肺炎严重程度的独立危险因素，发现升高的血清淀粉样蛋白 A、白介素 -6 和粒细胞 / 淋巴细胞比可以用作预测新冠肺炎患者严重程度的独立变量。

　　综上所述，血清淀粉样蛋白 A 是临床工作中广泛使用的指标，在新冠肺炎患者可见相应水平升高，并且对新冠肺炎严重程度具有较好的预测作用。

参考文献

[1] Malle E, Sodin-Semrl S, Kovacevic A. Serum amyloid A：An acute-phase protein involved in tumour pathogenesis. Cellular and Molecular Life ences CMLS, 2008, 66（1）: 9-26.

[2] Westermark G T, FeNdrich M, Westermark P. AA Amyloidosis：Pathogenesis and Targeted Therapy. Annu Rev Pathol, 2014, 10（1）: 321-344.

［3］Wang Q，Zheng S，Tan W，et al. Epidemiology and clinical characteristics of 43 COVID-19 patients in Weifang，China. Annals of Palliative Medicine，2020，9（6）：62-62.

［4］Liu Q，Dai Y，Feng M，et al. Associations between serum amyloid A，interleukin-6，and COVID-19：A cross-sectional study. Journal of Clinical Laboratory Analysis，2020，28（8）：e23527.

（王先堃）

71. 多数新冠肺炎患者降钙素原正常或稍高

降钙素原是全身性细菌感染及脓毒症的诊断标志物，并可用于辅助鉴别细菌感染和病毒感染，可以利用细菌感染后降钙素原升高的特点，将一部分细菌性肺炎患者及时鉴别出来进行针对性治疗。由于降钙素原在临床运用的普遍性及广泛性，对降钙素原进行监测并开展降钙素原对新冠肺炎疾病预后价值的研究就显得十分重要。

Huang 等纳入 41 例新冠肺炎患者研究[1]表明，多数患者入院时血清降钙素原水平正常，4 名入住重症监护治疗病房（ICU）的新冠肺炎患者发生了继发感染，其中 3 名患者的降钙素原升高。Chen 等[2]在《柳叶刀》发表的纳入 99 例新冠肺炎患者的研究中，有 4 例新冠肺炎患者发生了脓毒性休克，有 6 例患者的降钙素原升高。Liu 等[3]回顾性分析武汉雷神山医院 1525 例新冠肺炎患者的资料，并通过单因素及多因素回归分析，发现降钙素原水平是新冠肺炎患者住院死亡率的独立危险因素（OR = 10.679；95%CI：4.562 ～ 25.000；P < 0.001）。

降钙素原是临床上常见的临床指标，现有临床证据表明新冠肺炎患者的降钙素原多为正常或者稍高，其中降钙素原水平升高进一步提示患者预后较差。

参考文献

［1］Huang C，Wang Y，Li X，et al. Clinical features of patients infected with 2019 novel coronavirus in Wuhan，China. Lancet，2020，395（10223）：201-209.

［2］Chen N，Zhou M，Dong X，et al. Epidemiological and clinical characteristics of 99 cases of 2019 novel coronavirus pneumonia in Wuhan，China：a descriptive study. Lancet，2020，395：507-513.

［3］Liu ZM，Li JP，Wang SP，et al.Association of procalcitonin levels with the progression and prognosis of hospitalized patients with COVID-19.Int J Med Sci，2020，17（16）：2468-2476.

（任书林　王先堃）

72. IL-6 升高水平与新冠肺炎病情严重程度相关

2019-nCoV 进入机体后引发感染和炎症反应，释放细胞因子和趋化因子，积累的细胞因子构成了风暴现象，进一步加重肺部炎症反应，引发急性呼吸窘迫综合征。细胞因子风暴与重型新冠肺炎患者并发呼吸衰竭、多器官功能衰竭和不良预后直接相关[1-2]。

Akbari 等研究了截至 2020 年 3 月 31 日的 50 项研究涉及 7865 例新冠肺炎患者，比较了重型及与非重型新冠肺炎患者的临床实验室相关指标，与非重型患者相比，重型新冠肺炎患者的白介素（IL）包括 IL-2、IL-2R、IL-4、IL-6、IL-8、IL-10，肿瘤坏死因子 α（TNF-α）和干扰素 -γ（INF-γ）增加，但是重型与非重型患者之间的 IL-1β、IL-17 没有发现显著差异[3]。

IL-6 是促进急性炎症反应的主要细胞因子之一，由广泛的免疫和非免疫细胞产生，受多种细胞因子和途径的调节，多个新冠肺炎患者的临床研究均检测出 IL-6 的升高。Qin 等对武汉同济医院 452 名新冠肺炎患者进行回顾性研究，与非重型新冠肺炎患者相比，重型患者 IL-6 水平明显升高，提示 IL-6 升高的水平与病情严重程度直接相关，循环中的 IL-6 独立预测新冠肺炎中肺损伤的严重程度[4]。此外，Han 等研究 102 例新冠肺炎患者，其中危重型患者血清 IL-6 和 IL-10 水平显著高于普通型和重型患者，血清中 IL-10 水平与 CRP 含量呈正相关，支持了较高水平的细胞因子与疾病严重程度有关。其建议将 IL-6 和 IL-10 作为预测疾病恶化的生物学指标[5]。

综上，新冠肺炎患者外周血 IL-6 升高的水平与病情严重程度相关，建议对新冠肺炎患者监测 IL-6 水平来预测患者病情变化趋势。

参考文献

［1］ Huang C，Wang Y，Li X，et al. Clinical features of patients infected with 2019 novel coronavirus in Wuhan，China. The Lancet，2020，395（10223）：497-506.

［2］ Gao Y，Li T，Han M，et al. Diagnostic utility of clinical laboratory data determinations for patients with the severe COVID-19. J Med Virol，2020，92

（7）：791-796.

［3］Akbari H，Tabrizi R，Lankarani KB，et al. The role of cytokine profile and lymphocyte subsets in the severity of coronavirus disease 2019（COVID-19）：A systematic review and meta-analysis. Life Sci，2020，118167.

［4］Qin C，Zhou L，Hu Z，et al. Dysregulation of Immune Response in Patients With Coronavirus 2019（COVID-19）in Wuhan，China. Clin Infect Dis，2020，71（15）：762-768.

［5］Han H，Ma Q，Li C，et al. Profiling serum cytokines in COVID-19 patients reveals IL-6 and IL-10 are disease severity predictors. Emerg Microbes Infect，2020，9（1）：1123-1130.

（钱芳）

73. 外周血淋巴细胞计数下降提示病情可能向重型／危重型进展

机体在感染病毒后迅速激活先天免疫及获得性免疫系统，对抗病毒感染最有效的反应是细胞免疫，特别是 T 细胞的激活。CD8 ＋细胞毒性 T 细胞通过分泌颗粒酶及干扰素等将病毒清除。CD4 辅助 T 细胞（Th）通过辅助细胞毒性 T 细胞和 B 细胞来达到清除病毒的目的。活化的 T 细胞还可以通过进一步刺激先天免疫细胞的炎症反应，引发促炎性细胞因子的进一步释放以促进细胞因子风暴形成。

新冠肺炎患者外周血细胞计数的特征是循环中的 T 和 B 淋巴细胞明显减少，特别是对于重型和危重型新冠肺炎患者来说[1-2]。值得注意的是，重症新冠肺炎患者淋巴细胞减少常伴随单核细胞／巨噬细胞的异常激活和嗜中性粒细胞的增加而发生[3]。新冠肺炎患者早期可出现淋巴细胞计数下降，随着新冠肺炎感染从轻型发展到重型，T 细胞亚群发生变化。多个临床研究支持 CD4 ＋和 CD8 ＋ T 细胞计数下降与新冠肺炎疾病严重程度密切相关[1-2]。发展为重型的新冠肺炎患者与其处于轻型阶段时相比较，外周血 T 细胞计数持续下降，其辅助性 T 细胞亚群（包括 Th1、Th2 和 Th17）的水平低于正常[2]。Liu 等研究了 40 例新冠肺炎确诊病例，其中轻型患者 27 例，重型患者 13 例。与轻型患者组相比，重型新冠肺炎患者入院时外周血淋巴细胞的绝对计数显著下降，并且两组患者入院时 CD3 ＋ T 细胞、CD8 ＋ T 细胞计数具有显著性差异[4]。Qin 等研究 452 例新冠肺炎患者，其中 286 例为重型患者。新冠肺炎患者外周血辅助性 T 细胞和抑制性 T 细胞均低于正常水平，其中重型患者辅助性 T 细胞的水平更低[5]。Deng 等回顾分析了 435 例新冠肺炎患者外周血淋巴细胞亚群结果，提示与非重型患者相比，重症新冠肺炎患者的 CD3 ＋、CD4 ＋和 CD8 ＋ T 淋巴细胞计数显著降低，并且死亡新冠肺炎患者与恢复的患者相比，CD3 ＋、CD4 ＋和 CD8 ＋ T 淋巴细胞计数显著下降[6]。

与 CD4 ＋、CD8 ＋ T 细胞相似，重症新冠肺炎患者外周血 B 细胞与轻症患者相比也明显降低，B 淋巴细胞的计数与病毒负荷负相关[7]。在实际临床工作中，需密切监测 CD4 ＋、CD8 ＋ T 等淋巴细胞亚群计数及比例。普通型患者如出现 CD4 ＋、CD8 ＋ T 淋巴细胞计数进行性下降，需警惕病情向重型 / 危重型进展。

参考文献

［1］Wen W，Su WR，Tang H，et al. Immune cell profiling of COVID-19 patients in the recovery stage by single-cell sequencing. Cell Discov，2020，6：31.［Epub ahead of print，PMID：32377375］.

［2］Qin，C，Zhou LQ，Hu ZW. et al. Dysregulation of immune response in patients with COVID-19 in Wuhan，China. Clin Infect Dis. https：//doi. org/10.1093/cid/ciaa248（2020）.

［3］Chen G，Wu D，Guo W，et al. Clinical and immunologic features in severe and moderate forms of coronavirus disease 2019. MedRxiv. 2020. https：//doi.or g/10.1101/2020.02.16.20023903.

［4］Liu J，Li S，Liu J，et al. Longitudinal characteristics of lymphocyte responses and cytokine profiles in the peripheral blood of SARS-CoV-2 infected patients. EBio Medicine，2020，55：102763.

［5］Qin，C. Dysregulation of immune response in patients with COVID-19 in Wuhan，China. Clin Infect Dis. https：//doi.org/10.1093/cid/ciaa248（2020）.

［6］Deng Z，Zhang M，Zhu T，et al. Dynamic changes in peripheral blood lymphocyte subsets in adult patients with COVID-19. Int J Infect Dis，2020，98：353-358.

［7］Xiong Y，Liu Y，Cao L，et al. Transcriptomic characteristics of bronchoalveolar lavage fluid and peripheral blood mononuclear cells in COVID-19 patients. Emerg Microbes Infect，2020，9：761-770.

（王小永　钱芳）

74. 新冠肺炎重型患者中细胞因子水平与 T 淋巴细胞亚群可能呈负相关

2019-nCoV 感染后激活宿主先天性及适应性免疫反应，其中由 CD4 ＋和 CD8 ＋ T 淋巴细胞参与的细胞免疫应答对于控制病毒感染至关重要。外周血白细胞减少是新冠肺炎患者的一个显著临床特征，发病初期重型新冠肺炎患者外周血 CD4 ＋和 CD8 ＋ T 淋巴细胞计数较轻型患者显著下降[1]。其潜在机制可能为新型冠状病毒通过病毒的 S 蛋白与 T 淋巴细胞表面 ACE2 受体结合，促进病毒侵入并破坏 T 淋巴细胞。随着新冠肺炎病情逐渐加重血浆中细胞因子（如 TNFα、IL-6 和 IL-10）等水平升高而 T 淋巴亚群细胞数量呈下降趋势，表明细胞因子水平的升高可促进 T 淋巴细胞亚群功能障碍及耗竭[2]。

对于重型新冠肺炎患者，在病情发展不同阶段，重型阶段与其轻型阶段相比，T 淋巴细胞计数呈进一步下降趋势[3]。Liu 等观察到新冠肺炎患者发病 4～6 天时外周血 CD4 ＋和 CD8 ＋ T 淋巴细胞计数下降至最低水平，而此时 IL-6、IL-10、IL-2、TNF 等细胞因子却达到峰值水平[4]。Diao 等报道 522 例新冠肺炎患者及 40 名健康对照者，研究发现与健康对照者相比，新冠肺炎患者特别是需要重症监护和有创通气的患者总 T 淋巴细胞、CD4 ＋和 CD8 ＋ T 淋巴细胞的数量明显降低，而血清 IL-6、IL-10 和 TNF-α 浓度显著升高，患者恢复期外周血 IL-6、IL-10 和 TNF-α 浓度降低时 T 细胞计数呈上升趋势[5]。

上述研究支持，重型新冠肺炎患者中细胞因子水平（例如 IL-6、IL-10、IL-2、TNF）与 T 淋巴细胞亚群计数之间存在负相关关系。

参考文献

[1] Cao X. COVID-19: immunopathology and its implications for therapy. Nat Rev Immunol, 2020, 20 (5): 269-270.

[2] Moon C. Fighting COVID-19 exhausts T cells. Nat Rev Immunol, 2020, 20 (5): 277.

[3] Qin C, Zhou L, Hu Z, et al. Dysregulation of Immune Response in Patients

With Coronavirus 2019（COVID-19）in Wuhan，China. Clin Infect Dis，2020，71（15）：762-768.

[4] Liu J，Li S，Liu J，et al. Longitudinal characteristics of lymphocyte responses and cytokine profiles in the peripheral blood of SARS-CoV-2 infected patients. EBioMedicine，2020，55：102763.

[5] Diao B，Wang C，Tan Y，et al. Reduction and Functional Exhaustion of T Cells in Patients With Coronavirus Disease 2019（COVID-19）. Frontiers in Immunology，2020，11. dol：10.110112020.02.18.20024364.

（钱芳）

第二节 病原学及血清学检查

75. 2019-nCoV 核酸检测是确诊新冠肺炎的主要指标

新型冠状病毒（2019-nCoV）核酸检测是确诊新冠肺炎的病原学诊断的金标准。由于核酸检测受到采样质量是否合格、呼吸道标本来源、检测试剂的敏感性等多个因素的影响，新冠核酸检测存在假阴性的可能。在新冠肺炎患者的筛查及甄别疑似患者工作中，对于存在流行病史、临床表现及影像学检查高度怀疑新冠肺炎但初次2019-nCoV 核酸检测阴性的疑似患者，建议每日复查，以提高核酸检测的阳性率，减少漏诊。

新冠肺炎患者核酸检测阳性持续时间常被作为确定集中隔离时间的标准。我国《新型冠状病毒肺炎诊疗方案（试行第八版）》的出院标准之一：连续两次痰、鼻咽拭子等呼吸道核酸标本检测阴性（采样时间间隔至少 24 小时）[1]。He 等研究报道，上呼吸道的病毒载量大约在症状发作的时间达到高峰，而病毒的阴转从症状发作前 2 ～ 3 天开始[2]。Roman 等报道新冠肺炎患者症状消失后痰中 2019-nCoV 核酸开始阴转[3]。Chang 等研究 16 例新冠肺炎患者，当症状缓解 8 天后仍有一半的患者呈病毒核酸检测阳性[4]。Zhou 等研究191 例新冠肺炎患者，其中死亡 54 例，出院 137 例。137 例出院患者 2019-nCoV 核酸持续阳性中位时间 20.0（17.0 ～ 24.0）天[5]。

结合上述指南及文献，建议对新冠肺炎患者在体温恢复正常、症状改善后进行呼吸道标本核酸监测，有助于判断患者是否可以解除隔离。对于痰、鼻咽拭子、口咽拭子的核酸检测，建议每 2 ～ 3 天复查一次，核酸阴转后至少间隔 24 小时再次复查。

参考文献

[1] 国家卫生健康委办公厅 . 新型冠状病毒肺炎诊疗方案（试行第八版）[EB/OL] . http：//www.nhc.gov.cn/xcs/zhengcwj/202008/0a7bdf12bd4b46e5bd28ca

7f9a7f5e5a.shtml，2020-08-19［2020-09-03］.

［2］He X，Lau EHY，Wu P，et al. Temporal dynamics in viral shedding and transmissibility of COVID-19. Nat Med，2020，26（5）：672-675.

［3］Wolfel R，Corman VM，GuggemosW，et al. Virological assessment of hospitalized patients with COVID-2019. Nature，2020，581（7809）：465-469.

［4］Chang，Mo G，Yuan X，Tao Y，et al. Time Kinetics of Viral Clearance and Resolution of Symptoms in Novel Coronavirus Infection. Am J Respir Crit Care Med，2020，201（9）：1150-1152.

［5］Zhou F，Yu T，Du R，et al. Clinical course and risk factors for mortality of adult inpatients with COVID-19 in Wuhan，China：a retrospective cohort study. Lancet，2020，395（10229）：1054-1062.

（钱芳）

76. 下呼吸道样本病毒核酸检测阳性率高

应用逆转录聚合酶链反应（RT-PCR）从呼吸道样本（例如鼻咽）中检测 2019-nCoV 核酸是新冠肺炎病原学的确定诊断标准。Wang 等[1]研究提示下呼吸道样本，例如支气管肺泡灌洗液，比上呼吸道样本更敏感。从中国 205 例新冠肺炎患者中收集的标本 2019-nCoV PCR 检测结果，支气管肺泡灌洗液标本的阳性率最高（93%），其次是痰液（72%）、鼻拭子（63%）和咽拭子（32%）。Yu 等[2]应用数字 PCR 与 RT-PCR 对比检测了 76 例新冠肺炎患者的 323 份标本，发现痰中的平均病毒载量（$17\,429\pm6920$ copies/test）显著高于咽拭子（2552 ± 1965 copies/test，$P < 0.001$）和鼻腔棉签（651 ± 501 copies/test，$P < 0.001$）。虽然上述 2 个研究对于鼻拭子及咽拭子标本核酸检测阳性结果不一致，但二者均支持采用下呼吸道标本进行 2019-nCoV 核酸检测以提高检测的阳性率，推荐选择个体化病原学样本采集方式。

（1）与上呼吸道标本相比，下呼吸道标本具有更高的病毒载量，故首选深部咳痰来进行病毒核酸检测。

（2）针对无痰或少痰患者，建议采鼻咽部样本（鼻咽拭子）或口咽部样本（口咽拭子）来进行病毒核酸检测。

（3）气管插管患者首选吸痰送检，必要时也可经支气管镜取肺泡灌洗液送检。

（4）对无痰或少痰患者，出院前最后一次核酸检测，建议使用 3% ～ 7% 高渗盐水雾化吸入后排痰，或排痰背心诱导排痰，留取下呼吸道标本以降低出院后核酸检测复阳率（建议在特定地点留取，具备空气消毒措施，应警惕产生病毒气溶胶）。

参考文献

［1］Wang W，Xu Y，Gao R，et al. Detection of SARS-CoV-2 in different types of clinical specimens. JAMA，2020，323（18）：1843-1844.

［2］Yu F，Yan L，Wang N，et al. Quantitative Detection and Viral Load Analysis of SARS-CoV-2 in Infected Patients. Clin Infect Dis，2020，71（15）：793-798.

（钱芳）

77. 痰液中 2019-nCoV 核酸载量在疾病早期和进展期显著高于恢复期

对于 2019-nCoV 的检测方法，WHO 目前建议使用实时 RT-PCR 分析[1]。由于采集标本时，因患者病程不同而出现不同的结果，故对于新冠肺炎患者标本核酸动态变化的研究就显得十分重要。

Zhang 等通过清华大学研发的微液滴数字 PCR 分析 76 位确诊患者的 323 份不同组织样本的病毒载量，结果表明两种方法均可为新冠肺炎诊断提供较准确的结果，但微液滴数字 PCR 分析在低病毒载量的检测中更有优势且能给出样本中的病毒载量数值，同时发现痰标本的平均病毒载量（17429±6920 copies/test）显著高于咽拭子（2552±1965 copies/test，$P < 0.001$），表明痰更能反映体内病毒复制水平，其进一步用 44 位确诊患者的 116 份痰标本分析病毒载量在疾病进程中的变化，发现在疾病早期和进展期平均病毒载量显著高于恢复期[2]。

Pan[3] 等通过 RT-PCR 及病毒分离方法分析新冠肺炎住院患者的痰液标本中病毒核酸变化，提出咽拭子和痰液样本中的病毒载量在发病后的第 5～6 天左右达到高峰，峰值病毒载量范围为 $10^4 \sim 10^7$ copies/ml，随后病毒载量衰减。这种病毒载量模式的变化明显不同于 SARS 患者，SARS 患者一般在发病后 10 天左右病毒载量达到高峰[4]。Levican-Asenjo 等[5] 分析了 379 个样本，177 个咽拭子和 202 个痰液标本，发现患者在症状发作后的前 15 天内，检测到阳性样本的比例最高。两种样品之间的中位 RT-qPCR CT 值无显著差异。

因此，应在患者处于疾病早期和进展期时留取痰液标本进行 2019-nCoV 核酸检测。

参考文献

[1] WHO. Laboratory testing for 2019 novel coronavirus（2019-nCoV）in suspected human cases. Interim guidance. Jan 17，2020. https：//www.who.int/publications-detail/laboratory-testing-for-2019-novelcoronavirus-in-suspected-

humancases-20200117（accessed Feb 11，2020）.

［2］Fengting Y，Liting Y，Nan W，et al. Quantitative Detection and Viral Load Analysis of SARS-CoV-2 in Infected Patients. Clinical Infectious Diseases，2020，71（15）：793-798.

［3］Pan Y，Zhang D，Yang P，et al. Viral load of SARS-CoV-2 in clinical samples. The Lancet Infectious Diseases，2020，20（4）：411-412.

［4］Peiris JS，Chu CM，Cheng VC，et al. Clinical progression and viral load in a community outbreak of coronavirus associated SARS pneumonia：a prospective study. Lancet，2003，361（9371）：1767-1772.

［5］Levican-Asenjo JE，Almonacid LI，Valenzuela G，et al. Viral shedding dynamics reveals sputum as a reliable and cost-saving specimen for SARS-CoV-2 diagnosis within the first 10 days since symptom onset：A prospective cohort study. Preprint. medRxiv. 2020；2020.08.30.20183889.

（王先堃）

78. 粪便中病毒核酸持续时间比呼吸道样本长

目前，已有研究从新冠肺炎患者的粪便中发现了 2019-nCoV 的核酸[1]。因此，对新冠肺炎患者粪便中的核酸动态变化的研究显得十分重要。

Zheng[2] 等分析了 96 位新冠肺炎患者中收集的 3497 份病毒样本，包括 1846 份呼吸道样本、842 份粪便样本、629 份血清样本以及 180 份尿液样本，系统地评估了 2019-nCoV 病毒载量的动态变化和疾病进展，发现在疾病初期，通过呼吸道样本检出病毒核酸的比例为 100%，粪便样本为 59%，血清样本为 41%。不过，随着时间的推移，呼吸道样本中 2019-nCoV 的检出率逐渐下降，而粪便样本的阳性率开始增加，并于第 3 周开始下降。从病毒持续时间来看，粪便样本的病毒中位持续时间最久，为 22 天，呼吸道样本为 18 天，血清样本为 16 天。Britton 等[3] 分析了 44 例住院新冠肺炎患者的粪便和血清样本中的细胞因子、炎性标志物及病毒 RNA，发现 41% 患者的粪便中检测到 RNA，而腹泻患者中检出 2019-nCoV RNA 的频率更高（44% *vs.* 19%，$P = 0.06$）。与未感染的对照组相比，新冠肺炎患者的粪便中 IL-8 水平较高（166.5 *vs.* 286.5 pg/mg，$P = 0.05$），严重新冠肺炎患者的粪便 IL-23 较高（223.8 *vs.* 86.6 pg/mg，$P = 0.03$），我们发现肠道病毒特异性 IgA 反应与疾病的严重程度有关。

粪便样本中 2019-nCoV 的持续时间明显比呼吸道和血清样本中的更长，这凸显了在预防和控制流行病中需要加强粪便样本的管理，且需要更多的研究来证实新冠肺炎患者粪便传播该疾病的风险。

参考文献

［1］Mao R，Qiu Y，He JS，et al. Manifestations and prognosis of gastrointestinal and liver involvement in patients with COVID-19：a systematic review and meta-analysis. Lancet Gastroenterol Hepatol，2020，5（7）：667-678.

［2］Zheng F，Fan J，Yu F，et al. Viral load dynamics and disease severity in patients infected with SARS-CoV-2 in Zhejiang province，China，January-March 2020：retrospective cohort study. BMJ，2020，369（4）：1443.

［3］Britton GJ，Chen-Liaw A，Cossarini F，et al. SARS-CoV-2-specific IgA and limited inflammatory cytokines are present in the stool of select patients with acute COVID-19.medRxiv，2020 Sep 5.

（王先堃）

79. 新冠肺炎患者血清病毒血症与疾病严重程度相关

目前，已有研究从新冠肺炎患者的血清中发现了 2019-nCoV 的核酸[1]，且既往研究表明多种病毒所致的病毒血症与患者的病情严重程度相关[2]。因此，证实新冠肺炎患者病毒血症是否与患者病情程度相关的研究显得十分重要。

Chen[3] 等对 48 例新冠肺炎病例的临床特征分析表明，仅在重型患者检测到病毒血症，这似乎反映出该病的严重程度。此外，危重型患者的炎症细胞因子 IL-6 水平显著增加，几乎是其他患者的 10 倍，高水平的 IL-6 与病毒血症密切相关（R = 0.902）。

Zheng[4] 等从入院后患者中收集了 3497 份呼吸、粪便、血清和尿液样本，并评估了 2019-nCoV 的病毒载量，发现血清样本中的病毒核酸检出率入院第 1 周最高，随后逐渐下降，血清中病毒的持续时间为 16 天。

Veyer[5] 等分别对 58 例新冠肺炎患者（病程 8 ~ 12 天）和 12 名健康对照者的血清学进行病毒血症分析。58 例新冠肺炎患者中轻型至中型 17 例，重型 16 例，危重型 26 例。研究发现在 43 名（74.1%）患者中检测到 2019-nCoV 病毒血症。病毒血症发生率与疾病严重程度相关，从轻型至中型患者的 53% 到重型患者的 88%（$P = 0.036$），且 2019-nCoV 水平与严重程度相关（$P = 0.035$）。

综上所述，患者的血清病毒载量与患者病情相关，且病情早期检出率高，故对患者进行血清病毒监测进而及时识别重型及有重型倾向患者，对改善患者预后有积极作用。

参考文献

[1] D'Cruz R J，Currier A W，Sampson V B. Laboratory Testing Methods for Novel Severe Acute Respiratory Syndrome-Coronavirus-2（SARS-CoV-2）. Frontiers in Cell and Developmental Biology，2020，8（2）：468.

[2] Zhang C，Huang S，Zheng F，et al.Controversial treatments：An updated understanding of the coronavirus disease 2019.J Med Virol，2020，6（2）：1-20.

[3] Xiaohua C，Binghong Z，Yueming Q，et al. Detectable serum SARS-

CoV-2 viral load（RNAaemia）is closely correlated with drastically elevated interleukin 6（IL-6）level in critically ill COVID-19 patients. Clinical Infectious Diseases，2020，30（5）：1-5.

［4］Zheng S，Fan J，Yu F，et al. Viral load dynamics and disease severity in patients infected with SARS-CoV-2 in Zhejiang province，China，January-March 2020：retrospective cohort study. BMJ，2020，369（4）：1443.

［5］David V，Kernéis Solen，Geoffroy P，et al. Highly sensitive quantification of plasma SARS-CoV-2 RNA shelds light on its potential clinical value. Clinical Infectious Diseases，2020，17（8）：1-4.

（王先堃）

80. 尿液中能检测到 2019-nCoV 核酸

目前多项研究表明患者粪便中能检测到 2019-nCoV 核酸，且提示粪便可能存在潜在的传播病毒的风险[1]。对于尿液中是否同样能检测到 2019-nCoV 核酸及是否存在新的传播途径，也是一个重要的研究方向。

虽然 Wang[2] 等分析了 72 名患者入院 1 ~ 3 天内的尿液标本，通过 RT-PCR 的检测分析到尿液中的 2019-nCoV 核酸 CT 值，发现尿液中 CT 值为 40 ~ 50，提示尿液中未检测到 2019-nCoV。但是最新研究表明，在尿液中可检测到 2019-nCoV 核酸，Jeong[3] 等采用 RT-PCR 技术对 74 名新冠肺炎患者的尿液样本进行了 2019-nCoV 核酸检测，其中男性 44 名，女性 30 名，年龄 9 ~ 80 岁（中位数为 43 岁），结果显示 2019-nCoV 核酸检出率为 0.8%。尽管尿液中 2019-nCoV 的含量（约 $10^2 \sim 10^5$ gc/ml）低于粪便（约 $10^2 \sim 10^7$ gc/ml）及鼻咽液中 2019-nCoV 的含量（约 $10^5 \sim 10^{11}$ gc/ml），但仍提示新冠肺炎患者尿液具有传播新冠肺炎的风险[4]。虽然从目前的研究中很难确定肾、睾丸或膀胱是否感染，但是从尿液中分离出传染性 2019-nCoV 增加了尿液传播的可能性[5]；此外，《新型冠状病毒肺炎诊疗方案（试行第八版）》明确指出尿液同样具有传播新冠肺炎的风险[6]。

因此，根据目前的研究证据，尿液中能检测到 2019-nCoV 核酸，进而提示尿液能构成新冠肺炎的传播途径。

参考文献

[1] Van Doorn AS，Meijer B，Frampton CMA，et al. Systematic review with meta-analysis：SARS-CoV-2 stool testing and the potential for faecal-oral transmission. Aliment Pharmacol Ther，2020，27（8）：110-112.

[2] Wang W，Xu Y，Gao R，et al. Detection of SARS-CoV-2 in different types of clinical specimens. JAMA，2020，323（18）：1843-1844.

[3] Sun J，Zhu A，Li H，et al. Isolation of infectious SARS-CoV-2 from urine of a COVID-19 patient. Emerg Microbes Infect，2020，9（1）：991-993.

[4] Jones D L，Baluja M Q，Graham D W，et al. Shedding of SARS-CoV-2 in feces and urine and its potential role in person-to-person transmission and the environment-based spread of COVID-19. Science of The Total Environment，

2020，749（3）：141364.

[5] Kim JM，Kim HM，Lee EJ，et al. Detection and Isolation of SARS-CoV-2 in Serum，Urine，and Stool Specimens of COVID-19 Patients from the Republic of Korea. Osong Public Health Res Perspect，2020，11（3）：112-117.

[6] 国家卫生健康委办公厅.新型冠状病毒肺炎诊疗方案（试行第八版）[EB/OL]. http：//www.nhc.gov.cn/xcs/zhengcwj/202008/0a7bdf12bd4b46e5bd28ca7f9a7f5e5a.shtml，2020-08-19［2020-09-03］.

（王先堃）

81. 2019-nCoV 感染谱总结（部分患者感染 2019-nCoV 后出现核酸长期阳性状态）

　　每一种传染病都有独特的感染谱，比如乙型脑炎绝大多数都是隐性感染，而 SARS 几乎均是显性发病，甲型肝炎（HAV）不存在慢性感染，大多数乙型肝炎（EBV）者处于潜伏感染状态。根据目前研究证据，从病原体感染的角度来讲，我们可以将 2019-nCov 感染谱试总结如下特征[1]：

　　（1）病原体被清除：病原体侵入人体后，被固有免疫清除，未激活特异性免疫反应，特异性抗体阴性。

　　（2）隐性感染：病原体侵入人体后，被固有免疫和获得性免疫清除，无临床症状，也无明显影像学改变，特异性抗体阳性。

　　（3）亚临床感染：病原体侵入人体后，被固有免疫和获得性免疫清除，无临床症状，但是有一定组织损伤，影像学有改变，特异性抗体阳性。

　　（4）显性感染：病原体侵入人体后，表现为典型临床症状，部分患者病情较重，少数患者死亡，病情恢复后特异性抗体阳性。

　　（5）核酸长期阳性状态：目前报道少数患者呼吸道标本和（或）粪便标本病毒核酸持续阳性，至少持续 14 天以上。有些处于疾病恢复期，有些始终无临床症状。核酸携带状态不等于完整病毒阳性，关于其流行病学意义尚有争议。

　　另有一部分人群为无症状感染者，以钻石公主号上感染的新冠肺炎病例为例[2-3]，在 104 例感染者中有 33 例（32%）最终确认为无症状感染，43 例（41%）为轻型新冠肺炎，而 28 例（27%）为重型、危重型新冠肺炎。需要说明的是，无症状感染是指核酸检测阳性时，尚未出现临床症状，但血常规、胸部影像学可能有异常，部分无症状感染者后期可以出现典型临床症状。所以所谓"无症状感染"可能是隐性感染、亚临床感染，也可能是显性感染未出现症状时，因此未单独列入感染谱。

参考文献

［1］Ooi EE，Low JG. Asymptomatic SARS-CoV-2 infection. Lancet Infect Dis，2020，20（9）：996-998.

［2］Hung IF，Cheng VC，Li X，et al. SARS-CoV-2 shedding and seroconversion among passengers quarantined after disembarking a cruise ship：a case series. Lancet Infect Dis，2020，20（9）：1051-1060.

［3］Tabata S，Imai K，Kawano S，et al. Clinical characteristics of COVID-19 in 104 people with SARS-CoV-2 infection on the Diamond Princess cruise ship：a retrospective analysis. Lancet Infect Dis，2020，20（9）：1043-1050.

（王刚　杨松）

82. 2019-nCoV 抗体检测方法

2019-nCoV 核酸检测是确诊新冠肺炎的金标准，但不能满足流行期间快速筛查和诊断的要求。血清特异性抗体检测可协助诊断，目前 2019-nCoV 抗体检测靶标主要是 ORF1ab 和 N 基因。

目前临床中常用的抗体血清学检测方法主要有酶联免疫吸附试验（enzyme linked immunosorbent assay，ELISA）、胶体金免疫层析法（colloidal gold immunochromtographic assay，GICA）、化学发光免疫分析法。姜中毅等使用三种不同检测原理的抗体检测试剂盒，对 33 例新冠肺炎确诊病例的 58 份血清标本和 100 份健康人血清标本进行检测，结果提示患者体内 IgM、IgG 阳性率随发病时间的推移而逐渐上升，且检测特异性为 99% ～ 100%。三种检测试剂盒的检测结果差异无显著性，提示三种 2019-nCoV 抗体检测试剂盒均具有较好的敏感性和特异性[1]。

其中胶体金技术操作简单便捷，结果判断直观，适用于基层临床医院和疑似病例的快速筛查，化学发光免疫分析法结合了高灵敏的化学发光测定方法与高特异的抗原抗体反应，其敏感性理论上高于 ELISA，并具有特异性高、结果稳定、操作简便等特点，目前已经广泛应用于临床标本检测。由于抗体检测可存在假阳性，因此抗体检测须与核酸检测协同使用，不能作为新冠肺炎的确诊和排除依据，不适用于一般人群的筛查[2]。

参考文献

[1] 姜中毅，毛乃颖，朱贞，等. 基于三种试剂盒分析新型冠状病毒特异性抗体的动态变化. 病毒学报，2020，36（3）：343-347.
[2] Zhang W，Du RH，Li B，et al. Molecular and serological investigation of 2019-nCoV infected patients：implication of multiple shedding routes. Emerg Microbes Infect，2020，9（1）：386-389.

（崔舒萍）

83. 病毒核酸和 IgM-IgG 抗体联合检测可提高新冠肺炎的诊断率

病毒核酸和 IgM-IgG 联合检测是一种更为敏感和准确的诊断和早期治疗新冠肺炎的方法[1]。

对于无症状感染者，患者可能并不清楚是否感染，病毒核酸为阴性结果时，血清抗体可辅助诊断[2]，抗体大约在感染 1 周后出现，所以感染后 1 周内抗体的阴性结果可能不可靠[3]。Li 等[4] 对 397 名新型冠状病毒核酸 PCR 确诊患者及 128 名阴性对照患者进行研究，提出抗体检测灵敏度为 88.66%，特异度为 90.63%。指尖血、血清和静脉血血浆的检测结果具有较高一致性。

新型冠状病毒特异性 IgM 抗体、IgG 抗体可作为病毒核酸检测阴性疑似病例的补充检测指标，或在疑似病例诊断中与核酸检测协同使用；一般不单独作为新冠肺炎确诊和排除的依据，不适用于一般人群的筛查。由于试剂本身阳性判断值原因，或者体内存在干扰物质（类风湿因子、嗜异性抗体、补体、溶菌酶等），或者标本原因（标本溶血、标本被细菌污染、标本贮存时间过长、标本凝固不全等），抗体检测可能会出现假阳性。

病毒核酸检测可因采样因素或样本病毒量低而出现假阴性，非活性病毒或病毒片段也可使核酸检测呈假阳性[5]，所以联合抗体检测有助于对新冠肺炎的早期诊断和治疗。

参考文献

[1] Xie J，Ding C，Li J，et al. Characteristics of patients with coronavirus disease（COVID-19）confirmed using an IgM-IgG antibody test. J Med Virol. 2020 Apr 24：10.1002/jmv.25930.

[2] Abbasi J. The Promise and Peril of Antibody Testing for COVID-19. JAMA，2020，323（19）：1881-1883.

[3] Hoffman T，Nissen K，Krambrich J，et al. Evaluation of a COVID-19 IgM and IgG rapid test；an efficient tool for assessment of past exposure to SARS-CoV-2. Infect Ecol Epidemiol，2020，10（1）：1754538.

[4] Li Z，Yi Y，Luo X，Xiong N，et al. Development and clinical application of a rapid IgM-IgG combined antibody test for SARS-CoV-2 infection diagnosis. J

Med Virol. 2020 Feb 27：10.1002/jmv.25727.

[5] Ravi N，Cortade DL，Ng E，et al. Diagnostics for SARS-CoV-2 detection：A comprehensive review of the FDA-EUA COVID-19 testing landscape. Biosens Bioelectron，2020，165：112454.

（田地）

第三节　影像学检查

84. 胸部 CT 可识别早期肺部病变及判断严重程度

　　新冠肺炎患者感染后，胸部 CT 可出现改变，需根据病情动态观察胸部 CT 表现，来进一步判断病情严重程度。尚未出现症状的患者，甚至尚未在上呼吸道标本中检出病毒 RNA 的患者，也可能有胸部 CT 异常[1-2]，但胸部 CT 诊断新冠肺炎的特异度不高，一项研究纳入武汉 1014 例接受了咽拭子新型冠状病毒核酸 PCR 检测和胸部 CT 以评估新冠肺炎的患者，结果显示，用 PCR 检测结果作为参照，胸部 CT 阳性对新冠肺炎的诊断敏感度为 97%，但其特异度仅为 25%[3]。建议根据患者流行病学史及新型冠状病毒核酸检测结果进一步判断。

　　胸部 CT 未见明显异常，不能排除新型冠状病毒感染，建议根据患者流行病学史及新型冠状病毒核酸检测结果进一步判断。如胸部影像符合新冠肺炎表现，病毒核酸阴性者，考虑新冠肺炎疑似病例，需反复进行病毒核酸检测。胸部影像学检查特异度有限，建议同时参考其他实验室及病原学检查与其他病原感染相鉴别。胸部 CT 显示病变范围快速扩大，24 ～ 48 小时内病灶明显进展 > 50% 者，提示病情恶化，建议同时完善血气分析等其他检查，及时调整治疗方案。患者的异常胸部 CT 表现为磨玻璃样不透明影，伴或不伴实变影，这符合病毒性肺炎的胸部影像学表现[1,4]。病例系列研究表明，病变多位于双肺、呈外周性分布和累及肺下叶；也可能发现胸膜增厚、胸腔积液和淋巴结肿大。一项研究针对新冠肺炎与其他病因所致病毒性肺炎的对比研究结果显示，患者出现以下表现的可能性更高：外周性分布（80% *vs.* 57%）、磨玻璃样不透明影（91% *vs.* 68%）、细网状影（56% *vs.* 22%）、血管增粗（59% *vs.* 22%）和反晕征（11% *vs.* 1%）；但不太可能出现以下表现：中央伴外周分布（14% *vs.* 35%）、支气管充气征（14% *vs.* 23%）、胸膜增厚（15% *vs.*

33%）、胸腔积液（4% *vs.* 39%）和淋巴结肿大（2.7% *vs.* 10%）[5]。

　　胸部 CT 显示多叶病变或实变影或范围 24 ～ 48 小时内病灶明显进展＞ 50% 者，提示病情恶化[6]，建议同时完善血气分析等其他检查，及时调整治疗方案。

参考文献

［1］Shi H，Han X，Jiang N，et al. Radiological findings from 81 patients with COVID-19 pneumonia in Wuhan，China：a descriptive study. Lancet Infect Dis，2020，20（4）：425-434.

［2］Xie X，Zhong Z，Zhao W，et al. Chest CT for Typical 2019-nCoV Pneumonia：Relationship to Negative RT-PCR Testing. Radiology，2020：200343.

［3］Ai T，Yang Z，Hou H，et al. Correlation of Chest CT and RT-PCR Testing for Coronavirus Disease 2019（COVID-19）in China：A Report of 1014 Cases. Radiology. 2020；296（2）：E32-E40.

［4］Zhao W，Zhong Z，Xie X，et al. Relation Between Chest CT Findings and Clinical Conditions of Coronavirus Disease Pneumonia：A Multicenter Study. AJR Am J Roentgenol，2020，214（5）：1072-1077.

［5］Bai H X，Hsieh B，Xiong Z，et al. Performance of radiologists in differentiating COVID-19 pneumonia from viral pneumonia on chest CT. Radiology，2020：200823.

［6］深圳市新型冠状病毒肺炎救治重症医学专家组 . 深圳重症（重型 / 危重型）新型冠状病毒肺炎诊疗指引（共识版）. 中国中西医结合急救杂志，2020，27（1）：6-9.

（李曙光）

85. 新冠肺炎胸部影像学主要特点

　　新冠肺炎普通型表现为肺内少量磨玻璃密度影，多沿胸膜下分布为主，部分病灶表现为网格状影，呈"铺路石征"[1]。随病情进展，病变分布区增多，病变增大，可累及多个肺叶而进展为重型。少部分患者部分病变范围融合扩大，密度增高，呈不规则状、楔形及扇形，边缘不清，散在多灶性、斑片状甚至弥漫性，可融合呈大片状，甚至呈"白肺"状态而形成危重型[2]。新冠胸部CT主要有以下特点：

　　1. 新冠肺炎患者首次CT病灶检出率

　　①潜伏期即可检出病灶，检出率待证实；②发病2天内检出率约44%；③发病3天内检出率约77.8%；④发病5～7天内检出率约90%；⑤发病12天内检出率约96%～100%。

　　2. 病变分布有如下几种

　　（1）周围分布（约94%）（图6-1）：①胸膜下、肺野外带分布；②双肺下叶为著；③多病灶。

　　（2）沿支气管血管束分布（占4.26%，其中胸膜下分布合并支

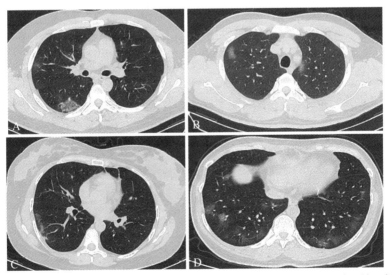

图6-1　**A.** 男性，23岁；**B.** 男性，27岁；**C.** 女性，33岁；**D.** 女性，29岁。该4例患者均确诊新冠肺炎普通型，胸部CT肺窗显示病变均分布于肺野外周带，多发

气管血管周围分布的占 25.5%）（图 6-2）：①早期沿支气管血管束分布的磨玻璃结节、斑片影；②进展期病灶融合呈沿支气管血管束分布的大的斑片影。

（3）弥漫分布（占 2.13%）（图 6-3）

3. 病变密度特点

（1）纯磨玻璃密度（图 6-4，图 6-5）。

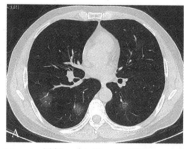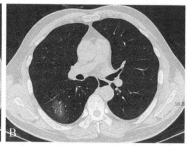

图 6-2 **A.** 男性，44 岁；**B.** 男性，53 岁。该二例新冠肺炎病灶均表现为沿支气管血管束分布为特点，病灶内可见网格状影，呈"铺路石征"

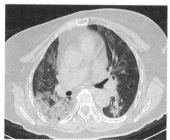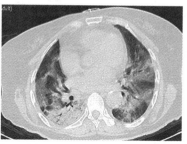

图 6-3 女性，64 岁，高血压病史 10 年。胸部 CT 肺窗显示双肺散在磨玻璃密度影，境界模糊，右下叶病变局部实变，可见支气管充气征。

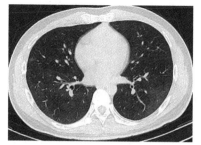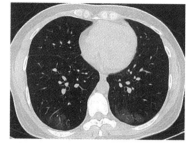

图 6-4 男性，34 岁，双肺散在浅淡磨玻璃影，境界模糊

图 6-5 女性，42 岁，双肺下叶可见浅淡磨玻璃影，境界模糊

（2）伴网格状磨玻璃密度影（"铺路石征"）：①伴细网格状磨玻璃密度影（图6-6，图6-7）；②伴粗网格状磨玻璃密度影（图6-8，图6-9）。

（3）磨玻璃和实变影混杂存在（图6-10，图6-11）。

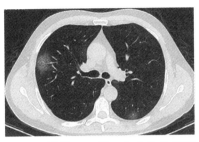

图6-6 男性，29岁，右上叶及左下叶类圆形磨玻璃影伴细网格影，呈"铺路石征"

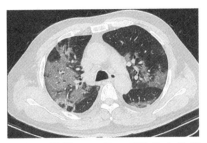

图6-7 男性，40岁，双肺散在分布段性、亚段性磨玻璃密度影，呈"铺路石征"

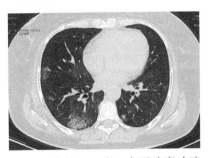

图6-8 女性，66岁，右下叶磨玻璃密度影伴粗网格影，其余肺野尚可见境界模糊淡片影

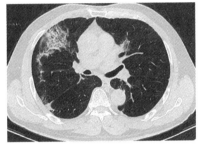

图6-9 男性，63岁，右上叶前段磨玻璃密度影伴粗网格影，其余肺野尚可见境界模糊淡片影及小片状实变影

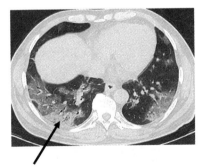

图6-10 男性，55岁，双肺下叶、中叶及舌段显示磨玻璃密度影，双下磨玻璃密度影内可见局部实变影

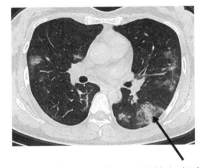

图6-11 女性，39岁，双肺散在磨玻璃密度影，左下叶磨玻璃密度影内局部实变

（4）实变影为主：①楔形或扇形实变（图6-12）；②实性结节（图6-13）。

4.形态特点

（1）无固定形态磨玻璃影，境界不清楚（图6-14）。

（2）不规则斑片状实变或磨玻璃影（图6-15，图6-16）。

（3）楔形或扇形，表现为亚段、段、叶病变甚至一侧肺弥漫病变（图6-17，图6-18）。

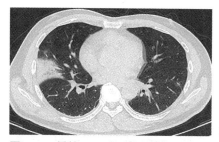
图6-12 男性，47岁，右肺中叶外侧段扇形实变，内可见支气管充气征

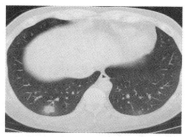
图6-13 男性，34岁，右下叶基底段类圆形实性结节，周围可见浅淡晕征

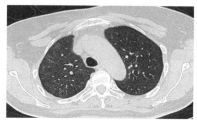
图6-14 女，36岁，双肺散在境界模糊的浅淡磨玻璃密度影

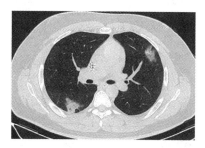
图6-15 男性，29岁，右下叶背段、左上叶前段形态不规则磨玻璃影及实变影

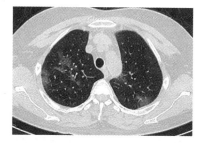
图6-16 女性，26岁，双肺上叶散在形态不规则磨玻璃密度影

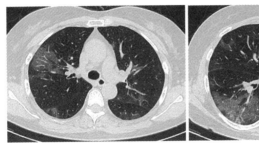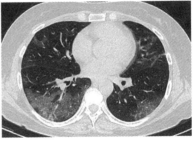

图 6-17　女性，26 岁，双肺大小不等扇形磨玻璃密度影

（4）大小不等类圆形的磨玻璃或实变形（图 6-18，图 6-19）。

（5）带状表现（图 6-20）。

（6）纤维条索（图 6-21）。

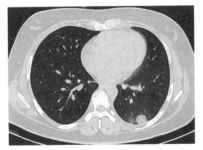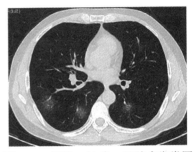

图 6-18　女性，29 岁，左下叶类圆形实性结节，内可见支气管充气征，周围少许磨玻璃密度影

图 6-19　男性，44 岁，双肺多发类圆形磨玻璃密度影

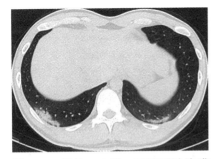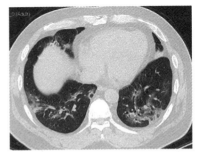

图 6-20　男性，23 岁，双肺下叶胸膜下窄带状实变影

图 6-21　男性，50 岁，中叶、舌段及双肺下叶磨玻璃影、局部实变影并见纤维条索

（7）反晕征（图 6-22）。

5. 其他征象

（1）支气管充气征（图 6-23，图 6-24）。

（2）支气管扩张（图 6-25）。

（3）血管增粗（图 6-26）。

6. 并发征象

（1）胸腔少量积液（图 6-27）。

（2）胸膜轻度增厚（图 6-28）。

（3）气胸（图 6-29）

7. 影像变化特点

（1）游走性（图 6-30，图 6-31）。

（2）短期病变变化快（图 6-32 至图 6-34）。

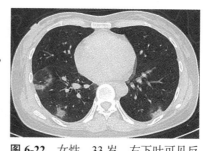

图 6-22 女性，33 岁，右下叶可见反晕征，双下肺野尚可见多发小实变影及浅淡磨玻璃密度影

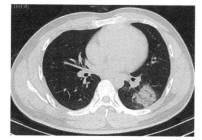

图 6-23 男性，21 岁，左下叶亚段实变影，内可见支气管充气征，周围可见磨玻璃密度影

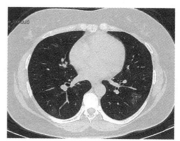

图 6-24 女性，32 岁，双下叶浅淡磨玻璃密度影，左下病变内可见支气管充气征

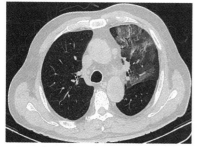

图 6-25 男性，80 岁，左肺上叶扇形分布磨玻璃密度影，病变内可见轻度支气管扩张

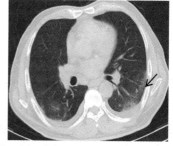

图 6-26 女性，64 岁，双肺下叶胸膜下可见磨玻璃密度影，病变内可见血管增粗

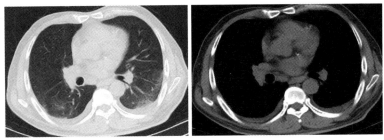

图 6-27 男性，64 岁，双肺下叶磨玻璃密度影，双侧胸腔少量积液

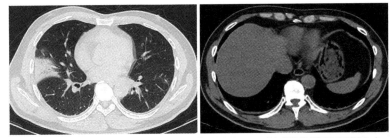

图 6-28 男性，47 岁，右肺中叶扇形实变，双侧后肋胸膜轻度增厚

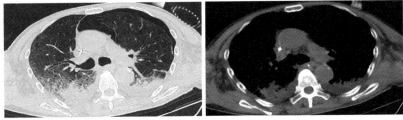

图 6-29 男性，88 岁，双肺上叶后段、双肺下叶背段肺实变及磨玻璃影，双侧胸腔积液，左侧胸腔积气

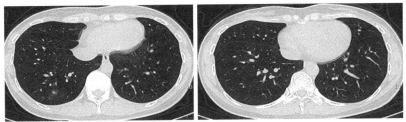

图 6-30 女性，39 岁，2020 年 1 月 29 日胸部 CT，仅显示右下叶小磨玻璃影

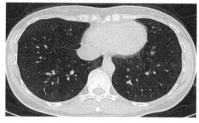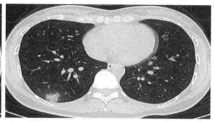

图 6-31 与图 6-30 为同一病例，为 2020 年 2 月 10 日胸部 CT，原右下叶小磨玻璃影吸收消失，但在右下叶胸膜下新发片状磨玻璃影，表现为病变游走性

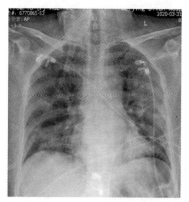

图 6-32 女性，69 岁，2020 年 3 月 31 日下午 16：05 胸部平片，双肺散在絮状影，境界模糊

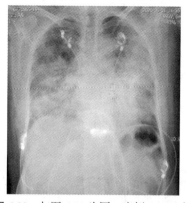

图 6-33 与图 6-32 为同一病例，2020 年 4 月 1 日下午 16：51 胸部平片，间隔 24 小时肺内病变明显进展，呈"白肺"

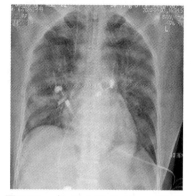

图 6-34 与图 6-32 为同一病例，2020 年 4 月 2 日下午 16：32 胸部平片，气管插管治疗，间隔 24 小时肺内病变明显吸收

（3）不同病变时期影像学表现（图 6-35）。

（4）纤维化改变出现早、吸收快（图 6-36）。

8. 老年人及有基础疾病者易形成重型 / 危重型影像（图 6-37）

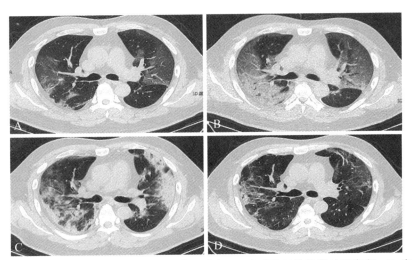

图 6-35 男性，50 岁。**A.** 病变早期，胸部 CT 表现为双肺纯磨玻璃病变；**B.** 病变进展期，胸部 CT 表现为双肺伴细网格影磨玻璃影（"铺路石征"），右肺病变局部实变；**C.** 高峰期后开始吸收，胸部 CT 表现为磨玻璃伴实变影；**D.** 吸收期，胸部 CT 表现为纯磨玻璃影、细网格影、索条影及小实变影

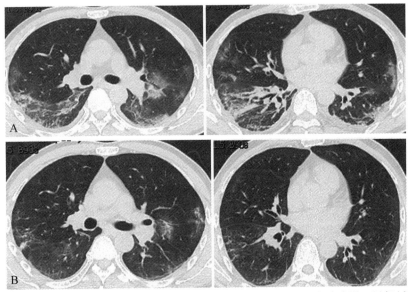

图 6-36 男性，45 岁。**A.** 病程第四天胸部 CT 肺窗显示双肺磨玻璃影，局部纤维化改变，局部肺纹理走形扭曲；**B.** 病程第 12 天，胸部 CT 显示肺内病灶明显吸收，纤维化改变明显减轻；**C.** 病程后 30 天，胸部 CT 显示双肺病变基本吸收，纤维化改变消失，仅残余少许浅淡磨玻璃影

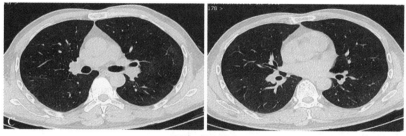

图 6-36（续）

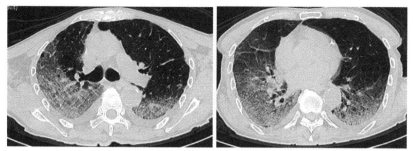

图 6-37 男性，88 岁，慢性阻塞性肺疾病 10 年，新冠肺炎危重型，胸部 CT 表现为双肺广泛磨玻璃密度影伴细网格影，双侧胸腔少量积液

参考文献

［1］陈志海，梁连春，秦恩强 . 新冠肺炎诊疗与病例精粹 . 北京：北京大学医学出版社，2020.

［2］中华医学会放射学分会 . 新型冠状病毒肺炎的放射学诊断：中华医学会放射学分会专家推荐意见（第一版）. 中华放射学杂志，2020，54（04）：279-285.

（谢汝明）

86. 成人患者病程 3 ～ 5 天后胸部 CT 检查阳性率高

胸部 CT 检查用时短，能够快速、及时地提供诊断所需信息。胸部 CT 对于新冠肺炎诊断敏感度可达 94%，高于单次呼吸道标本逆转录多聚酶链反应（reversetranscriptase-polymerase chain reaction，RT-PCR）检出率（89%）[1]。

在病变高风险地区和（或）高风险人群，推荐胸部 CT 作为常规筛查手段，对高危人群进行胸部 CT 检查。推荐采用高分辨算法/细节算法进行肺窗重建，以更好地观察肺内磨玻璃密度病变。检查时间选择[2-5]上，成人患者：出现症状 3 天内检出率约 44% ～ 78%；出现症状 5 ～ 7 天内检出率约 90%；出现症状 12 天内检出率约 96% ～ 100%；无症状感染者检出率约 70%。推荐在出现症状 3 ～ 5 天后进行首次胸部 CT 检查。对临床表现典型、新型冠状病毒核酸检测阳性的初诊患者，初诊胸部 CT 阴性，推荐 5 ～ 7 天后复查，观察有无病变出现（图 6-38A ～ C）。推荐必要时对与新冠肺炎患者有密切接触史、但无症状患者进行胸部 CT 筛查，观察有无肺内相关病变出现。需要进行病变的动态观察[4,6-7]：新冠肺炎肺内病变变化迅速，常在短期内进展，具有游走性。对于临床表现不典型、暂无新冠肺炎病原学证据、放射学表现具有新冠肺炎特点的疑似病例，除了应反复进行新型冠状病毒核酸检测之外，推荐 5 ～ 7 天复查胸部 CT，观察病变的消长；肺内病变始终无变化者基本可排除新冠肺炎。首次 CT 检查累及 4 个及以上肺叶的确诊患者，病情进展可能性大，推荐 3 ～ 5 天复查胸部 CT，观察病变的消长。对于重型、危重型确诊患者，不能耐受 CT 检查者，推荐采用床旁摄片进行病情随访，检查次数根据临床需要决定。

临床实践中我们观察到，对普通型、重型和危重型患者，普通胸部 CT 应该很易辨识，但对轻型患者，普通胸部 CT 可能会漏诊，因此，建议对轻型或普通型患者最好行高分别率 CT（HRCT），并在 3 ～ 5 天后再次复查 HRCT。HRCT 为薄层（1 ～ 2 mm）扫描及高分辨率算法（一般是骨算法）重建图像的检查技术。它使用的是

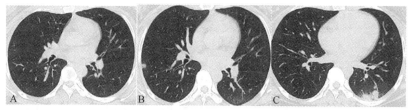

图 6-38 患者女性，29 岁，主因武汉旅行后发热、咳嗽就诊，起病 4 天后经咽拭子新型冠状病毒核酸检测阳性。**A.** 发病 3 天后胸部 CT；**图 B、C.** 发病 7 天后胸部 CT

传统 CT 扫描仪，但是在成像时会精确一些参数，以最大化空间分辨率。HRCT 主要用于观察病灶的微细结构，是胸部常规扫描的一种补充。HRCT 能清晰地显示肺组织的细微结构（肺小叶气道、血管及小叶间隔、肺间质及毫米级的肺内小结节等），几乎达到能显示与大体标本相似的形态学改变，因此 HRCT 在胸部疾病诊断中的应用非常重要，且扫描时不需造影增强。因此，其被认为是诊断肺弥漫性病变的首选方法。

参考文献

［1］Kim H，H Hong，S.H. Yoon. Diagnostic performance of CT and reverse transcriptase-polymerase chain reaction for coronavirus disease 2019：a meta-analysis. Radiology，2020：201343.DOI：10.1148/radiol.2020201343.

［2］Bernheim A，Mei X，Huang M，et al. Chest CT findings in coronavirus disease-19（新冠肺炎）：relationship to duration of infection. Radiology，2020：p. 200463.DOI：10.1148/radiol.2020200463.

［3］Meng H，Xiong R，He R，et al. CT imaging and clinical course of asymptomatic cases with 新冠肺炎 pneumonia at admission in Wuhan，China. Journal of Infection，2020. DOI：10.1016/j.jinf.2020.04.004.

［4］蒋南川，郑传胜，樊艳青，等 . 新型冠状病毒肺炎亚临床期 CT 影像特征及短期演变 . 中华放射学杂志，2020，54（04）：305-309.

［5］Ludvigsson J.F. Systematic review of 新冠肺炎 in children shows milder cases and a better prognosis than adults. Acta Paediatr，2020. 109（6）：1088-1095.

［6］胡瑞，黄楠，陈文，等 . 新型冠状病毒肺炎确诊与疑似患者的临床和胸部 CT 影像比较 . 中华放射学杂志，2020，54（2020-03-05）. DOI：10.3760/cma.j.cn112149-20200220-00205.

［7］吕志彬，关春爽，闫铄，等 . CT 在预测新型冠状病毒肺炎临床分型转变中的价值 . 中华放射学杂志，2020，54（2020-03-13）. DOI：10.3760/cma.j.issn.1005-1201.2020.0020.

（李曙光）

87. 儿童新冠肺炎患者的胸部 CT 表现

在被新型冠状病毒感染且有症状的儿童中，肺炎是最常见的诊断[1]。现有研究表明，胸膜下磨玻璃影是儿童新冠肺炎胸部 CT 的典型特点（图 6-39）。

有学者总结了武汉儿童医院 171 例确诊新型冠状病毒感染患儿的临床特征，发现有 32.7% 的患儿影像学检查可见磨玻璃影[2]。一项包含 406 例新型冠状病毒感染儿童的综述[3]提示，107 例患儿（26.4%）在胸部 CT 上有磨玻璃样改变，其中，13 例合并结节影，59 例（14.5%）有单侧肺实变（呈局部片状高密度影）；58 例（14.3%）呈双侧支气管肺炎样改变，肺叶呈片状不均匀密度影；4 例（1.0%）显示肺间质改变。王端[4]等纳入了北方六省 31 例儿童新型冠状病毒感染者，14 例有异常改变的胸部 CT 中 9 例有典型影像学表现：斑片状磨玻璃阴影及结节，可合并实变，病灶主要分布于双肺中外带，近胸膜区。冯凯[5]等总结了 15 例儿童新冠肺炎患者的胸部 CT，其中 9 例出现肺部炎性浸润，病变大多位于胸膜下，

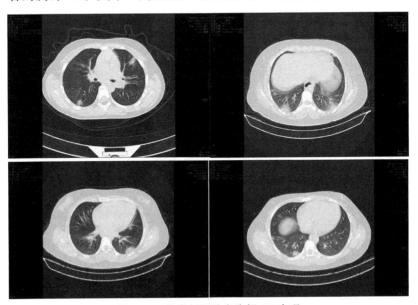

图 6-39 儿童新冠肺炎胸部 CT 表现

表现为胸膜下斑片状影或者单个结节状磨玻璃影，其中小结节磨玻璃影 7 例（46.7%），斑片影 2 例（13.3%）；并提出，小结节状磨玻璃影可能对那些存在新冠肺炎流行病学史的患儿有提示诊断意义。

根据 Ai T[6] 的报道，以 RT-PCR 结果为参考，胸部 CT 在新冠肺炎诊断中的敏感度、特异度和准确性分别为 97%、25% 和 68%。对于儿科患者来说，因特异度不足，需平衡辐射风险和诊断价值，故有放射科医师[7]建议，如有必要，低剂量 CT 扫描更适用于这一群体。对于那些高度怀疑的患儿，如果最初的 RT-PCR 结果显示阴性，胸部 CT 可为一项诊断依据，但最终诊断仍依赖于进一步的核酸检测。

参考文献

［1］Lu X，Zhang L，Du H，et al. SARS-CoV-2 infection in children. N Engl J Med, 2020, 382: 1663-1665.

［2］Xiaoxia Lu，Liqiong Zhang，Hui Du，et al，Chinese Pediatric Novel Coronavirus Study Team；SARS-CoV-2 Infection in Children.The New England journal of medicine，2020，382（17）：1663-1665.

［3］Yang Zhen-Dong，Zhou Gao-Jun，Jin Run-Ming，et al. Clinical and transmission dynamics characteristics of 406 children with coronavirus disease 2019 in China：A review.The Journal of infection，2020，81（2）：e11-e15.

［4］Wang D，Ju XL，Xie F，et al. Clinical analysis of 31 cases of 2019 novel coronavirus infection in children from six provinces（autonomous region）of northern China. Zhonghua Er Ke Za Zhi，2020，58：E011（in Chinese）.

［5］Feng K，Yun YX，Wang XF，et al. Analysis of CT features of 15 children with 2019 novel coronavirus infection. Zhonghua Er Ke Za Zhi, 2020, 58：E007（in Chinese）.

［6］Ai T，Yang Z，Hou H，et al. Correlation of chest CT and RT-PCR testing in coronavirus disease 2019（COVID-19）in China：a report of 1014 cases. Radiology. https：//doi.org/10.1148/ radiol. 2020200642.

［7］Ya-Ni Duan，Yan-Qiu Zhu，Lei-Lei Tang，et al. CT features of novel coronavirus pneumonia（COVID-19）in children. European radiology，2020，30（8）：4427-4433. doi：10.1007/s00330-020-06860-3.

（张慧敏）

第七章 诊断与鉴别诊断

88. 疑似病例的诊断标准

新冠肺炎疑似病例的诊断需结合流行病学史和临床表现综合分析，有流行病学史中的任何 1 条，需符合临床表现中任意 2 条。无明确流行病学史的，需符合临床表现中任意 2 条，同时新型冠状病毒特异性 IgM 抗体阳性；或符合临床表现中的 3 条[1]。

流行病学史：

（1）发病前 14 天内有病例报告社区的旅行史或居住史；

（2）发病前 14 天内与新型冠状病毒感染的患者或无症状感染者有接触史；

（3）发病前 14 天内曾接触过来自有病例报告社区的发热或有呼吸道症状的患者；

（4）聚集性发病［2 周内在小范围如家庭、办公室、学校班级等场所，出现 2 例及以上发热和（或）呼吸道症状等病例］。

临床表现：

（1）发热和（或）呼吸道症状等新冠肺炎相关临床表现；

（2）具有上述新冠肺炎影像学特征；

（3）发病早期白细胞总数正常或降低，淋巴细胞计数正常或减少。

参考文献

［1］国家卫生健康委办公厅.新型冠状病毒肺炎诊疗方案（试行第八版）［EB/OL］.http://www.nhc.gov.cn/xcs/zhengcwj/202008/0a7bdf12bd4b46e5bd28ca7f9a7f5e5a.shtml，2020-08-19［2020-09-03］.

（田地）

89. 确诊病例的诊断标准

疑似病例同时具备以下病原学或血清学证据之一者，可确诊[1]。

（1）实时荧光 RT-PCR 检测新型冠状病毒核酸阳性；

（2）病毒基因测序，与已知的新型冠状病毒高度同源；

（3）新型冠状病毒特异性 IgM 抗体和 IgG 抗体阳性；

（4）新型冠状病毒特异性 IgG 抗体由阴性转为阳性或恢复期 IgG 抗体滴度较急性期呈 4 倍及以上升高。

参考文献

[1] 国家卫生健康委办公厅 . 新型冠状病毒肺炎诊疗方案（试行第八版）［EB/ OL］. http：//www.nhc.gov.cn/xcs/zhengcwj/202008/0a7bdf12bd4b46e5bd28ca 7f9a7f5e5a.shtml，2020-08-19［2020-09-03］.

（田地）

90. 新冠肺炎的临床分型

新冠肺炎可根据病情轻重分为以下类型[1]：

（一）轻型

临床症状轻微，影像学未见肺炎表现。

（二）普通型

具有发热、呼吸道症状等，影像学可见肺炎表现。

（三）重型

成人符合下列任何一条：

1. 出现气促，RR ≥ 30 次 / 分；

2. 静息状态下，吸空气时指氧饱和度 ≤ 93%；

3. 动脉血氧分压（PaO$_2$）/ 吸氧浓度（FiO$_2$）≤ 300 mmHg（1 mmHg = 0.133 kPa）；高海拔（海拔超过 1000 米）地区应根据以下公式对 PaO$_2$/FiO$_2$ 进行校正：PaO$_2$/FiO$_2$× ［760/ 大气压（mmHg）］；

4. 临床症状进行性加重，肺部影像学显示 24 ～ 48 小时内病灶明显进展＞ 50% 者。

儿童符合下列任何一条：

1. 持续高热超过 3 天；

2. 出现气促 ［＜ 2 月龄，呼吸频率（RR）≥ 60 次 / 分；2 ～ 12 月龄，RR ≥ 50 次 / 分；1 ～ 5 岁，RR ≥ 40 次 / 分；＞ 5 岁，RR ≥ 30 次 / 分］，除外发热和哭闹的影响；

3. 静息状态下，吸空气时指氧饱和度 ≤ 93%；

4. 辅助呼吸（鼻翼扇动、三凹征）；

5. 出现嗜睡、惊厥；

6. 拒食或喂养困难，有脱水征。

（四）危重型

符合以下情况之一者：

1. 出现呼吸衰竭，且需要机械通气；

2. 出现休克；

3. 合并其他器官功能衰竭需 ICU 监护治疗。

参考文献

［1］国家卫生健康委办公厅.新型冠状病毒肺炎诊疗方案（试行第八版）［EB/OL］. http：//www.nhc.gov.cn/xcs/zhengcwj/202008/0a7bdf12bd4b46e5bd28ca7f9a7f5e5a.shtml，2020-08-19［2020-09-03］.

（张素娟　李新刚）

91. 新冠肺炎与其他病毒性肺炎的鉴别

新冠肺炎患者以肺部感染为突出表现，但是多种病毒都能导致人体出现肺部感染，这提示需要根据患者临床表现等来鉴别新冠肺炎与其他病毒性肺炎。

季节性流感呈季节性流行特征，目前新冠肺炎可能呈现出同样的季节性流行[1-2]，故对新冠肺炎及季节性流感所致症状比较的研究显得尤为重要。季节性流感病毒（主要包括 A 型流感病毒和 B 型流感病毒）和新型冠状病毒均可导致呼吸道感染性疾病[1-2]。典型的流感症状包括发热、咳嗽、喉咙痛、肌肉酸痛、头痛、流涕或鼻塞、疲劳，有时还会出现呕吐和腹泻，大多数患流感的人将在 2 周内康复[2]。2020 年 7 月，荷兰阿姆斯特丹大学医学中心著名传染病专家 W. Joost Wiersinga 发表在 JAMA 的综述[3]提示新冠肺炎的最常见临床表现为发热（最高可达 90%）及干咳（60%～86%），其次为呼吸急促和疲劳（38%）、恶心呕吐（15%～39%）及肌痛（15%～44%）。嗅觉及味觉功能障碍在相关文献中也有提及[4]。除了肺部感染所致的呼吸衰竭，新冠肺炎患者还可出现心、脑、肝、肾和凝血功能损伤。综上所述，季节性流感病毒和新型冠状病毒均可引起呼吸系统症状，但新型冠状病毒还可导致一些非特异症状，还需要更多临床研究证实。

肺是巨细胞病毒感染常见的受累器官，可见于肺泡和支气管上皮[5]，巨细胞病毒肺炎除了可有肺部表现，还可发生胃肠道、中枢神经系统等病变，所以对新冠肺炎与巨细胞病毒肺炎鉴别具有临床意义。对于鉴别这两种肺炎，除了病原学鉴别以外，我们还可以通过 CT 等影像学表现发现它们的不同。巨细胞病毒肺炎 CT 表现为支气管充气征，散在分布多发小结节影，磨玻璃影，网状条索及段、叶实变等[6]。而新冠肺炎 CT 常表现为单发或多发磨玻璃影，少部分患者病变，范围扩大，密度增高，这与巨细胞病毒肺炎 CT 表现不尽相同。

腺病毒占儿童呼吸道感染的 5%～10%[7]。腺病毒能引起呼吸道上皮细胞坏死并影响细支气管末端。在免疫功能正常的患者中，腺病毒肺炎多表现为是轻微的上呼吸道症状，多在 2 周内好转。免疫功能低下者，腺病毒可导致 ARDS[8]。腺病毒感染病理基础是弥漫性肺泡损伤。影像学表现为双侧多灶性 GGO 伴斑片状实变，可表现为肺叶或节段性分布，提示支气管肺炎；这与新冠肺炎影像以非叶段、外周分布的磨玻璃影、网格影，以及后期弥漫性分布的实变影均有明显区别，具有明显的鉴别意义。

　　多数病毒所致的病理学改变类似，病毒感染的肺炎的 CT 表现及患者临床表现也具有一定相似性，故我们需要在现有影像学及临床表现基础上，尽可能找到病原学相关证据。

参考文献

［1］Keilman L J. Seasonal Influenza（Flu）. Nursing Clinics of North America. Trends Mol Med，2019，54（2）：227-243.

［2］Sun J，He WT，Wang L. COVID-19：Epidemiology，Evolution，and Cross-Disciplinary Perspectives. Trends Mol Med，2020，26（5）：483-495.

［3］Wiersinga WJ，Rhodes A，Cheng AC，et al. Pathophysiology，Transmission，Diagnosis，and Treatment of Coronavirus Disease 2019（COVID-19）：A Review. JAMA，2020，25（10）：1-8.

［4］Roland LT，Gurrola JG，Loftus PA，et al. Smell and taste symptom-based predictive model for COVID-19 diagnosis. Int Forum Allergy Rhinol，2020，10（7）：832-838.

［5］张慧芳，潘家华 .60 例儿童巨细胞病毒感染相关性肺炎临床分析 . 安徽医学，2018，9（11）：1376-1378.

［6］张文涛，周萍，马晓璇，等 . 免疫缺陷患者感染巨细胞病毒性肺炎的 CT 表现及临床诊疗价值 . 医学影像学杂志，2019，29（9）：1491-1494.

［7］Buckwalter SP，Teo R，Espy MJ，et al. Real-time qualitative PCR for 57 human adenovirus types from multiple specimen sources. J Clin Microbiol，2012，50（3）：766-771.

［8］Hubmann M，Fritsch S，Zoellner A K，et al. Occurrence，risk factors and outcome of adenovirus infection infection in adult recipients of allogeneic hematopoietic stem cell transplantation. J Clin Viral，2016，82（2）：33-40.

（王先堃）

92. 新冠肺炎与支原体肺炎的鉴别

除了病毒及细菌可导致人体肺部出现炎症改变，还有一些非典型病原体也可导致肺炎表现，其中非典型病原体主要为支原体。故对新冠肺炎及支原体肺炎鉴别具有临床意义。

支原体肺炎是儿童时期最常见的社区获得性肺炎之一，由肺炎支原体感染引起约占社区获得性肺炎（CAP）的 10% ～ 40%[1]。感染后可呈不同临床表现，轻者可仅表现为咳嗽，肺部体征轻微，重者可出现持续高热，剧烈咳嗽，肺部啰音迁延不愈，并可出现胸腔积液、肺不张、坏死性肺炎等重症肺炎表现，并可累及其他肺外系统[2]。新冠肺炎除了肺部症状外，可出现嗅觉及味觉丧失，可与支原体肺炎鉴别[3]。

霍现洛等[4]分析了 26 例新冠肺炎及 21 例支原体肺炎患者，发现两种肺炎在胸部 CT 上均表现为磨玻璃影的间质性改变。不同的是，新冠肺炎患者胸部 CT 示累及肺叶数较多，且多分布于背侧外带（23/26，88.5%），近半数伴有铺路石征（12/26，46.2%）；而支原体肺炎患者胸部 CT 示累及肺叶数较少，多沿支气管分布，绝大多数伴有支气管管壁增厚征象（19/21，95%），周围多伴有树芽/雾征（19/21，95%），两组患者在病灶分布和影像学征象上差异有统计学意义。新冠肺炎病程较长，（10.5±3.8）天时病变累及肺叶数目及实变程度最重，提示病程达到峰值，此时胸部 CT 大多表现为铺路石征或实变（23/26，88.5%）；而支原体肺炎病变在（7.9±2.2）天时明显消散。

新冠肺炎及支原体肺炎的病理改变类似，两种肺炎的 CT 表现及患者临床表现也具有一定相似性，故我们需要在现有影像学和临床表现基础上，尽可能找到病原学相关证据。

参考文献

［1］Youn YS，Lee KY，Hwang JY，et al. Difference of clinical features in childhood Mycoplasma pneumoniae pneumonia. BMC Pediatr，2010，10（4）：48.
［2］Lan Y，Li S，Yang D，et al. Clinical characteristics of Kawasaki disease complicated with Mycoplasma pneumoniae pneumonia：A retrospective study.

Medicine，2020，99（19）：e19987.

［3］Roland LT，Gurrola JG，Loftus PA，et al. Smell and taste symptom-based predictive model for COVID-19 diagnosis. Int Forum Allergy Rhinol，2020，10（7）：832-838.

［4］霍现洛，薛小花，袁淑绘，等 . 胸部 CT 在 2019 冠状病毒病和支原体肺炎早期鉴别诊断中的价值 . 浙江大学学报（医学版），2020，10（2）：113-115.

（王先堃）

93. 儿童患者出现皮疹、黏膜损害时，需与川崎病鉴别

新冠肺炎患者除了以肺部感染为主的临床表现，有研究报道还可出现皮肤黏膜改变[1]。特别是当儿童患者出现皮疹、黏膜损害时，需与川崎病鉴别。

2020 年 4 月 27 日以来，欧美国家陆续报道了新冠肺炎儿童重型病例，出现了类似不完全川崎病或中毒性休克综合征的症状，且被命名为儿童多系统炎症综合征[2]。根据美国纽约州数据，儿童多系统炎症综合征与同期 21 岁以下诊断出新冠肺炎感染人数（322/10 万）相比，发病率并不高（2/10 万），远低于川崎病在日本 5 岁以下儿童的发病率（240/10 万）及美国的发病率（21/10 万）[3]。

儿童多系统炎症综合征病例主要发生在既往健康的儿童和青少年中，中位年龄 7.5 ~ 10 岁且男女发病比例一致[4]，这也不同于川崎病多见于 5 岁以下男孩儿童的发病特点[5]。虽然 22% ~ 64% 的患儿可出现典型川崎病症状[6]，但消化道症状是儿童多系统炎症综合征最突出的临床表现[4]。实验室指标方面，两种疾病均有高水平的炎症标志物，英国一项研究将 58 例儿童多系统炎症综合征与川崎病的实验室特征比较，结果显示儿童多系统炎症综合征有更高的白细胞及中性粒细胞计数[7]。与典型川崎病相比，儿童多系统炎症综合征对首次静脉注射免疫球蛋白治疗的抵抗率更高，更需要辅助激素治疗[6]。

综上所述，川崎病和儿童多系统炎症综合征在多个方面存在相似性，但我们可以通过发病性别差异、白细胞及中性粒细胞变化及临床上对治疗的反应进行鉴别。

参考文献

[1] Stefano L D, Rossi S, Montecucco C, et al. Transient monoarthritis and psoriatic skin lesions following COVID-19. Annals of the Rheumatic Diseases, 2020, 14（2）: 22-30.

[2] Verdoni L, Mazza A, Gervasoni A, et al. An outbreak of severe Kawasaki-like disease at the Italian epicentre of the SARS-CoV-2 epidemic: an observational

cohort study. Lancet，2020，395（10239）：1771-1778.

［3］Holman R C，Belay E D，Christensen K Y，et al. Hospitalizations for Kawasaki syndrome among children in the United States，1997-2007. Pediatric Infectious Disease Journal，2010，29（6）：483-488.

［4］Feldstein LR，Rose EB，Horwitz SM. Multisystem Inflammatory Syndrome in U.S. Children and Adolescents. N Engl J Med，2020，383（4）：334-346.

［5］杜忠东，陈笑征. 川崎病流行病学研究进展. 中国实用儿科杂志，2017，32（8）：565-569.

［6］Pouletty M，Borocco C，Ouldali N，et al. Paediatric multisystem inflammatory syndrome temporally associated with SARS-CoV-2 mimicking Kawasaki disease（Kawa-COVID-19）：A multicentre cohort. Annals of the Rheumatic Diseases，2020，79（8）：19-20.

［7］Whittaker E，Bamford A，Kenny J，et al. Clinical Characteristics of 58 Children With a Pediatric Inflammatory Multisystem Syndrome Temporally Associated With SARS-CoV-2 Editorial. JAMA，2020，10（8）：112-113.

（王先堃）

第八章 特殊人群

第一节 孕产妇

94. 将感染 2019-nCoV 的孕产妇归为高风险人群管理

2019-nCoV 感染后可导致肺部和全身炎症反应[1]，多数感染者不需要进行抗病毒治疗即可康复，但是妊娠期是女性的特殊生理时期，2019-nCoV 感染可能引起一系列特殊的病理及生理改变。

女性在妊娠期发生一系列生理改变，可能使其更容易感染 2019-nCoV，并更容易进展为重型/危重型。首先，妊娠期成熟女性身体为适应胎儿正常发育，免疫系统处于特殊状态，它既要能够耐受特殊抗原-受精卵细胞，又要为抵抗感染做好准备。确保妊娠正确发展的免疫机制包括滋养细胞抗原性弱、细胞因子的免疫调节作用（例如，Th2 对 Th1 免疫应答的优势）、孕酮抑制细胞毒性和 NK 细胞活性的免疫调节作用、阻断抗体介导的补体激活系统对滋养细胞层细胞损害的免疫调节作用[2]。这一系列免疫调节变化增加了孕妇对感染的易感性。其次，妊娠导致心脏负荷增加、氧消耗增加，并且由于激素水平变化可导致呼吸道水肿，这些变化均增加了孕妇呼吸系统对感染的易感性。此外有研究表明，孕期肥胖和 2019-nCoV 感染可协同影响孕妇的呼吸功能，也增加了早产的风险[3]。结合在 SARS 和 MERS 流行期间的研究，孕妇的感染过程比未怀孕的妇女更严重，死亡率更高[4]。因此，尽管尚无大数据支持，但不能排除妊娠期女性感染 2019-nCoV 病情更严重。

新冠肺炎的病理过程同时可以导致孕妇发生一系列病理改变，增加母婴孕期风险。首先，2019-nCoV 感染在各孕龄均有发生，主要表现为发热、乏力、干咳、气促、外周血白细胞总数正常或降低，淋巴细胞计数减少，部分病例以腹泻为首要表现，后续出现发热、呼吸道症状。肺部 CT 呈病毒样肺炎表现。基于既往研究显示，早孕期发热可以导致胎儿神经管、心脏、肾脏等器官的结构畸形[5]。

因此即使目前没有 2019-nCoV 垂直传播致胎儿畸形的证据，但孕期还是应该加强排畸检查。现有数据显示，中晚期妊娠母体感染 2019-nCoV 与胎儿并发症有关，但发生率并不高，流产率约为 2%，宫内生长受限率约为 10%[6]。其次，新冠肺炎患者以呼吸道症状为主，可导致呼吸困难和缺氧，此外孕妇膈肌上抬、呼吸道黏膜增厚、水肿、充血以及心脏负荷增加，进一步加重孕妇缺氧情况，持续低氧可能引起中晚期妊娠胎儿宫内窘迫，可能增加早产风险，或急诊剖宫产风险。再次，妊娠期凝血功能有更多的复杂性，包括纤维蛋白原和 D- 二聚体在妊娠晚期增加到 50%。2019-nCoV 感染诱发全身炎症反应引起凝血因子的消耗，进一步加重了凝血功能异常，表现为凝血和纤溶同时激活，可以有血栓倾向或出血倾向。借鉴妊娠期感染 SARS-CoV 的相关经验，如 Ng 等[7] 的研究发现，胎盘病理学表现高度异常，表现出广泛的胎儿血栓性血管病和无绒毛膜绒毛区域（胎儿血管长期灌注不良的表现）。胎盘血栓可能在早孕期间增加流产、胚胎停育风险，中晚期可能导致胎儿宫内发育迟缓，增加流产、早产或胎死宫内风险。

综上所述，应将感染 2019-nCoV 的孕产妇归为高风险人群管理。

参考文献

[1] Mullins E，Evans D，Viner RM，et al. Coronavirus in pregnancy and delivery：rapid review. Ultrasound Obstet Gynecol，2020，55（5）：586-592.

[2] Chen H，Guo J，Wang C，et al. Clinical characteristics and intrauterine vertical transmission potential of COVID-19 infection in nine pregnant women：a retrospective review of medical records. Lancet，2020，395（10226）：809-815.

[3] Lokken E M，Walker C L，Delaney S，et al. Clinical Characteristics of 46 Pregnant Women with a SARS-CoV-2 Infection in Washington State. American Journal of Obstetrics and Gynecology，2020，223（6）：911.e1-911.e14.

[4] Zhu H，Wang L，Fang C，et al. Clinical analysis of 10 neonates born to mothers with 2019-nCoV pneumonia. Transl Pediatr，2020；9（1）：51-60.

[5] Oster ME，Riehle-Colarusso T，Alverson CJ，et al. Associations between maternal fever and influenza and congenital heart defects. J Pediatr，2011，158（6）：990-995.

[6] Dashraath P，Wong JLJ，Lim MXK，et al. Coronavirus disease 2019（COVID-19）pandemic and pregnancy. Am J Obstet Gynecol，2020，222（6）：521-531.

[7] Ng PC，So KW，Leung TF，et al. Fok TF. Infection control for SARS in a tertiary neonatal centre. Arch Dis Child Fetal Neonatal Ed，2003，88（5）：F405-409.

（张双丽　周明芳）

95. 晚期妊娠和围产期女性是新冠肺炎重型 / 危重型的高危人群

由于生理代谢改变，妊娠期发生病毒感染易于重型化，比如2009 年 H1N1 大流行期间，孕妇发生重型肺炎的比例高达 20%。2019-nCoV 是一种新发病原体，目前尚缺乏妊娠期感染的系统研究。

早期中国武汉的病例表明[1-2]，孕妇感染后与同龄未怀孕者临床表现类似，预后良好，未发现重型化倾向，经阴道分娩也不增加新生儿感染率。然而随后欧洲的一些报道提示，孕妇也可能是新冠肺炎重型 / 危重型的高危人群。如近期一项西班牙单中心队列研究[3]显示：32 例确诊为新冠肺炎的孕妇中，18 例（56.3%）需要氧疗，6 例（18.7%）需要高流量吸氧。8 例（25.0%）符合急性呼吸窘迫综合征（ARDS）的诊断标准，有创机械通气 2 例（6.2%），3 例（9.4%）因新冠肺炎导致提前终止妊娠。

Allotey 等[4]对于 2019 年 12 月 1 日至 2020 年 6 月 26 日期间发表的关于妊娠相关新冠肺炎研究进行了 meta 分析，共纳入 28 项研究，共 11 432 名妊娠期或围产期女性新冠肺炎患者。该研究显示，妊娠期新冠肺炎患者最常见表现如发热、咳嗽、肌肉酸痛等发生率低于非妊娠患者，但妊娠期新冠肺炎患者需要入住重症监护治疗病房及无创通气的概率显著高于非妊娠患者。

因此妊娠期与围产期女性新冠肺炎患者是重型 / 危重型高危人群。在诊疗中应加强病情监测，并与患者及家属充分沟通病情。

参考文献

[1] Yu N，Li W，Kang Q，et al. Clinical features and obstetric and neonatal outcomes of pregnant patients with COVID-19 in Wuhan，China：a retrospective，single-centre，descriptive study. Lancet Infect Dis，2020，20（5）：559-564.

[2] Li N，Han L，Peng M，et al. Maternal and neonatal outcomes of pregnant women with COVID-19 pneumonia：a case-control study. Clin Infect Dis，2020，71（16）：2035-2041.

[3] Ferrazzi E，Frigerio L，Savasi V，et al. Vaginal delivery in SARS-CoV-2-infected pregnant women in Northern Italy：a retrospective analysis. BJOG.

2020；10.1111/1471-0528.16278.

[4] Allotey J，Stallings E，Bonet M，et al. Clinical manifestations，risk factors，and maternal and perinatal outcomes of coronavirus disease 2019 in pregnancy：living systematic review and meta-analysis. BMJ，2020，370：m3320.

（王刚　杨松）

96. 2019-nCoV 母婴垂直传播可能性低

对 2019-nCoV 感染的妊娠期女性，确定 2019-nCoV 是否可经母婴垂直传播至关重要，它将影响母婴结局、分娩方式的选择及终止妊娠的时机等多个关系母婴健康的重要方面。而有限的关于 2019-nCoV 母婴垂直传播的研究结论尚存在分歧。

母婴垂直传播按发生的时间分类，可分为先天感染（宫内感染）、产时感染及产后感染。按方式分类，母婴的垂直传播可分为经胎盘传播、经产道传播及经母乳传播。目前已有研究分别在胎盘[1]、产道[2]、乳汁[3]中检测到 2019-nCoV，为证实 2019-nCoV 可经母婴垂直传播提供了一定的依据。也有研究在脐带血、胎膜未破裂的羊水中检测到 2019-nCoV，一定程度上证实了 2019-nCoV 宫内传播的可能性。严格来讲，在胎盘、羊水、脐带血、产道、母乳及胎儿或新生儿血液及鼻咽拭子中均检测到 2019-nCoV，才可证实 2019-nCoV 可经母婴垂直传播。而目前仅有一个来自法国学者 Alexandre 的研究[1]中检测了上述所有标本并且得到全部标本 2019-nCoV 阳性的证据，但遗憾的是仅有一个病例，为个案报道。而大多数的研究都只是在有限数量的病例中检测有限部位的标本，不能充分证实 2019-nCoV 可母婴垂直传播。有学者详细定义了 2019-nCoV 母婴垂直传播[4]，要在是否会发生、如何发生、何时发生、什么情况下发生 4 个方面来证实 2019-nCoV 母婴垂直传播，以更好地在产前管理、分娩方式和分娩时机选择及产后随访等方面为产科医生及患者提供决策建议。

总之，现有的研究可以支持 2019-nCoV 母婴垂直传播的证据不足，而且大部分新生儿 2019-nCoV 检测阴性，因此笔者认为 2019-nCoV 母婴垂直传播可能性低。

参考文献

［1］Alexandre J. Vivanti, Christelle Vauloup-Fellous, et al. Transplacental transmission of SARS-CoV-2infection. Nature Communications, 2020, 11: 3572.

［2］Andrea Roberto Carosso, Stefano Cosma, Chiara Benedetto.Vaginal delivery in COVID-19 pregnant women: anorectum as a potential alternative route of SARS-CoV-2 transmission. Am J Obstet Gynecol, 2020, 223 (4): 612.

[3] Chengliang Zhu, Weiyong Liu, Hanwen Su, et al. Breastfeeding Risk from Detectable Severe Acute Respiratory Syndrome Coronavirus 2 in Breastmilk. J Infect, 2020, 81 (3): 452-482.

[4] Blumberg DA, Underwood MA, Hedriana HL, Lakshminrusimha S. Vertical Transmission of SARS-CoV-2: What is the Optimal Definition ? Am J Perinatol, 2020, 37 (8): 769-772.

（许艳丽　王夫川）

97. 新冠肺炎孕妇分娩时机的选择应遵循个体化原则

新冠肺炎本身并不是决定终止妊娠的独立因素，新冠肺炎孕妇分娩时机的选择应遵循个体化原则[1]，根据新冠肺炎的病情严重程度，以产科指征为主。

首先，根据现有研究数据大多数患有新冠肺炎的孕妇病情较轻[2]，对妊娠及胎儿的影响轻微，对阴道分娩过程中孕妇及胎儿的病理生理学参数影响较小，因此选择剖宫产终止妊娠并不会为孕妇和胎儿带来更大的益处，反而会带来额外的手术创伤或更多的产后出血量，并且有新冠肺炎患者剖宫产后病情加重需转入重症监护治疗病房的报道[3]。其次，剖宫产并不能完全避免胎儿或新生儿感染 2019-nCoV，目前已有的研究数据在证明 2019-nCoV 是否存在垂直传播的结论上存在分歧。并且数据显示剖宫产后和阴道分娩后的新生儿均有 2019-nCoV 阳性者，而且新生儿感染 2019-nCoV 后大多数临床症状轻微，恢复较快[4]，因此通过剖宫产降低新生儿 2019-nCoV 的感染风险并不可行。

若是新冠肺炎孕妇病情危重，孕妇的身体状况直接威胁母婴安全，造成胎儿宫内窘迫甚或胎死宫内的风险增加，可适时终止妊娠。终止妊娠时机的选择要考虑以下多种因素[5]：首先，分娩是否可缓解新冠肺炎的病情[6]。其次，孕妇处在感染急性期时分娩新生儿是否会导致新生儿感染新冠肺炎风险增加。第三，妊娠本身造成的氧耗增加及功能残气量的减少，这样的生理改变理论上可加重新冠肺炎病情[7]，终止妊娠或可带来益处。第四，终止妊娠是否会改善孕晚期增大的子宫及增多的羊水对肺部通气功能的影响。第五，孕周和胎儿的存活能力。

笔者建议，孕妇在早孕期患新冠肺炎是否可导致胎儿流产或胎儿畸形目前的临床数据有限，而早期妊娠本身对新冠肺炎病情影响轻微，仅根据新冠肺炎就做出早孕期终止妊娠的决定是不明智的；中晚孕期新冠肺炎孕妇的胎儿满 32 周，存活率较高，若新冠肺炎病情确实危重，可考虑终止妊娠；孕周在 14 ～ 32 周，胎儿存活力差，若是新冠肺炎病情平稳，尽量在严密监护下延长孕周。

参考文献

［1］Chen D，Yang H，Cao Y，et al. Expert consensus for managing pregnant women and neonates born to mothers with suspected or confirmed novel coronavirus（COVID-19）infection. Int J Gynaecol Obstet，2020，149（2）：130-136.

［2］Nan Yu，Wei Li，Qingling Kang，et al.Clinical features and obstetric and neonatal outcomes of pregnant patients with COVID-19 in Wuhan，China：a retrospective，single-centre，descriptive study. Lancet Infect Dis，2020，20：559-564.

［3］Martínez-Perez O，Vouga M，Cruz Melguizo S，et al. Association Between Mode of Delivery Among Pregnant Women With COVID-19 and Maternal and Neonatal Outcomes in Spain. JAMA，2020，324（3）：296-299.

［4］Jing Liao，Xiaoyan，He，Qing Gong，et al. Analysis of vaginal delivery outcomes among pregnant women in Wuhan，China during the COVID-19 pandemic. Int J Gynaecol Obstet，2020，150（1）：53-57.

［5］Donders F，Lonnée-Hoffmann R，Tsiakalos A，et al. ISIDOG Recommendations Concerning COVID-19 and Pregnancy. Diagnostics（Basel），2020，10（4）：243.

［6］Tolcher MC，McKinney JR，Eppes CS，et al. Prone Positioning for Pregnant Women With Hypoxemia Due to Coronavirus Disease 2019（COVID-19）. Obstet Gynecol，2020，136（2）：259-261.

［7］Stephens AJ，Barton JR，Bentum NA，et al. General Guidelines in the Management of an Obstetrical Patient on the Labor and Delivery Unit during the COVID-19 Pandemic. Am J Perinatol，2020，37：829.

（许艳丽　康晓迪　刘华放）

98. 孕产妇合并 2019-nCoV 感染的产时管理

　　孕产妇合并 2019-nCoV 感染的分娩方式和终止妊娠时机取决于产科适应证。目前关于妊娠期合并 2019-nCoV 感染的研究数据较少，大多认为 2019-nCoV 感染的孕妇病情较轻，且是否存在母婴垂直传播证据不足，因此 2019-nCoV 感染本身并不影响分娩方式和分娩时机的选择，分娩方式和终止妊娠时机取决于产科适应证，推荐宫颈状况良好，可选择阴道分娩。但是如果患者新冠肺炎病情加重，需机械通气可选择剖宫产。

　　孕产妇合并 2019-nCoV 感染的产时管理应注意以下几方面：①对于合并 2019-nCoV 感染即将分娩的孕妇（第一胎妊娠子宫口开大 10 cm；第二胎和多胎妊娠子宫口开大 3 cm）将通过专用通道进入负压产房，密切观察产程，监测患者生命体征、血氧饱和度、患者主观症状、心肺状况、持续低流量吸氧及胎心监护。②随着分娩时间的延长，宫缩越来越强烈，耗氧量增加，肺部气体交换不足，可能出现宫内胎儿窘迫的迹象，需做好紧急剖宫产的准备。③第二产程因患者过度用力屏气和加大腹压，对孕妇肺通气功能影响较大，可加重新冠肺炎病情，推荐应尽量缩短产程，可考虑会阴侧切或器械（产钳或胎吸）助产以缩短产程。④新生儿娩出后不建议进行延迟脐带结扎及新生儿肤触，以减少经由母亲传播 2019-nCoV 的风险[1-2]。⑤推荐新生儿出生后 24 小时内不去除胎脂，因为其含有抗菌肽，对新生儿有保护作用，并尽快转入隔离病房观察[3]。

　　目前，已有关于合并 2019-nCoV 感染的产妇在分娩后几小时内病情加重转入 ICU 的报道，因此分娩后需密切监护产妇情况。对进入产房的医护人员要加强防护措施，尽量减少医务人员的人数，避免家属陪产。如果发现高危产前病例，应进行包括产科、感染科、儿科、重症监护室等多学科团队管理。

参考文献

[1] Chen H, Guo J, Wang C, et al. Clinical characteristics and intrauterine

vertical transmission potential of COVID-19 infection in nine pregnant women: a retrospective review of medical records. Lancet, 2020, 395: 809.

[2] Wang X, Zhou Z, Zhang J, et al. A case of 2019 Novel Coronavirus in a pregnant woman with preterm delivery. Clin Infect Dis, 2020, 2: 200.

[3] Favre G, Pomar L, Qi X, et al. Guidelines for pregnant women with suspected SARS-CoV-2 infection. Lancet Infect Dis, 2020, 20: 652.

（王夫川　许艳丽）

第二节 儿 童

99. 疑似 / 确诊合并 2019-nCoV 感染孕产妇所产新生儿需住院隔离观察

新冠肺炎已成为全球性的公共卫生问题。新生儿作为特殊人群在疫情期间受到了重点关注。目前虽然未见 2019-nCoV 可发生母婴垂直传播的直接证据，但仍存在垂直传播的可能性[1-2]。故建议疑似 / 确诊合并 2019-nCoV 感染的孕产妇所产新生儿产后住院隔离观察。

《新生儿科新型冠状病毒感染防控专家建议》[3]指出，为收治疑似 / 确诊合并 2019-nCoV 感染孕产妇所产新生儿，应设置包括新生儿留观病室、新生儿隔离观察病区及新生儿隔离诊治病区的防控病区。新生儿留观病室用于疑似合并 2019-nCoV 感染产妇分娩的一般情况良好的新生儿隔离观察与护理。新生儿隔离观察病区用于疑似 / 确诊合并 2019-nCoV 感染产妇分娩的新生儿的隔离观察与救治。新生儿隔离诊治病区用于收治疑似 / 确诊合并 2019-nCoV 感染产妇分娩的重症新生儿以及疑似 / 确诊合并 2019-nCoV 感染的新生儿。合并 2019-nCoV 感染产妇所产新生儿由新生儿科医生进行初步体格检查和必要的复苏后均应安置于婴儿暖箱中转入新生儿隔离观察病区。如有重型新冠肺炎的临床表现应及时转至隔离诊治病区进一步诊治。

疑似 / 确诊合并 2019-nCoV 感染产妇分娩的新生儿，转入隔离观察病区或隔离诊治病区后，隔离观察 / 诊治期限需 14 天以上，达此期限一般情况良好者若母亲解除隔离患儿亦可解除隔离[4]。有条件的医疗机构常规采集隔离观察病区或隔离诊治病区新生儿的咽拭子、痰、下呼吸道分泌物、血液等标本行 2019-nCoV 核酸检测，结果供临床参考。

综上所述，疑似 / 确诊合并 2019-nCoV 感染孕产妇所产新生儿产后需住院隔离观察。

参考文献

［1］Chen HJ，Guo JJ，Wang C，et al. Clinical characteristics and intrauterine vertical transmission potential of COVID-19 infection in nine pregnant women：a retrospective review of medical records. Lancet，2020，395（10226）：809-815.

［2］Qiao J. What are the risks of COVID-19 infection in pregnant women？ Lancet，2020，395（10226）：760-762.

［3］中国医师协会新生儿科医师分会，中国妇幼保健协会新生儿保健专业委员会，中华医学会围产医学分会. 新生儿科新型冠状病毒感染防控专家建议. 中华围产医学杂志，2020，23（2）：80-84.

［4］国家卫生健康委办公厅. 国家卫生健康委办公厅关于印发新型冠状病毒实验室生物安全指南（第二版）的通知（国卫办科教函［2020］70 号）［EB/OL］. http://www.nhc.gov.cn/xcs/zhengcwj/202001/0909555408d842a58828611dde2e6a26.shtml，（2020-01-23）［2020-1-30］.

（刘玉环　何明）

100. 新生儿 2019-nCoV 感染以轻型 / 普通型为主

　　新生儿 2019-nCoV 感染非常少见，目前报道的确诊新生儿 2019-nCoV 感染年龄为从生后 36 小时到生后 3 周不等。新生儿 2019-nCoV 感染的症状是非特异性、不典型的，从无症状到重型不等，且以轻型为主，目前尚无新生儿 2019-nCoV 感染死亡病例报道。

　　新生儿 2019-nCoV 感染轻型病例，可有 1 种到多种不同表现，可表现为发热、精神差、纳奶欠佳、吐奶、气促、呛咳、易惊、心率增快等[1-3]，而且发热不一定是首发症状，有报道表明新生儿 2019-nCoV 感染的首发临床表现可以是消化道症状[2]。在这 4 篇报道中有 5 例轻型新生儿患者，其中仅 1 例患儿有血常规白细胞计数升高且淋巴细胞计数的轻度下降，1 例患儿血小板轻度降低，余 3 例患儿血常规无明显异常；4 例患儿胸部影像学提示肺炎表现，1 例无特殊异常。这些患儿经对症支持及抗病毒治疗后，均预后良好。

　　新生儿易受到 2019-nCoV 感染，可以表现为无症状到重型不等，以轻型病例最为常见，并且临床症状多不典型，新生儿临床工作者应结合患儿的流行病学史、辅助检查等，细致严密地观察患儿临床症状，以达到早发现、早隔离、早治疗的目的。

参考文献

[1] Alonso Díaz C，López Maestro M，Moral Pumarega MT，et al. First case of neonatal infection due to COVID 19 in Spain. Anales de Pediatría（English Edition），2020，92（4）：237-238.

[2] 王劲，王丹，陈国策，等. 以消化道症状为首发表现的新生儿 SARS-CoV-2 感染 1 例. 中国当代儿科杂志，2020，22（03）：211-214.

[3] Lingkong Zeng，Shiwen Xia，Wenhao Yuan，et al. Neonatal Early-Onset Infection With SARS-CoV-2 in 33 Neonates Born to Mothers With COVID-19 in Wuhan，China. JAMA Pediatr，2020，174（7）：722-725.

（徐琳　庞琳）

101. 儿童 2019-nCoV 感染病例重型 / 危重型少见

　　据国内外文献报道，儿童 2019-nCoV 感染患者，相对成人患者，重型、危重型少见，病死率低。截至 2020 年 2 月 8 日，中国疾病预防控制中心（CDC）报告 2143 例儿童病例［确诊病例 731 例（34.1%）、疑似病例 1412 例（65.9%）］，其中无症状感染、轻型、普通型分别有 94 例（4.4%）、1091 例（50.9%）、831 例（38.8%），重型、危重型病例少见，占比分别为 6.7%、0.7%，明显低于成人重型（约 13.8%）与危重型比例（4.7%）[1-2]。武汉儿童医院 115 例确诊 2019-nCoV 感染患儿中，无症状感染者 61 例（53.0%），轻型、普通型 51 例（44.3%），危重型 3 例（2.6%）[3]。美国有文献报道 2572 例儿童 2019-nCoV 确诊病例中，以轻型多见，需住院病例少，住院率为 6% ～ 20%，仅 0.58% ～ 2.0% 需入住 ICU[4]。一项纳入 1780 例儿童 2019-nCoV 感染病例的综述报道重型病例占比仅为 0.6%[5]。

　　自武汉 2019-nCoV 疫情发生至 2020 年 2 月 11 日，中国内地 0 ～ 19 岁确诊病例 965 例，死亡 1 例，病死率为 0.1%，0 ～ 9 岁、10 ～ 19 岁病死率各为 0%、0.18%，明显低于成人病死率（20 ～ 49 岁 0.3%，59 ～ 59 岁 1.3%，≥ 60 岁 6%）[6]。一篇总结 2020 年 1 月至 4 月中国、美国、伊朗、西班牙报道的儿童 2019-nCoV 感染病例的综述，共有 2914 例纳入分析，其中 2843 例 2019-nCoV 检测阳性患儿中，共有 5 例死亡，病死率低（0.18%）[7]。

　　随着 2019-nCoV 的大流行，欧洲国家陆续报道了 2019-nCoV 感染相关的儿童重型病例[8]，后命名为儿童多系统炎症综合征（multisystem inflammatory syndrome in children，MIS-C）[9]，目前亚洲地区尚未见 MIS-C 病例报道[10]。不同于此前国内外文献[1,3-5]报道儿童 2019-nCoV 感染病情较轻，MIS-C 患儿以全身多系统损害为主要表现，伴炎症标志物明显升高，病情较重[10]。

　　综上所述，尽管大多数 2019-nCoV 感染患儿表现为轻型或无症状，但国外陆续报道了 2019-nCoV 感染儿童重型病例，儿科医师应加强对儿童 2019-nCoV 感染的认识，需对 2019-nCoV 感染患儿做好早期生命体征监测、病情评估，及时发现重型病例，以期及时开展治疗以减轻多器官功能损害。

参考文献

［1］Eastin C，Eastin T. Epidemiological characteristics of 2143 pediatric patients with 2019 coronavirus disease in China. Journal of Emergency Medicine，2020，58（4）：712-723.

［2］Chinese Center for Disease Control and Prevention Epidemiology Working Group for NCIP Epidemic Response. The epidemiological characteristics of an outbreak of 2019 novel coronavirus diseases（COVID-19）in China. ZhongHuaLiuXingBingXueZaZhi，2020，41（2）：145-151.

［3］马耀玲，夏胜英，王敏，等. 115 例新型冠状病毒感染儿童的临床特点分析. 中国当代儿科杂志，2020，22（4）：290-293.

［4］CBialek S，Gierke R，Hughes M，et al. Coronavirus Disease 2019 in Children-United States，February 12-April2，2020. MMWRMorbidity and mortality weekly report，2020，69（14）：422-426.

［5］Liguoro I，Pilotto C，Bonanni M，et al. SARS-COV-2 infection in children and newborns：a systematic review. Eur J Pediatr，2020，179（7）：1029-1046.

［6］中国疾病预防控制中心新型冠状病毒肺炎应急响应机制流行病学组. 新型冠状病毒肺炎流行病学特征分析. 中华流行病学杂志，2020，41（2）：145-151.

［7］Patel NA. Pediatric COVID-19：Systematic review of the literature. Am J Otolaryngol，2020，41（5）：102573.

［8］Cheung EW，Zachariah P，Gorelik M，et al. Multisystem Inflammatory Syndrome Related to COVID-19 in Previously Healthy Children and Adolescents in New York City. JAMA，2020，324（3）：294-296.

［9］Centers for Disease Control and Prevention. Emergency preparedness and response：multisystem inflammatory syndrome in children（MIS-C）associated with coronavirus disease 2019（COVID-19）［EB/OL］.（2020-05-14）［2020-06-20］. https：//emergency.cdc.gov/han/2020/han00432.asp.

［10］冯志冠，郑跃杰，申昆玲，等. 新型冠状病毒感染相关儿童多系统炎症综合征. 中华实用儿科临床杂志，2020，35（15）：1121-1124.

（苗敏　杨洪玲）

102. 儿童感染 2019-nCoV 的常见症状

据国内外文献报道，儿童 2019-nCoV 感染者临床症状可有发热、咳嗽、咽痛、流涕、呕吐、乏力、头痛、腹泻等，以发热、咳嗽为主要临床表现[1-5]。

国内武汉儿童医院收治的 91 例儿童 2019-nCoV 病例，临床表现以发热（56 例、61.54%）、咳嗽（51 例、56.04%）常见[1]。Tung Ho CL 等[2] 对 820 例 2019-nCoV 感染儿童病例调查分析，发热、咳嗽是常见症状，占比各为 53.9%、39.3%，流涕，咽充血、咽痛，腹泻，乏力、头痛、头晕等症状少见。美国疾病控制与预防中心（CDC）报告的 17 877 例 2019-nCoV 感染儿童病例，按年龄分组，≤ 9 岁儿童最常见的症状是发热（46%）、咳嗽（37%），头痛（15%）、腹泻（14%）、咽喉痛（13%）少见；10 ～ 19 岁儿童临床症状有头痛（42%）、咳嗽（41%）、发热（35%）、咽痛（29%）、气促（16%）、腹泻（14%），发热、咳嗽亦为主要临床表现；文中指出儿童 2019-nCoV 感染者较少见的报告症状包括流涕、恶心 / 呕吐、腹痛、嗅觉缺失和读写困难。一项纳入 1780 例儿童 2019-nCoV 感染病例的综述报道发热（52%）、咳嗽（47%）症状常见。另一篇总结国内外 158 例确诊儿童 2019-nCoV 感染病例的综述报道，78 例患儿有发热，74 例有呼吸系统症状，如咳嗽、气促，27 例有呕吐、腹泻等胃肠道症状，临床表现亦以发热、咳嗽为主。

综上所述，2019-nCoV 感染流行期间，对出现发热、咳嗽症状的儿童，应高度警惕患儿可能为 2019-nCoV 感染者，需详细了解其有无 2019-nCoV 流行病学史，尽早完善 2019-nCoV 核酸检测，对早期识别 2019-nCoV 感染病例有重要临床意义。

参考文献

［1］刘洁，罗万军，邓志宏，等 . 91 例儿童新型冠状病毒肺炎确诊病例临床及流行病学特征［J］. 中华医院感染学杂志，2020，30（11）：1625-1629.

［2］Tung Ho CL，Oligbu P，Ojubolamo O，et al. Clinical Characteristics of Children with COVID-19. AIMS Public Health，2020，7（2）：258-273.

［3］Stokes EK，Zambrano LD，Anderson KN，et al. Coronavirus disease 2019 case surveillance—United States，January 22-May 30，2020. MMWR Morb Mortal Wkly Rep，2020，69：759-765.

［4］Liguoro I，Pilotto C，Bonanni M，et al. SARS-COV-2 infection in children and newborns：a systematic review. Eur J Pediatr，2020，179：1029-1046.

［5］Yoon S，Li H，Lee KH，et al. Clinical Characteristics of Asymptomatic andSymptomatic Pediatric Coronavirus Disease 2019（COVID-19）：A Systematic Review.Medicina（Kaunas），2020，56（9）：E474.

（杨洪玲　苗敏）

103. 儿童感染 2019-nCoV 消化道症状较常见

儿童感染 2019-nCoV 后的主要临床表现为发热、咳嗽等呼吸道症状，但消化道症状亦不少见，可以消化道症状如呕吐、腹泻起病，或在发热、咳嗽等基础上出现呕吐、腹泻等消化道表现[1]。

Philip 等[2] 报道了 50 例来自纽约的 2019-nCoV 感染儿童，有消化道症状的 7 例，发病率为 14%（7/50）；其中 3 例仅表现为消化道症状（如腹痛、呕吐），4 例在呼吸系统症状基础上合并消化系统表现。Yang[3] 等总结了 37 篇文献中 406 例儿童患者，其中有 22 例发生腹泻，22 例发生呕吐，发病率均为 5.4%（22/406）。文献中有 55 例进行了肛拭子 2019-nCoV 核酸检测，其中 45 例核酸检测阳性，阳性率 81.8%（45/55）。来自长沙的 1 篇报道[4] 显示：对于 10 例 2019-nCoV 感染儿童进行分析，其中出现腹痛、呕吐症状者各 1 例，发生率均为 10%。

Z Chen 等[5] 对 32 例 2019-nCoV 儿童病例特点进行总结后发现，有咳嗽症状者 10 例（31.3%），有腹泻症状者 3 例（9.4%），呼吸道样本病毒 RNA 持续的平均时间是 15.8 天（1～29 天），婴儿、学龄前儿童、学龄期儿童、青少年之间比较无统计学差异；消化道样本（便/肛拭子）病毒 RNA 持续的平均时间是（28.9±11.81）天，且排毒时间随年龄增加而缩短。

因此，儿童感染 2019-nCoV 后虽以发热及呼吸道症状为主要表现，但消化道症状并不少见，病程中消化道症状可单独出现或合并于呼吸道症状，临床表现以呕吐、腹泻多见；粪便或肛拭子病毒核酸检测有较高的阳性率，且排毒时间长，应注意手卫生，减少重复感染及病毒传播风险。

参考文献

[1] 陈志海，梁连春，秦恩强，等 . 新冠肺炎诊疗与病例精粹 . 北京：北京大学医学出版社，2020：156.

[2] Philip Zachariah, Candace L Johnson, Katia C Halabi, et al. Columbia

Pediatric COVID-19 Management Group; Epidemiology, Clinical Features, and Disease Severity in Patients With Coronavirus Disease 2019 (COVID-19) in a Children's Hospital in New York City, New York. JAMA Pediatr, 2020, 174 (10): e202430.

[3] Yang Zhen-Dong, Zhou Gao-Jun, Jin Run-Ming, et al. Clinical and transmission dynamics characteristics of 406 children with coronavirus disease 2019 in China: A review. The Journal of infection, 2020, 81 (2): e11-e15.

[4] Yu-Pin Tan, Bo-Yu Tan, Jia Pan, et al. Epidemiologic and clinical characteristics of 10 children with coronavirus disease 2019 in Changsha, China. Journal of clinical virology: the official publication of the Pan American Society for Clinical Virology, 2020, 127: 104353.

[5] Chen Z, Tong L, Zhou Y, et al. Childhood COVID-19: a multicentre retrospective study. Clin Microbiol Infect, 2020, 26 (9): 1260.e1-1260.e4.

（张艳兰　何树新）

104. 儿童感染 2019-nCoV 后神经系统受累较成人少见

2019 年 12 月至今，2019-nCoV 正在世界范围内流行，与成人患者相比，儿童 2019-nCoV 感染的临床症状不典型，多为呼吸系统、消化系统受累，有关神经系统受累的报道较少。

Alexandre 等[1] 报道了 1 例新生儿出现神经系统表现的病例：该名新生儿出生时血液及鼻咽拭子、肛门拭子、肺泡灌洗液 2019-nCoV 核酸均阳性，生后 3 天出现烦躁、喂养困难、四肢强直及斜视，脑脊液 2019-nCoV 核酸阴性，生化提示白细胞数 300 个 /mm^3，蛋白略有升高（1.49 g/L）。患儿神经系统症状在 3 天内缓慢改善，生后 5 天复查脑脊液样本正常，但仍有肌张力减低及喂养困难。出生后 11 天的头颅磁共振成像显示双侧脑室周围白质和皮质下信号异常。对患儿未给予特殊治疗，18 天后出院。生后近 2 个月的随访显示肌张力改善，磁共振成像提示白质损伤减少，生长发育及其他检查正常。

国外报道 1 例生后 6 周男婴，有发热、咳嗽表现，并出现短阵的双眼向上凝视及双下肢僵硬的表现，查体发现皮肤发花，前囟平软，双侧第四、五脚趾重叠，鼻咽及肛门拭子样本中查出 2019-nCoV 病毒序列阳性，脑脊液常规、生化未见明显异常，脑脊液病毒检测阴性；对患儿未给予特殊治疗，住院 1 天发作停止后出院[2]。

总之，2019-nCoV 感染被认为具有神经侵入性，并伴随神经精神症状。不同于成年人急性脑血管病、癫痫发作、嗅觉障碍、运动失调等神经系统表现[3-4]，儿童因年龄小，心血管基础疾病少，急性脑血管病的发生率低，对嗅觉障碍、头晕、头痛的表述少，神经系统受累较成人少见，而主要的神经系统症状不典型，可表现为意识障碍及抽搐，临床中应仔细观察，2019-nCoV 核酸检测及头颅影像学检查可协助诊断。

参考文献

[1] Alexandre J Vivanti, Christelle Vauloup-Fellous, Sophie Prevot, et al.

Transplacental transmission of SARS-CoV-2 infection. Nat Commun，2020，11（1）：3572.

[2] Rachelle Dugue，Karla C Cay-Martínez，Kiran T Thakur，et al. Neurologic manifestations in an infant with COVID-19. Neurology，2020，94（24）：1100-1102.

[3] Ling Mao，Huijuan Jin，Mengdie Wang，et al. Neurologic Manifestations of Hospitalized Patients With Coronavirus Disease 2019 in Wuhan，China. JAMA Neurol，2020，77（6）：683-690.

[4] Krishna Nalleballe，Sanjeeva Reddy Onteddu，Rohan Sharma，et al. Spectrum of neuropsychiatric manifestations in COVID-19. Brain Behav Immun，2020，88：71-74.

（张艳兰　张慧敏）

105. 儿童多系统炎症反应综合征（MIS-C）是儿童重型 2019-nCoV 感染的独特表现

近期相继有研究报道，部分儿童 2019-nCoV 感染出现类似川崎病或不典型川崎病表现，但明显较川崎病严重，常伴多系统受累，心血管系统受累常见，严重者心力衰竭、休克，或出现巨噬细胞活化综合征等，美国疾病预防控制中心将其定义为儿童多系统炎症反应综合征（multisystem inflammatory syndrome in children，MIS-C）。

美国疾病预防控制中心对 MIS-C 定义如下[1-2]：年龄＜21 岁伴发热症状的个体，有炎症反应的实验室证据和需要收治入院的严重疾病的临床证据，伴多器官受累（＞2 个，包括心、肾、呼吸系统、血液系统、消化道、皮肤或神经系统）；排除其他相关诊断；通过 RT-PCR 或血清学检测明确 2019-nCoV 感染；或症状出现前 4 周内有 2019-nCoV 暴露史。

因其仅发生于儿童及青少年，MIS-C 定义对象为年龄＜21 岁。总结法国、意大利和英国的三项研究[3-5]，共入组 MIS-C 患儿 53 例，其中 1～5 岁 4 例，5～10 岁 26 例，10～16 岁 23 例，故 5～16 岁儿童占 92.45%。一项系统性研究总结了 2020 年 3—7 月发表的与 MIS-C 相关的 35 篇文献的 783 名 MIS-C 患儿[6]，发现 MIS-C 发病年龄范围自 3 月龄到 20 岁，中位年龄为 8.6 岁，四分位间距 7～10 岁。因此，据目前报道，MIS-C 仅见于儿童及青少年。尽管其皮肤黏膜表现与川崎病类似，但不同于川崎病多见于婴幼儿，5 岁以下占 87.4%[7]，MIS-C 多发于 5 岁以上儿童。

MIS-C 常伴严重并发症。上述研究纳入的 783 名患儿，63% 的患儿需用血管活性药物，28% 患儿需要呼吸支持（包括各种形式），4% 患儿需用 ECMO，12 名（1.5%）患儿死亡。

因此，尽管目前研究认为，相对成人，儿童 2019-nCoV 感染多数为轻型，重型少见，仍需警惕儿童严重 2019-nCoV 感染的独特表现——MIS-C。

参考文献

［1］Shubhi Kaushik, Scott I Aydin, Kim R Derespina, et al. Multisystem Inflammatory Syndrome in Children Associated with Severe Acute Respiratory Syndrome Coronavirus 2 Infection（MIS-C）: A Multi-institutional Study from New York City. The Journal of pediatrics, 2020, 224: 24-29.

［2］Natasha A. Nakra, Dean A. Blumberg, Angel Herrera-Guerra, et al. Multi-System Inflammatory Syndrome in Children（MIS-C）Following SARS-CoV-2 Infection: Review of Clinical Presentation, Hypothetical Pathogenesis, and Proposed Management. Children（Basel）, 2020; 7（7）: 69.

［3］Zahra Belhadjer, Mathilde Méot, Fanny Bajolle, et al. Acute heart failure in multisystem inflammatory syndrome in children（MIS-C）in the context of global SARS-CoV-2 pandemic. Circulation, 2020, 142（5）: 429-436.

［4］Lucio Verdoni, Angelo Mazza, Annalisa Gervasoni, et al. An outbreak of severe Kawasaki-like disease at the Italian epicentre of the SARS-CoV-2 epidemic: an observational cohort study. Lancet, 2020, 395: 1771-1778.

［5］Shelley Riphagen, Xabier Gomez, Carmen Gonzalez-Martinez, et al. Hyperinflammatory shock in children during COVID-19 pandemic. Lancet, 2020, 395（10237）: 1607-1608.

［6］Trisha Radia, Nia Williams, Pankaj Agrawal, et al. Multi-system inflammatory syndrome in children & adolescents（MIS-C）: A systematic review of clinical features and presentation. Paediatr Respir Rev, 2020, 11: S1526-0542（20）30117-2.

［7］江载芳, 申昆玲, 沈颖. 诸福堂实用儿科学（第八版, 上册）. 北京: 人民卫生出版社, 2015: 778.

（王彩英　庞琳）

106. MIS-C 多累及心血管系统

　　自 2020 年 5 月美国疾病控制和预防中心正式命名 COVID-19 相关儿童多系统炎症综合征（multisystem inflammatory syndrome in children，MIS-C）以来，关于儿童重型病例的报道越来越多。MIS-C 可累及多系统，包括心血管系统、泌尿系统、呼吸系统、消化系统、血液系统、神经系统、皮肤等[1-2]，其中心血管受累常见。

　　Shelley[3] 等最先报道了来自英国的 8 例儿童重型病例，他们的年龄为 4 ～ 14 岁，均存在低血压（77 ～ 81/30 ～ 48 mmHg），心率明显增快（120 ～ 170 次 / 分）表现，心脏彩超提示：7 例存在心室收缩功能受损或心室扩张，其中 1 例伴重度冠状动脉扩张，实验室数据显示 5 例存在 BNP 明显升高。一项来自纽约的多中心研究对 33 例诊断为 MIS-C 的病例进行分析，该研究[4] 认为左心室射血分数 < 50% 可定义为左心室功能低下，若左心室射血分数 < 30%，即被认为严重左心室功能受损。32 例患儿进行了心脏彩超检查，结果显示：21 例（65.5%）存在左心室功能低下，其中 4 例（12%）严重左心室功能受损；15 例（46）患儿存在心包积液。33 例患儿中 21 例（63%）存在低血压，16 例（48%）存在 BNP 明显升高，大多预后良好。17 例（51%）患儿治疗中需要应用血管活性药物，5 例（15%）患儿需要机械通气，2 例（6%）需要机械循环支持，1 例患儿病情严重，治疗中既需要 ECMO 又需要主动脉内球囊泵，最终死亡。

　　综上所述，2019-nCoV 相关 MIS-C 心血管受累常见，心血管受累症状可从轻微心肌功能受损至严重的循环休克，临床应注意监测血压、心肌酶指标及心脏彩超，做到早识别、早治疗。

参考文献

[1] Centers for Disease Control and Prevention. Multisystem inflammatory syndrome in children（MIS-C）associated with coronavirus disease 2019（COVID-19）. CDCHAN-00432. 2020. Available at：https：//emergency.cdc.gov/han/2020/han00432.asp. Accessed June 15，2020.

[2] World Health Organization. Multisystem inflammatory syndrome in children and adolescents with COVID-19：scientific brief. 2020. Available at：https：//www.

who.int/publications-detail/multisystem-inflammatory-syndrome-in-children-and-adolescents-with-covid-19. Accessed June 15, 2020.

[3] Shelley Riphagen, Xabier Gomez, Carmen Gonzalez-Martinez, et al. Hyperinflammatory shock in children during COVID-19 pandemic. Lancet, 2020, 395 (10237): 1607-1608.

[4] Shubhi Kaushik, Scott I Aydin, Kim R Derespina, et al. Multisystem Inflammatory Syndrome in Children Associated with Severe Acute Respiratory Syndrome Coronavirus 2 Infection: A Multi-institutional Study from New York City. The Journal of pediatrics, 2020, 224: 24-29.

（张艳兰　张慧敏）

107. MIS-C 消化道受累常见

与典型川崎病（33%）相比，MIS-C 消化道受累常见，发生腹痛、腹泻症状的比例（81%）更高[1]。

纽约的一项研究纳入了 33 名诊断为 MIS-C 的患儿[2]，研究显示，除发热外（93% 患儿发热），消化道症状是最常见的症状，69% 患儿出现呕吐，63% 患儿有腹痛症状。意大利学者[3]研究了在贝加莫地区的 10 例有川崎病样表现的患儿，有 6 例存在腹泻症状。在法国巴黎开展的一项研究 2019-nCoV 流行期间儿童的川崎样多系统炎症综合征的前瞻性观察性研究[4]显示：所有 21 例有川崎病样症状的患儿在疾病早期均有明显的胃肠道症状，而其中有 19 人（90%）有 2019-nCoV 感染的证据（RT-PCR 结果阳性比例为 8/21，IgG 抗体检测阳性比例为 19/21）。

Licciardi[5]等报道了两例新冠肺炎出现炎症反应综合征的患儿，一例患儿以发热、腹痛起病，腹部超声显示肠系膜淋巴结炎，之后出现腹泻、呕吐、皮疹、结膜炎等症状。另一个患儿病初即出现恶心、呕吐、腹痛、腹泻等症状，之后出现川崎病的典型表现，皮疹、手足硬肿、结膜充血等。伦敦的一项研究[6]，2019-nCoV 阳性并伴有川崎病样表现的患儿 2 例，其中 1 例患儿有腹痛、腹泻表现；3 例有 2019-nCoV 暴露史，但实验室检测阴性的川崎病患儿，合并腹痛表现的有 2 例，有呕吐症状的 2 例，伴有腹泻的 3 例。

有学者[4]猜想 MIS-C 消化道受累常见可能与肠血管炎继发肠缺血有关，但具体病理生理学机制尚不明确，有待进一步研究。

参考文献

[1] Pouletty M，Borocco C，Ouldali N，et al. Paediatric multisystem inflammatory syndrome temporally associated with SARS-CoV-2 mimicking Kawasaki disease （Kawa-COVID-19）：A multicentre cohort. Annals of the Rheumatic Diseases，2020，79（8）：annrheumdis-2020-217960.

[2] Kaushik S，Aydin S I，Derespina K R，et al. Multisystem Inflammatory Syndrome in Children Associated with Severe Acute Respiratory Syndrome Coronavirus 2 Infection（MIS-C）：A Multi-institutional Study from New York City. The Journal of Pediatrics，2020，224：24-29.

［3］Lucio Verdoni，Angelo Mazza，Annalisa Gervasoni，et al. An outbreak of severe Kawasaki-like disease at the Italian epicentre of the SARS-CoV-2 epidemic：an observational cohort study. Lancet，2020，395：1771-1778.

［4］Julie Toubiana，Clément Poirault，Alice Corsia，et al. Kawasaki-like multisystem inflammatory syndrome in children during the COVID-19 pandemic in Paris，France：prospective observational study. BMJ，2020，369：m2094.

［5］Licciardi F，Pruccoli G，Denina M，et al. SARS-CoV-2-Induced Kawasaki-Like Hyperinflammatory Syndrome：A Novel COVID Phenotype in Children. Pediatrics，2020，146（2）：e20201711.

［6］Shelley Riphagen，Xabier Gomez，Carmen Gonzalez-Martinez，et al. Hyperinflammatory shock in children during COVID-19 pandemic. Lancet，2020，395（10237）：1607-1608.

（张慧敏　张艳兰）

108. MIS-C 的皮肤表现

MIS-C 可导致皮肤损害，其皮肤损害的临床表现类似于川崎病（Kawasaki disease，KD），可见多形性皮疹、口唇潮红、皲裂，手足硬肿，指 / 趾端脱皮，双眼睑非化脓性无菌性充血炎症改变，杨梅舌及颈部淋巴结肿大[1]。

来自意大利的[2]一项观察性队列研究中发现（10 名患者），MIS-C 的皮肤表现可见手足红斑或硬结，或两者都有，多形性皮疹，口唇潮红、皲裂、杨梅舌，颈部淋巴结肿大。法国[3]一项前瞻性观察研究显示：MIS-C 患儿中出现双侧球结膜充血（81%），多形性皮疹（76%），嘴唇和口腔变化（76%）。英国伦敦[4] 8 名 MIS-C 儿童也出现类似川崎病样皮肤表现，可见多形性红斑、结膜炎，无脓性分泌物，指 / 趾端水肿和广泛的肢体疼痛。美国[5] 28 例 MIS-C 患者中有 57% 出现结膜炎，36% 出现皮疹。在一项 MIS-C 的病例报告[6]中，一名 13 岁男孩在病程中出现双眼结膜充血，无分泌物，胸部斑丘疹，手掌发红，舌头红斑和后咽部红斑，无淋巴结肿大；一名 10 岁的有哮喘基础疾病的男孩，病初就有全身弥漫性类似猩红热样红斑，不伴瘙痒，病初误诊为链球菌感染，就诊时医生查体发现颈部、胸部、腹部、背部及四肢（包括手掌和脚掌）上有弥漫的红斑、斑丘疹，背部皮疹充血明显，双侧球结膜非化脓性充血性炎症改变，无口腔病变；一名 5 岁的男孩表现为双侧非化脓性充血性炎症改变，口唇干燥 / 龟裂，双眼睑散在淤点和颈部淋巴结肿大，口咽部少许红斑；一名 12 岁的女孩没有全身性皮疹，无球结膜改变，但咽和上颚可见红斑，无渗出。

因此，MIS-C 皮肤表现与川崎病相似，较常见皮肤表现有多形性红斑和猩红热样皮疹，指 / 趾端水肿，指 / 趾端甲下和皮肤交界处出现膜状脱皮；也可能存在球结膜充血，无脓性分泌物，口唇充血皲裂，口腔黏膜弥漫性充血，舌乳头突起、充血，呈草莓舌等皮肤表现。

参考文献

[1] Nakra NA，Blumberg DA，Herrera-Guerra A，et al.Multi-System Inflammatory

Syndrome in Children（MIS-C）Following SARS-CoV-2 Infection：Review of Clinical Presentation，Hypothetical Pathogenesis，and Proposed Management. Children（Basel），2020，7（7）：69.

[2] Verdoni L，Mazza A，Gervasoni A，et al. An outbreak of severe Kawasaki-like disease at the Italian epicentre of the SARS-CoV-2 epidemic：an observational cohort study. Lancet，2020，395（10239）：1771-1778.

[3] Toubiana J，Poirault C，Corsia A，et al. Kawasaki-like multisystem inflammatory syndrome in children during the COVID-19 pandemic in Paris，France：prospective observational study. BMJ，2020，369：m2094.

[4] Riphagen S，Gomez X，Gonzalez-Martinez C，et al. Hyperinflammatory shock in children during COVID-19 pandemic. Lancet，2020，395（10237）：1607-1608.

[5] Lee PY，Day-Lewis M，Henderson LA，et al. Distinct clinical and immunological features of SARS-COV-2-induced multisystem inflammatory syndrome in children. J Clin Invest，2020，130（11）：5942-5950.

[6] Waltuch T，Gill P，Zinns LE，et al. Features of COVID-19 post-infectious cytokine release syndrome in children presenting to the emergency department. Am J Emerg Med，2020，S0735-6757（20）30403-4.

（赵扬　何树新）

109. 儿童新冠肺炎与流行性感冒的临床症状比较

儿童作为一个特殊的群体，其免疫功能较低下，易受到各种呼吸道病毒的侵害。儿童流行性感冒（流感）与儿童新冠肺炎在发病季节方面存在重叠。流感为儿童多发呼吸道病毒感染性疾病，每年都有流感导致儿童死亡报道，儿童各年龄段均易感[1]。儿童新冠肺炎早期表现不典型[2]，不易与流感病毒引起的流行性感冒进行鉴别。

儿童新冠肺炎和儿童流感患者大部分以发热、咳嗽为主要症状，中国儿童感染 2019-nCoV 的症状比儿童感染流感病毒症状轻，2019-nCoV 感染的儿童低热多见，咳嗽持续时间和发热持续时间较短[3-4]，部分患儿可见肌肉疼痛、腹泻等消化道症状，也有人丧失味觉和嗅觉；甲型流感感染后多见高热、鼻塞、流涕、咽喉痛、呕吐、肌痛或关节痛，有些患儿[3]可出现高热惊厥，病毒性脑炎，甚至每年都有甲型流感感染后儿童死亡病例报道。

但来自英国和意大利的研究报告称[5-6]，患有新冠肺炎的儿童会出现全身性皮疹、心脏炎症和动脉肿胀症状，这些症状与川崎病相似。在儿童甲型流感感染患者中，也可见合并川崎病患者[7]，比单纯川崎病患者发热时间长，冠状动脉损害更多见。

因此，与流感相比较，中国现有报道儿童新冠肺炎临床症状较轻，但是，也要警惕儿童多系统炎症反应综合征的出现，这些患儿可能会有比较严重的临床表现。

参考文献

[1] Iuliano AD，Roguski KM，Chang HH，et al. Estimates of global seasonal influenza-associated respiratory mortality：a modelling study. Lancet，2018，391（10127）：1285-1300.

[2] Zimmermann P，Curtis N. Coronavirus Infections in Children Including COVID-19：An Overview of the Epidemiology，Clinical Features，Diagnosis，Treatment and Prevention Options in Children. Pediatr Infect Dis J，2020，39（5）：355-368.

[3] Zhao Y，Sun L，Bouchard HC，et al. Coronavirus Disease 2019 versus Influenza A in Children：An Observational Control Study in China. Biomed

Environ Sci，2020，33（8）：614-619.

［4］刘洁，罗万军，邓志宏，等 .91 例儿童新型冠状病毒肺炎确诊病例临床及流行病学特征 . 中华医院感染学杂志，2020，30（11）：1625-1629.

［5］Verdoni L，Mazza A，Gervasoni A，et al. An outbreak of severe Kawasaki-like disease at the Italian epicentre of the SARS-CoV-2 epidemic：an observational cohort study. Lancet，2020，395（10239）：1771-1778.

［6］Riphagen S，Gomez X，Gonzalez-Martinez C，et al. Hyperinflammatory shock in children during COVID-19 pandemic. Lancet，2020，395（10237）：1607-1608.

［7］赵扬，王彩英，万钢，等 . 儿童甲型流感合并川崎病的临床特征 . 中华实验和临床感染病杂志（电子版），2020，14（03）：258-263.

（赵扬　宋蕊）

第三节　其他特殊人群

110. 新冠肺炎老年患者更容易发展为重型

研究显示，感染 2019-nCoV 后老年人更容易进展为重型，且入住重症监护诊疗病房（ICU）率更高[1]。2019-nCoV 人群普遍易感，但是有基础疾病的老年人更易感染，基础疾病以糖尿病、高血压、心血管疾病和脑血管疾病最为常见[1]。

我国一项对 1099 例确诊新冠肺炎患者的研究显示，入组人群年龄中位数为 47.0 岁，65 岁及以上人群占 15.1%，而重型患者 65 岁及以上人群占 27.0%，病死率为 1.4%[2]。另一项美国的调查研究显示：新冠肺炎住院患者整体病死率约为 15% ～ 20%，在 ICU 的患者中，病死率可高达 40%，40 岁以下的住院患者的病死率＜ 5%，70 ～ 79 岁为 35%,80 ～ 89 岁患者中超过 60%[3]。进一步研究揭示，老年人、中性粒细胞增多症、器官和凝血功能障碍与死亡相关，而急性呼吸窘迫综合征可能是最常见的死因[4]。

老年人肺部解剖结构改变和肌肉萎缩导致呼吸系统的生理功能变化、气道清除能力降低、肺储备量减少、防御屏障功能降低。随年龄增长，老年人组织和外周循环中，促炎因子基线水平升高，特别是白细胞介素（IL）-1β、IL-6、IL-12 和肿瘤坏死因子 -α（TNF-α），这种现象被称为"炎症衰老"，可进一步导致炎症因子风暴[5]。与炎症衰老相应的是机体对致病性威胁或组织损伤的免疫反应迟钝，称为"免疫衰老"，这种现象可增加对各种临床疾病的易感性，如感染、自身免疫性疾病和恶性肿瘤[6]。炎症衰老和免疫衰老使得个体对 2019-nCoV 易感，而感染 2019-nCoV 后，老年人群更容易出现炎症因子风暴而进展为急性呼吸衰竭[7]。

综上，老年人因为"炎症衰老""免疫衰老"以及合并糖尿病、高血压、心脑血管疾病等，更易感染 2019-nCoV，并且感染后更容易进展为重型而入住 ICU，从而增高了老年患者的死亡率。

参考文献

［1］Lian J，Jin X，Hao S，et al. Analysis of Epidemiological and Clinical Features in Older Patients with Coronavirus Disease 2019（COVID-19）Outside Wuhan. Clin Infect Dis，2020，71：740-747.

［2］Guan W-j，Ni Z-y，Hu Y，et al. Clinical Characteristics of Coronavirus Disease 2019 in China. New Engl J Med，2020，382：1708-1720.

［3］Wiersinga，WJ. Pathophysiology，Transmission，Diagnosis，and Treatment of Coronavirus Disease 2019（COVID-19）：A Review. JAMA，2020，324（8）：782-793.

［4］Wu C，Chen X，Cai Y，et al. Risk Factors Associated with Acute Respiratory Distress Syndrome and Death in Patients with Coronavirus Disease 2019 Pneumonia in Wuhan，China. JAMA internal medicine，2020，180（7）：1-11.

［5］Meftahi GH，Jangravi Z，Sahraei H，et al. The possible pathophysiology mechanism of cytokine storm in elderly adults with COVID-19 infection：the contribution of "inflame-aging". Inflamm Res，2020，69：825-839.

［6］Cunha LL，Perazzio SF，Azzi J，et al. Remodeling of the Immune Response with Aging：Immunosenescence and Its Potential Impact on COVID-19 Immune Response. Front Immunol，2020，11：1748.

［7］Yuki K，Fujiogi M，Koutsogiannaki S. COVID-19 pathophysiology：A review. Clin Immunol，2020，215：108427.

（刘如玉）

111. 合并基础疾病者是新冠肺炎的高危人群

大多数 2019-nCoV 感染死亡患者为高龄或有基础疾病者，包括心血管疾病、糖尿病、慢性肺疾病、高血压和癌症[1-2]。建议对高危患者提高监测力度，预防病情迅速恶化。

重型 / 危重型高危人群包括：

（1）大于 65 岁老年人：任何年龄群体都可能发生重型 2019-nCoV 感染，但中老年人最常受累，且年龄增加与新冠肺炎患者的死亡相关[1-2]。中国疾病预防与控制中心的一份报告显示，在约 44 500 例确诊的感染者中，87% 为 30 ～ 79 岁人群[1]。高龄也与死亡率增加有关，70 ～ 79 岁和 ≥ 80 岁患者的病死率分别为 8% 和 15%。

（2）有心脑血管疾病（含高血压）、慢性肺部疾病（慢性阻塞性肺疾病、中至重度哮喘）、糖尿病、慢性肝 / 肾疾病、肿瘤等基础疾病者；特别是基础疾病控制欠佳者，发生重型倾向也很高[3-5]。

（3）免疫功能缺陷（如艾滋病患者、长期使用皮质类固醇或其他免疫抑制药物导致免疫功能减退状态）[6]。

（4）肥胖（体重指数 ≥ 30 kg/m^2）[6]。

（5）晚期妊娠和围产期女性[6]。

（6）重度吸烟者[6]。

参考文献

［1］ Wu Z，McGoogan JM. Characteristics of and Important Lessons From the Coronavirus Disease 2019（COVID-19）Outbreak in China：Summary of a Report of 72 314 Cases From the Chinese Center for Disease Control and Prevention. JAMA，2020，323（13）：1239-1242. DOI：10.1001/jama.2020.2648.

［2］ Zhou F，Yu T，Du R，et al. Clinical course and risk factors for mortality of adult inpatients with COVID-19 in Wuhan，China：a retrospective cohort study. Lancet，2020，395：1054.

［3］ Begum Dariya，Ganji Purnchandra Nagaraju. Understanding novel COVID-19：its impact on organ failure and risk assessment for diabetic and cancer patients. Cytokine Growth Factor Rev，2020，53：43-52.

［4］Huang C，Wang Y，Li X，et al. Clinical features of patients infected with 2019 novel coronavirus in Wuhan，China. Lancet，2020，395（10223）：497-506.

［5］Wang D，Hu B，Hu C，et al. Clinical characteristics of 138 hospitalized patients with 2019 novel coronavirus-infected pneumonia in Wuhan，China. JAMA，2020 Feb 7. DOI：10.1001/jama.2020.1585.

［6］国家卫生健康委办公厅. 新型冠状病毒肺炎诊疗方案（试行第八版）［EB/OL］. http：//www.nhc.gov.cn/xcs/zhengcwj/202008/0a7bdf12bd4b46e5bd28ca7f9a7f5e5a.shtml，2020-08-19［2020-09-03］.

（张素娟　李新刚）

112. 新冠肺炎合并高血压患者可使用血管紧张素转化酶抑制剂（ACEI）/血管紧张素Ⅱ受体阻滞剂（ARB）类药物

血管紧张素转化酶抑制剂（angiotensin converting enzyme inhibitors，ACEI）和血管紧张素Ⅱ受体阻滞剂（angiotensin Ⅱ receptor blocker，ARB）是临床上控制高血压的常见药物。有少数研究显示 ACEI/ARB 类降压药物会升高血管紧张素转化酶 2（angiotensin converting enzyme 2，ACE2）的表达水平[1]。ACE2 是肾素-血管紧张素-醛固酮系统（renin-angiotensin-aldosterone system，RAAS）关键酶之一，在新冠肺炎的发病机制中，ACE2 是 2019-nCoV 进入细胞的受体，直接参与了 2019-nCoV 感染后的急性肺损伤过程[2-3]。那么新冠肺炎合并高血压的患者使用 ACEI/ARB 类药物是否会加重患者肺部病情？新冠肺炎合并高血压的患者能否使用 ACEI/ARB 类降压药物？这是临床医师关注的问题之一。

Xie 等在大鼠中的研究发现，随着大鼠年龄的增长，ACE2 的表达水平相应下降[4]。在罹患高血压的患者中 ACE2 的表达水平本身也是下降的[5]，因此 ACEI/ARB 类药物导致的 ACE2 受体表达上调对于患者新冠肺炎病情的影响程度尚未可知。Mandeep 等报道了北美、亚洲和欧洲的 169 所医院累计 8910 名新冠肺炎住院患者死亡危险因素分析结果。8910 例新冠肺炎患者中死亡患者 515 例（5.78%）。进一步分析住院新冠肺炎患者死亡的危险因素发现：年龄 ≥ 65 岁，吸烟史，合并冠心病、心力衰竭、心律失常和慢性阻塞性肺疾病是影响患者死亡的独立危险因素。使用 ACEI/ARB 类药物不会增加患者死亡风险[6]。我国彭昱东等对 112 例新冠肺炎合并心血管疾病患者的临床特点及转归分析发现，使用 ACEI/ARB 类药物与患者重型化及病死率均无关联[7]。

欧洲心脏病学会、欧洲高血压学会、美国心力衰竭学会 / 美国心血管病学会 / 美国心脏协会等学术机构先后发表声明称：目前尚无证据支持对新冠肺炎患者改变或停用 ACEI/ARB 类药物[8-9]。

　　基于此，中华医学会心血管病学分会建议[10]，对心血管疾病（高血压、冠心病和心力衰竭等）和糖尿病以及慢性肾脏病患者：①新冠肺炎轻型或普通型患者：应继续服用 ACEI/ARB。②新冠肺炎重型或危重型患者：ACEI/ARB 的使用须根据患者具体情况采取个体化的治疗。当然，RAAS 抑制剂对新冠肺炎病程的影响仍需要进一步研究。

参考文献

［1］Zheng YY，Ma YT，Zhang JY，et al. COVID-19 and the cardiovascular system. Nat Rev Cardiol，2020，17（5）：259-260. DOI：10.1038/s41569-020-0360-5.

［2］Kuba K，Imai Y，Rao S，et al. A crucial role of angiotensin converting enzyme 2（ACE2）in SARS coronavirus-induced lung injury. Nat Med，2005，11（8）：875-879. DOI：10.1038/nm1267.

［3］Wrapp D，Wang N，Corbett KS，et al. Cryo-EM structure of the 2019-nCoV spike in the prefusion conformation. Science，2020，367（6483）：1260-1263.

［4］Xie X，Chen J，Wang X，et al. Age-and gender related difference of ACE2 expression in rat lung. Life Sci，2006，78（19）：2166-2171.

［5］Liu Y，Yang Y，Zhang C，et al. Clinical and biochemical indexes from 2019-nCoV infected patients linked to viral loads and lung injury. Sci China Life Sci，2020，63（3）：364-374.

［6］Mandeep R，Sapan S. Cardiovascular Disease，Drug Therapy，and Mortality in Covid-19.N Engl J Med，2020，382：e102.

［7］彭昱东，孟凯，官红权，等 . 心血管病患者感染新型冠状病毒肺炎 112 例临床特点及转归 . 中华心血管病杂志，2020，48（6）：450-455.

［8］Bozkurt B，Kovacs R，Harrington B. Joint HFSA/ACC/AHA Statement Addresses Concerns Re：Using RAAS Antagonists in COVID-19. J Card Fail，2020，26（5）：370. doi：10.1016/j.cardfail.2020.04.013.

［9］European Society of Cardiology. Position statement of the ESC Council on Hypertension on ACE-inhibitors and angiotensin receptor blockers. March 13，2020（https：//www.escardio.org/Councils/Council-on-Hypertension-（CHT）/News/position-statement-of-the-esc-council-on-hypertension-on-ace-inhibitors-and-ang）.

［10］中华医学会心血管病学分会，中华心血管病杂志编辑委员会 . 关于新型冠状病毒肺炎与 RAS 抑制剂治疗心血管疾病的科学声明 . 中华心血管病杂志，2020，48（07）：565-566. DOI：10.3760/cma.j.cn112148-20200329-00262.

（王茜）

113. 吸烟者对 2019-nCoV 的易感性增加

有研究发现不同人群对病毒易感性不同，吸烟者可能更容易感染 2019-nCoV 并进展为重型 / 危重型。

Cai 等[1] 通过对基于正常肺组织的四个大规模转录组数据集进行分析后发现吸烟者肺组织样本中 ACE2 基因的表达显著高于非吸烟者。在支气管上皮中，ACE2 在吸烟者的杯状细胞和非吸烟者的棒状细胞中活跃表达，在肺泡中，ACE2 在既往曾吸烟者的重塑肺泡 II 型上皮细胞中表达活跃[1]。研究认为吸烟可重塑肺泡 II 型上皮细胞，上调 ACE2 基因的表达，在新冠肺炎的发病机制中，ACE2 是 2019-nCoV 进入细胞的受体，并直接参与了 2019-nCoV 感染后的急性肺损伤过程[2-3]。吸烟同时可促进树突状细胞的炎症趋化因子释放，增强机体的炎症反应，严重者可引起细胞因子风暴，导致病情加重。此外，吸烟可通过上调单核细胞和树突状细胞特异性的结合细胞间黏附分子 3 的非整合素因子（DC-SIGN）的表达进一步增强病毒侵袭作用。

值得注意的是，随着 DC-SIGN 的上调，使得树突状细胞在呈递病毒抗原和启动适应性免疫应答方面更加活跃，以靶向清除病原体和受感染的细胞，一定程度上有利于病情控制。

参考文献

[1] Cai, G. Bulk and Single-Cell Transcriptomics Identify Tobacco-Use Disparity in Lung Gene Expression of ACE2, the Receptor of 2019-nCoV. Preprints, 2020, 2020020051

[2] Kuba K, Imai Y, Rao S, et al. A crucial role of angiotensin converting enzyme 2（ACE2）in SARS coronavirus-induced lung injury. Nat Med, 2005, 11（8）: 875-879.

[3] Wrapp D, Wang N, Corbett KS, et al. Cryo-EM structure of the 2019-nCoV spike in the prefusion conformation. Science, 2020, 367（6483）: 1260-1263.

（崔舒萍）

114. 高原地区需要注意海拔对于新冠肺炎患者病情的影响

中国高海拔地区大多在青藏、川藏等高原地区，涉及5个省、自治区（西藏、青海、四川、云南、甘肃），包括西藏全区和四省藏区，青海省大部分地区，四川省甘孜州、阿坝州以及凉山州的一部分，云南省迪庆藏族自治州，甘肃省甘南藏族自治州，共21个地、市、州，海拔在1800～5000 m，多在3000 m以上[1]。高海拔地区医疗救治水平相对落后，加之高海拔寒冷、缺氧，给新冠肺炎的救治带来一定的困难。

青海省省级专家组在治疗新冠肺炎期间，向国家专家组提出高海拔地区诊断重型和危重型病例时应进行氧合指数校正，在《新型冠状病毒肺炎诊疗方案（试行第六版）》[2]中被采纳。新冠肺炎临床分型的重型诊断国家标准：氧合指数［动脉血氧分压（PaO_2）/吸氧浓度（FiO_2）］$\leq$ 300 mmHg和指氧饱和度$\leq$93%，根据2012年颁布的ARDS柏林诊断标准中矫正氧合指数计算公式，在对高海拔（海拔超过1000 m）地区对PaO_2/FiO_2进行校正：$PaO_2/FiO_2 \times$［大气压（mmHg）/760］[3]。附部分高海拔地区校正参考表（表8-1）如下。

在进行呼吸支持治疗时，不同的氧合指数给予相应的氧疗、无创机械通气、有创机械通气、俯卧位通气或体外膜肺氧合（ECMO）

表8-1　部分高海拔地区校正参考表

地区	氧合指数系数	海拔（m）	大气压（kPa）
西宁	1.31	2261	77.35
格尔木	1.40	2808	72.40
海西.德令哈	1.43	2982	70.90
海南.共和	1.40	2841	72.20
玉树.结古	1.58	3710	64.00
海北.海晏	1.47	3110	69.00
黄南.同仁	1.35	2487	75.00
果洛.玛沁	1.63	3984	62.00
拉萨	1.55	3650	65.20

治疗。①氧疗：在高海拔地区，重型患者应依据不同海拔评估患者的氧合指数，若不同海拔地区患者 PaO_2/FiO_2 在如下范围，即对应平原地区 PaO_2/FiO_2 $200 \sim 300$ mmHg[4]，应当尽可能早地接受高流量鼻导管或面罩吸氧，及时评估呼吸窘迫和（或）低氧血症是否缓解。②无创机械通气：经以上高流量氧疗支持 2 小时，如氧合指标无改善或进一步恶化，应改为无创机械通气或有创机械通气。低氧血症患者，若不同海拔地区 PaO_2/FiO_2 在如下范围，即对应平原地区 PaO_2/FiO_2 $100 \sim 200$ mmHg，应予无创机械通气治疗[4]。③有创机械通气：低氧血症患者，若不同海拔地区 PaO_2/FiO_2 在如下范围，即对应平原地区 PaO_2/FiO_2 < 100 mmHg，可实施肺保护性机械通气策略[4]。④俯卧位通气：由于高原低氧状态引起的肺动脉高压可能导致肺水肿加重，氧合进一步恶化，因此建议高原地区患者在给予常规肺保护性通气等治疗后病情仍无好转时，应尽早实施俯卧位通气。应结合实际情况考虑给予每日 12 小时以上俯卧位通气[4]。⑤体外膜肺氧合（ECMO）：当保护性通气和俯卧位通气效果不佳时，应尽早考虑评估实施 ECMO。ECMO 禁忌证与 ECMO 治疗模式的选择同《新型冠状病毒肺炎诊疗方案（试行第八版）》[5]。

在高海拔地区，由于实际大气压随海拔升高而降低，其氧合指数也随之降低，因此，高海拔地区新冠肺炎患者的病情评估、氧疗及呼吸支持治疗应考虑海拔影响。

参考文献

［1］西藏自治区人民政府. 人文地理［EB/OL］. http：//www.xizang.gov.cn/rsxz/rwdl/，（2020-03-02）［2019-03-03］.

［2］国家卫生健康委，国家中医药管理局.《新型冠状病毒肺炎诊疗方案（试行第六版）》［EB/OL］. http：//www.nhc.gov.cn/xcs/zhengcwj/202002/8334a8326dd94d329df351d7da8aefc2.shtml，2020-02-18［2020-02-19］.

［3］The ARDS Definition Task Force. Acute respiratory distress syndrome：the Berlin definition. JAMA，2012，307：2526-2533.

［4］青海省医师协会重症医师分会，青海省医学会重症医学分会. 高原地区重型、危重型新型冠状病毒肺炎诊治专家建议（试行第一版）. 中华重症医学电子杂志，2020，06（2020-03-03）. http：//rs.yiigle.com/yufabiao/1183365.htm.

［5］国家卫生健康委办公厅. 新型冠状病毒肺炎诊疗方案（试行第八版）［EB/OL］. http：//www.nhc.gov.cn/xcs/zhengcwj/202008/0a7bdf12bd4b46e5bd28ca7f9a7f5e5a.shtml，2020-08-19［2020-09-03］.

（戴景涛）

第九章　病房管理

第一节　患者收治管理措施

115. 疑似和确诊病例在定点医院隔离治疗

　　各级各类医疗机构的医务人员发现符合病例定义的疑似病例后，应当立即进行单人间隔离治疗[1]。疑似病例的集体隔离可能带来未感染者被感染的风险，因为疑似病例是根据流行病学史和临床表现、影像学特征及血液检查进行诊断，其中有一部分人可能未感染 2019-nCoV，如果进行集体隔离，可能使这些人感染 2019-nCoV。疑似病例单人单间隔离治疗，确诊病例可多人收治在同一病室，危重型病例尽早收入 ICU 治疗。

　　收治新冠肺炎患者的隔离病房设立明确隔离标识，明确标注隔离类型，提醒工作人员采取适宜防护措施[2]。新冠肺炎患者活动区域应限制在隔离病房，原则上不设陪住，由医护人员负责所有治疗护理和生活护理。

　　尽量安排确诊的家庭成员住在同一间病房内，尤其是对于儿童和老年患者，便于家人之间相互照顾，同时可缓解患者的焦虑情绪。

参考文献

［1］国家卫生健康委办公厅 . 新型冠状病毒肺炎诊疗方案（试行第八版）［EB/OL］. http://www.nhc.gov.cn/xcs/zhengcwj/202008/0a7bdf12bd4b46e5bd28ca7f9a7f5e5a.shtml，2020-08-19［2020-09-03］.

［2］周芳，孙懿，潘慧琼 . 应急情况下新型冠状病毒肺炎患者隔离与收治病房的改造 . 中国感染控制杂志，2020，19（4）：319-323.

（文静　王颖）

116. 控制病房收治患者数量，降低交叉感染风险

《新型冠状病毒肺炎诊疗方案（试行第八版）》[1]中指出新冠肺炎主要的传播途径是经呼吸道飞沫传播和接触传播，接触病毒污染的物品也可造成感染，在相对封闭的环境中长时间暴露于高浓度气溶胶情况下存在经气溶胶传播的可能。人群普遍易感。由于在粪便、尿液中可分离到 2019-nCoV，应当注意其对环境污染造成接触传播或气溶胶传播。

为保证新冠肺炎患者拥有良好安静的治疗休养环境，一般情况下一间病房内确诊患者人数不超过 3 人。按照隔离病房设置要求，每张病床之间间距应大于 1 米，减少飞沫及气溶胶传播风险。患者住院期间隔离病房病室应关闭门窗，双层输送窗口应避免同时打开，避免空气对流造成清洁区域污染。

参考文献

［1］国家卫生健康委办公厅 . 新型冠状病毒肺炎诊疗方案（试行第八版）［EB/
OL］. http://www.nhc.gov.cn/xcs/zhengcwj/202008/0a7bdf12bd4b46e5bd28ca
7f9a7f5e5a.shtml，2020-08-19［2020-09-03］.

（文静）

117. 婴幼儿及儿童新冠肺炎确诊病例建议采取特殊管理措施

《新型冠状病毒肺炎诊疗方案（试行第八版）》[1]中指出新冠肺炎患者发病前 1 ～ 2 天和发病初期的传染性相对较强，主要经呼吸道飞沫传播和接触传播，容易出现家庭内聚集感染的现象。对于婴幼儿及儿童新冠肺炎确诊病例，根据家庭成员感染 2019-nCoV 的具体情况，可以由确诊新冠肺炎但仍具有生活自理能力的患儿父母或其他亲属照料。如患儿家属均为疑似病例，不能照料患儿，则需要聘请专业护理人员多人轮替照顾，护理人员需使用个人防护装备（personal protective equipment，PPE），并要求患儿尽可能佩戴外科口罩。对于新冠肺炎患儿，建议在病情允许的条件下尽量减少静脉穿刺及采集鼻咽拭子标本的次数，从而降低由于患儿哭闹产生气溶胶传播的风险。

参考文献

［1］国家卫生健康委办公厅. 新型冠状病毒肺炎诊疗方案（试行第八版）［EB/OL］. http://www.nhc.gov.cn/xcs/zhengcwj/202008/0a7bdf12bd4b46e5bd28ca7f9a7f5e5a.shtml，2020-08-19［2020-09-03］.

（文静）

118. 住院期间患者需做好个人防护，防止 2019-nCoV 对环境的污染

新冠肺炎主要经呼吸道飞沫和密切接触传播。接触病毒污染的物品也可造成感染。在相对封闭的环境中长时间暴露于高浓度气溶胶情况下存在经气溶胶传播的可能。由于在粪便、尿液中可分离到 2019-nCoV，应注意其对环境污染造成接触传播或气溶胶传播[1]。可参考下列具体措施执行。

（1）患者住院期间加强新冠肺炎防护相关知识的教育。

（2）指导患者对自身物品进行正确的清洁消毒，促使其形成良好的卫生习惯。

（3）指导患者如何正确佩戴一次性医用口罩。

（4）患者住院期间除饮水、进食外全程佩戴口罩并随时洗手。

（5）咳嗽及打喷嚏时，用纸巾遮住口鼻，用过的纸巾应及时丢入专用的带盖垃圾桶内。

（6）为患者配备专用医疗设备（听诊器、血压袖带、体温计），每人配备专用热水壶，每次使用后应当进行规范清洁和消毒。

（7）病房内要设有专用卫生间、洗手池，管理好每个人的生活垃圾，及时处理，每日清理 2～3 次。

（8）尽量采用带盖抽水马桶，如厕后盖上马桶盖后冲水。

（9）对被隔离的患者，原则上其活动限制在隔离病房内，减少患者的移动和转换病房[2]。

（10）若患者外出检查，确需离开隔离病房或隔离区域时，应设置专门路线，采取相应措施如佩戴医用外科口罩，防止患者对其他患者和环境造成污染。

参考文献

［1］国家卫生健康委办公厅 . 新型冠状病毒肺炎诊疗方案（试行第八版）［EB/OL］. http://www.nhc.gov.cn/xcs/zhengcwj/202008/0a7bdf12bd4b46e5bd28ca7f9a7f5e5a.shtml，2020-08-19［2020-09-03］.

［2］医疗机构内新型冠状病毒感染预防与控制技术指南（第一版）. 中国感染控制杂志，2020，19（2）：189-191.

（王颖）

第二节　医护人员防护措施

119. 对所有参与新冠肺炎救治的工作人员进行个人防护装备培训

个人防护装备（personal protective equipment，PPE）是医护人员的重要保护屏障，可减少因暴露导致感染的风险，在隔离防护、降低医院感染率中起着重要作用。医护人员熟练掌握 PPE 的规范穿脱流程是预防感染的最有效措施[1]。

进入新冠肺炎隔离病区的医务人员应提前进行标准预防培训，掌握相关理论知识，树立标准预防理念，掌握其具体措施。

面对新冠肺炎疫情，医务人员应尽快、正确掌握个人防护用品的穿脱技巧。在进入隔离病房之前，必须熟练掌握穿脱 PPE 流程，并通过穿脱 PPE 的考核，避免在穿脱 PPE 过程中造成自身、物品及环境污染[2]。

PPE 全部穿好后，工作人员相互检查是否符合要求，如有不当立即调整，穿戴整齐后方可进入隔离病房开始工作，接触每例患者前、清洁无菌操作前后、接触每名患者分泌物后，离开患者区域后，立即用含有 75% 乙醇的速干手消毒液进行手卫生[3]。

正确穿脱防护服流程见图 9-1。七步洗手法流程见图 9-2

穿防护服流程

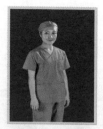
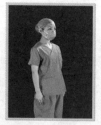
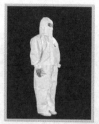

步骤一：佩戴一次性医用帽
注　意：帽子需要遮住全部头发

步骤二：佩戴医用防护口罩
注　意：口罩需做漏气试验检查

步骤三：穿防护服，戴内层手套
注　意：选择合适型号防护服及手套，检查完整性

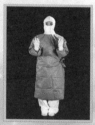
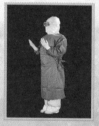
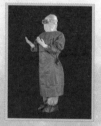

步骤四：穿一次性隔离衣，佩戴外层乳胶手套
注　意：手套与隔离衣袖口包扎严密

步骤五：戴护目镜或防护屏
注　意：调整护目镜固定带松紧适宜，面部皮肤无暴露

步骤六：穿靴套、穿鞋套
注　意：穿好防护用品必须检查整体严密性及伸脱性

脱防护服流程

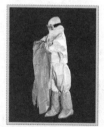
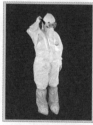
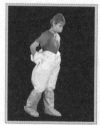

步骤一：（污染区）手卫生，脱鞋套；手卫生，脱隔离衣连同外层手套
注　意：脱防护用品动作要轻柔，避免产生气溶胶

步骤二：手卫生，摘护目镜或面屏，手卫生
注　意：手不可触及的护目镜正面

步骤三：（半污染区）脱防护服连同内层手套、靴套
注　意：皮肤不要触及防护服污染面，防止皮肤暴露

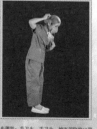
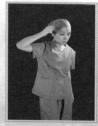
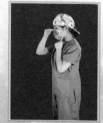

步骤四：手卫生，手卫生，摘医用防护口罩
注　意：动作轻柔，防止口罩反弹，避免产生气溶胶

步骤五：手卫生，摘一次性医用帽子
注　意：手不可触及头发

步骤六：七部洗手法洗手，更换帽子，佩戴医用外科口罩
注　意：脱防护服区域从污染程度由高向低，不要逆流

图 9-1　正确穿脱防护服流程

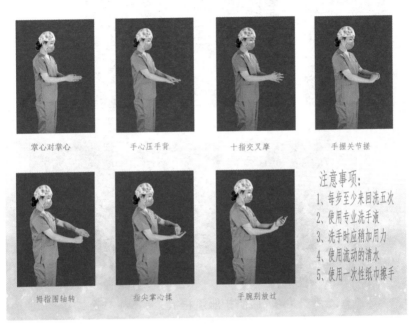

图9-2 七步洗手法流程

参考文献

［1］付立，常艳琴，陈丽珊，等.新型冠状病毒肺炎防治中个人防护装备穿脱流程的关键环节剖析.解放军护理杂志，2020，37（2）：1-3，7.

［2］邱友霞，叶碧玲，董全芳，等.新冠肺炎个人防护有效培训形式研究.中国感染控制杂志，2020，19（6）：513-517.

［3］郭俊玲，侯亚红，臧红新.新型冠状病毒肺炎救治医护人员个人防护装备穿脱流程及关键点初探.武警医学，2020，31（4）：363-365.

（王颖　韩铁）

120. 正确使用个人防护装备进入隔离病房，合理安排进入隔离病房的人员数量

在抗击新冠肺炎的应急工作中，个人防护装备（personal protective equipment，PPE）是医护人员的重要保护屏障，可减少因暴露导致感染的风险，医护人员熟练掌握 PPE 的规范穿脱是预防感染的重要措施[1]。楚黎君等[2]在讨论新冠肺炎控制院内感染的分级防护时，认为隔离病房内应按照上述标准执行最高等级的防护。具体要点如下：

（1）个人防护用品包括：N95 口罩、一次性帽子、一次性防护服、一次性手套（双层）、一次性防水隔离衣、护目镜、防渗透靴套、一次性鞋套。

（2）在保证完成医疗工作的前提下，合理安排隔离病房的工作人员数量，降低医院感染风险。

（3）病区应配备不同型号防护用品便于工作人员选择，缓冲间更衣区域应张贴防护服穿脱流程图。

参考文献

［1］郭俊玲，侯亚红，臧红新. 新型冠状病毒肺炎救治医护人员个人防护装备穿脱流程及关键点初探. 武警医学，2020，31（4）：363-365.
［2］楚黎君，王洁，贾玉段，等. 新型冠状病毒肺炎定点救治医院医护人员感染防护. 护理学报，2020，27（6）：56-60.

（丁卉）

121. 一线医务人员在进行可能产生气溶胶的操作时应采取预防措施

《新型冠状病毒肺炎诊疗方案（试行第八版）》[1]中明确指出经呼吸道飞沫和密切接触传播是主要的传播途径，在相对封闭的环境中长时间暴露于高浓度气溶胶情况下存在经气溶胶传播的可能。因此，在阻断传播途径方面，必须要严格执行飞沫传播预防和接触传播预防规范，也要关注气溶胶传播预防措施的落实。

郭丽萍等[2]在讨论武汉地区定点医院院感防控策略时指出，医务人员在新冠肺炎隔离病房应正确佩戴医用防护口罩并严格测试密闭性，穿防护服，穿戴手套和鞋套，在进行吸痰、采集呼吸道标本、气管插管、气管切开、插管前手动通气、支气管镜检查、心肺复苏以及为患者开展无创通气治疗和雾化治疗时，应同时佩戴护目镜或面屏、呼吸面罩或正压呼吸头罩，严格执行三级防护。操作空间应通风良好，尽可能减少可能会受到病原体传播威胁的人员总数。因此，预防空气传播的途径可概括为如下三点：

（1）气管切开术、痰诱导、心肺复苏、气管插管和拔管、无创通气、支气管镜及消化内镜等可能产生气溶胶操作，安排在ICU负压病房进行。

（2）使用个人防护装备，并戴正压头罩。

（3）将操作间内的人数限制在保证患者医疗安全所需的最低限度。

参考文献

［1］国家卫生健康委办公厅.新型冠状病毒肺炎诊疗方案（试行第八版）［EB/OL］.http://www.nhc.gov.cn/xcs/zhengcwj/202008/0a7bdf12bd4b46e5bd28ca7f9a7f5e5a.shtml，2020-08-19［2020-09-03］.

［2］郭丽萍，王莹丽，朱瑞芳，等.武汉地区新冠肺炎定点医院医院感染防控工作的实践策略.中华医院感染学杂志，2020，30（8）：1125-1130.

（丁卉）

122. 建立健康日报制度与工作区消毒

　　隔离病区工作人员应每日监测体温，并建立日报制度。郭丽萍等[1]讨论了武汉地区定点医院院感防控策略，每日由队员自觉填写"医务人员健康监测表"，采用云盘实时更新工具及时收集体温异常、不适症状、不良事件以及流行病学史等数据，并进行动态观察，评估后明确的监测结果直接用于医护人员排班调整和队员健康管理。

　　医护人员工作区域每日紫外线消毒至少2次，每次≥30分钟。

　　在办公室、休息室等半污染区域穿工作服、戴工作帽和外科口罩，进入污染区必须使用个人防护装备。孙文静等[2]基于Vincent临床事件分析模型进行多维度分析，在个人因素维度，有证据推荐医护人员做好自身防控，根据工作区域和护理活动评估职业暴露风险，选取适宜的个人防护方式。

　　工作人员应严格执行医务人员手卫生规范。袁晓宁等[3]研究认为，良好的通风条件、严格环境设施消毒、正确的患者生活习惯指导以及医护人员严格手卫生，是减少隔离病房内病毒气溶胶形成、降低气溶胶含量、避免交叉感染的重要保证。另有研究认为[4]，通过提高医护人员手卫生依从性，可有效降低院内感染发生率。

参考文献

［1］郭丽萍，王莹丽，朱瑞芳，等.武汉地区新冠肺炎定点医院医院感染防控工作的实践策略.中华医院感染学杂志，2020，30（8）：1125-1130.

［2］孙文静，谢莉玲，肖明朝，等.防控新型冠状病毒肺炎护理管理策略的最佳证据.中国感染控制杂志，2020，19（9）：798-805.

［3］袁晓宁，孟庆阳，沈宁，等.新型冠状病毒肺炎病区环境及医务人员防护设备表面SARS-CoV-2核酸污染的检测与评价.北京大学学报（医学版），2020，9（19）：1-9.

［4］楚黎君，王洁，贾玉段，等.新型冠状病毒肺炎定点救治医院医护人员感染防护.护理学报，2020，27（6）：56-60.

　　　　　　　　　　　　　　　　　　　　　　　　　　（丁卉）

第三节　病房消毒措施

123. 严格传染病三区、两通道制度并张贴标识

新冠肺炎传染性强，医务人员需提高防护意识，严格落实标准预防，并强化落实接触传播、飞沫传播和空气传播感染防控措施，正确执行消毒、隔离制度。依据"三区两通道"原则，将隔离病房明确划分为清洁区（绿区）、潜在污染区（黄区）和污染区（红区），以及患者及污物通道和医务人员通道。清洁区为不易受到患者体液、血液及病原微生物等污染和传染病患者不应进入的区域；污染区为疑似或确诊患者接受诊疗的区域；潜在污染区位于清洁区与污染区之间，为可能被患者体液、血液及病原微生物等污染的区域。患者及污物通道出入口设置于污染区一端，患者由专用通道进入病室，医疗废物由此通道转运；医务人员通道出入口设置于清洁区一端，医务人员以及灭菌消毒等清洁物品由专用通道进入清洁区。医务人员进出"三区"及传染病室之间需设立区域缓冲间及病室缓冲间。各区域、通道均设立标识，标识做到清晰明确，避免交叉感染。与此同时，隔离病区工作人员应明确各区域划分及不同区域内防护标准。在污染区值班的医务人员均采用三级防护，在半污染区采用二级防护，在清洁区采用一级防护[1]。医务人员在污染区执行近距离操作时，尽量不与患者口鼻相对，可以嘱患者侧面、偏头，严格执行手卫生消毒制度，减少感染风险。

参考文献

[1] 何中情.新型冠状病毒肺炎疫情期间医院隔离病房防护措施探讨.中西医结合护理（中英文），2020，6（3）：78-80.

（文静　王颖）

124. 污染区物体表面及地面消毒规范

消毒可以切断 2019-nCoV 的传播途径，目前收治新冠肺炎患者隔离病房和开展相关检测的生物安全实验室主要应用含氯消毒剂擦拭和喷洒两种消毒方法[1]。曹玲等[2]研究提示新冠肺炎患者负压病房多处物体表面可检出 2019-nCoV 核酸，经采用有效氯浓度为 2000 mg/L 含氯消毒剂擦拭消毒后，再次进行 2019-nCoV 核酸检测，结果全部为阴性。病房及实验室污染区应该作为消毒隔离工作的重点，具体方法如下：

1. 污染区域内物体表面消毒

（1）每日使用 2000 mg/L 含氯消毒剂（4% 的 84 消毒液）浸泡毛巾并擦拭物品表面 2 次，半小时后清水擦拭干净。

（2）每个房间应准备多块毛巾，每块毛巾使用后需在 4% 的 84 消毒液中浸泡半小时后清洗干净，方可再次使用。

2. 污染区域内地面消毒

（1）每日使用 2000 mg/L 含氯消毒剂（4% 的 84 消毒液）浸泡墩布擦拭地面 2 次，每房间 1 块墩布，不可混用。

（2）每块墩布使用后需在 2000 mg/L 含氯消毒剂（4% 的 84 消毒液）中浸泡半小时后清洗干净，方可再次使用。

3. 污染区域外走廊环境消毒所应用的消毒

（1）每日使用 1000 mg/L 含氯消毒液或 4% 含氯消毒液喷洒外走廊 2 次。

（2）按照 20 ml/m^3 用量，用电动气溶胶喷雾进行空气消毒。

严格落实隔离病区的消毒隔离直接决定着护理工作的质量，可有效预防和控制医院感染，有效保护患者安全的同时做到医务人员"零感染"。

参考文献

[1] 何中情. 新型冠状病毒肺炎疫情期间医院隔离病房防护措施探讨. 中西医结合护理（中英文），2020，6（3）：78-80.

[2] 曹玲，何树森，李青峰，等. 新型冠状病毒肺炎患者所在负压病房物体表面核酸检测有效性评估. 中国消毒学杂志，2020，37（7）：535-536，539.

（石秋颖　刘印怀）

125. 污染被服使用双层污衣袋单独收集，高压蒸汽灭菌

　　室内环境中的 2019-nCoV 可在不同的物体表面持续数小时到数天[1]，接触受污染的物体表面可能引起病毒的传播。新冠肺炎患者使用后的被服、衣物等医用织物携带病原导致接触传播的风险较高。消毒是指杀灭或清除传播媒介上的病原微生物，使其达到无害化的处理。灭菌是指用物理或化学的方法杀灭全部微生物，包括致病和非致病微生物以及芽孢，使之达到无菌水平。为避免交叉感染，新冠肺炎患者接触过的被服处理流程如下：

　　（1）污染被服使用双层污衣袋单独收集，专包密封，标识清晰。

　　（2）严格执行污染区单向物流原则，污染被服包装密封后由洗衣房工作人员来病区取走污衣袋。

　　（3）使用专机进行洗涤，洗涤前先对织物进行高压蒸汽灭菌后再清洗，感染性织物应整包投放，不分拣、不展开、带袋洗涤；每次投放至洗涤专机后，应立即使用有效消毒剂对专机舱门及附近区域进行擦拭消毒。

参考文献

［1］National Health Service. Coronavirus（COVID-19）［EB/OL］. https：//www.nhs.uk/conditions/coronavirus-covid-19/［2020-9-9］.

（刘印怀）

126. 医疗废弃物消毒使用专用包装袋、专人处理

医院是目前新冠肺炎病患救治的主阵地，但医院同时又是人员密度和交叉感染风险最大的公共场所，从传染源、传染途径、易感人群三个方面都面临严峻考验。为了加强新冠肺炎疫情防控工作，有效阻断疫情传播，更好地保障临床一线安全平稳运行，确保实现"零感染"目标，医疗废弃物消毒应遵循以下处理原则[1-2]：

（1）医疗废物用专用包装袋（黄色、防渗漏）盛装，扎紧袋口，双层封闭处理，并粘贴明显的警示标识。

（2）医疗废物有专人处理，废物处理人员（卫生员）应接受一定的专业知识培训。

（3）医疗废物应密闭送至医院指定地点，由医院统一收集处理。

医疗废物在暂时贮存、运送和处置过程中应防止环境污染与疾病传播，避免威胁人体健康。

参考文献

［1］国家卫生健康委. 医疗废物管理条例（2011 修订）［EB/OL］. http：//www.nhc. gov.cn/fzs/s3576/201808/e881cd660adb4ccf951f9a91455d0d11.shtml?collcc = 287758695%26，2018-08-30［2020-10-20］.
［2］国家卫生健康委. 医疗卫生机构医疗废物管理办法［EB/OL］. http：//www. gov.cn/gongbao/content/2004/content_62768.htm，2003-10-15［2020-10-20］.

（刘印怀）

127. 诊疗物品先消毒、后清洗、再灭菌

据目前研究[1]发现，新冠肺炎的传播途径主要是经飞沫传播和密切接触传播，传染性较强。国家卫生健康委员会将新冠肺炎列入《中华人民共和国传染病防治法》规定的乙类传染病，并按照甲类传染病管理。在诊疗过程中尽可能使用一次性物品，但仍会有重复使用物品，因此可重复使用的诊疗物品规范化的消毒、灭菌在此次疫情中尤其重要。新冠肺炎患者重复使用的诊疗物品清洗消毒流程建议如下：

（1）污物处置按照特殊感染器械消毒-清洗-消毒-干燥-灭菌流程。

（2）第一次消毒、清洗工作应在污染区内的卫生处置室进行，根据污染程度浸泡在含有效氯 2000 mg/L 含氯消毒剂（4%84 消毒液）中 30 分钟后，再进行清洗。有明显污染时用 5000 mg/L 含氯消毒剂（10%84 消毒液）浸泡或擦拭消毒，作用时间＞60 分钟，然后按规定进行清洗、灭菌。

（3）不耐热器械如反复使用的防护面罩或眼罩等，需用流动水漂洗干净，再用 75% 酒精擦拭消毒。

（4）耐热器械首选压力蒸汽灭菌，不耐湿热物品可选用低温灭菌。对疑似或确诊新冠肺炎患者使用的器械建议在物理化学监测的基础上增加生物监测[2]。

总之，医院内疑似及确诊新冠肺炎患者使用后的可复用器械器具和物品，如果不能做到彻底消毒，有可能会导致交叉感染。因此对新冠肺炎患者使用的诊疗物品进行规范化消毒、灭菌是防止院内交叉感染的关键环节，具有重要的临床意义[3]。

参考文献

［1］魏秋华，任哲. 2019 新型冠状病毒感染的肺炎疫源地消毒措施. 中国消毒学杂志，2020，37（1）：59-62.
［2］唐湘红，郭晓萍，邓艳霞，等. 新型冠状病毒肺炎疫情期间区域化消毒供应中心物品转运和处置流程的优化. 中国医学装备，2020，17（5）：200-202.
［3］寇文剑，李栋正，杨淑红，等. 新型冠状病毒疫情期间骨科患者手术器械消毒灭菌与管理的流程与策略. 中华创伤骨科杂志，2020，22（5）：416-421.

（张莉）

128. 半污染区物体表面及地面消毒规范

收治新冠肺炎确诊患者的病房分为三个区域,即清洁区、半污染区和污染区,每个区域之间不能阻挡病毒,但是可以稀释病毒,因此保护好每个区域的环境安全尤为重要。三区中的中间地带半污染区,在物资传递与信息沟通中具有重要作用,通过优化人员配置、使用可视化工作管理,实现了高效的物资与信息传递,保证了2019-nCoV感染病房三区良好协作,有助于抗疫工作的顺利进行[1]。

陈茂义等的研究[2]支持国家防控方案规定使用 1000 mg/L 有效氯对 2019-nCoV 疫点作用 30 分钟的消毒方法可以达到完全破坏2019-nCoV核酸的作用。半污染区物体表面及地面无明显污染时,需采用湿式清洁[3-4]。有肉眼可见的污染物时,应先完全清除污染物再消毒,具体方法建议如下:

1. 半污染区域内物体表面消毒

(1)每日使用 1000 mg/L 含氯消毒剂(2%84消毒液)浸泡毛巾擦拭物体表面 2 次,作用半小时后清水擦拭。

(2)每块毛巾使用后需在 2% 84 消毒液中浸泡半小时后清洗干净,方可再次使用。

(3)消毒严格按照《医疗机构消毒技术规范》[3]进行。

2. 半污染区地面消毒

(1)每日使用 1000 mg/L 含氯消毒剂(2%84消毒液)浸泡墩布擦拭地面 2 次。

(2)每块墩布使用后需在 2% 84 消毒液中浸泡半小时后清洗干净,方可再次使用。

3. 半污染区内走廊消毒

(1)每日 2 次使用 1000 mg/L 二氧化氯消毒液或 2% 含氯消毒液喷洒(图 9-3)。

(2)按照 20 ml/m³ 用量,用电动气溶胶喷雾进行内走廊空气消毒。

在新冠肺炎防治过程中,消毒隔离是关键,隔离病房内的三区可以很好地稀释病毒,在每个区域按照消毒隔离规范,做好有效消毒,保护好各区域内的环境卫生,严格落实日常清洁消毒工作制度,

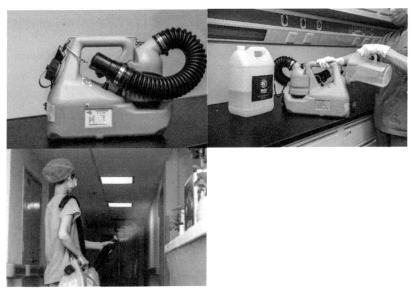

图 9-3　消毒液配置及喷洒

才能有效切断可能的传播途径，切实降低新冠肺炎医院感染风险。

参考文献

［1］黄舒，何海燕，解雨，等. 新型冠状病毒感染病房半污染区的设置及其枢纽作用. 局解手术学杂志，2020，29（2）：162-164.
［2］陈茂义，胡婕，毛春林，等. 含氯消毒剂对新型冠状病毒核酸破坏效果研究. 公共卫生与预防医学，2020，31（3）：22-24.
［3］国家卫生健康委. 医疗机构消毒技术规范（WS/T 367-2012）［EB/OL］. http：//www.nhc.gov.cn/fzs/s7852d/201204/2a75e255894a4b28827bb996def3cf02.shtml，2012-04-17［2020-10-20］.
［4］国家卫生健康委. 医疗机构环境表面清洁与消毒管理规范（WS/T 512-2016）［EB/OL］. http://www.nhc.gov.cn/ewebeditor/uploadfile/2017/01/20170105092341798.pdf，2017-06-01［2020-10-20］.

（张莉　高新悦　韩铁）

129. 传输窗口消毒规范

新冠肺炎是由 2019-nCoV 引起的急性呼吸道传染病[1]，主要经飞沫和接触传播。2019-nCoV 传染性强[2]，人群普遍易感。早期隔离、救治新冠肺炎患者是阻止疫情暴发的重要环节。

传递窗是安装在房间隔墙上，用于物料传递，具有隔离两侧房间空气的基本功能的一种箱式装置，其目的是人流、物流区分明确，避免交叉污染，减少开关门次数，设置传递窗是控制污染、节省能源的一种方法[3]。根据国家卫生健康委员会 2020 年 8 月 18 日发布的《新型冠状病毒肺炎诊疗方案（试行第八版）》介绍，2019-nCoV 对紫外线敏感，且含氯消毒剂和 75% 乙醇能有效灭活病毒[4]。

故传递窗口可采用如下方式消毒（图 9-4）：

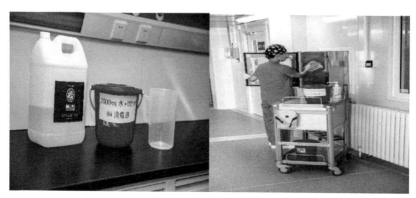

图 9-4 传输窗口消毒

（1）每日使用 2000 mg/L 含氯消毒剂（4%84 消毒液）浸泡毛巾擦拭传输小窗口（单向打开）。

（2）每个窗口使用 1 块毛巾进行擦拭，每块毛巾使用后需在 4%84 消毒液中浸泡半小时后清洗干净，方可再次使用。

参考文献

[1] 袁月，陈竹，杨兴龙，等. 新型冠状病毒肺炎定点收治医疗机构医院感染预防与控制措施. 中华医院感染学杂志，2020，30（6）：817-820.

［2］中国疾病预防控制中心新型冠状病毒肺炎应急响应机制流行病学组 . 新型冠状病毒肺炎流行病学特征分析 . 中华流行病学杂志，2020，41（2）：145-151.

［3］赵建文，曹伟平，银欢，等 . 传递窗和渡槽的技术指标研究 . 实验动物科学与管理，2005，9（3）：61-62.

［4］国家卫生健康委办公厅 . 新型冠状病毒肺炎诊疗方案（试行第八版）［EB/OL］. http：//www.nhc.gov.cn/xcs/zhengcwj/202008/0a7bdf12bd4b46e5bd28ca7f9a7f5e5a.shtml，2020-08-19［2020-09-03］.

（高新悦　韩铁）

130. 护士站、医生办公室、休息室等房间区域空气消毒使用紫外线照射

根据 2019-nCoV 通过飞沫和接触传播的特点，将病区总体划分成三区两通道[1]，即清洁区、半污染区、污染区和污染通道、清洁通道。清洁区包括工作人员的更衣室、休息室、进餐间、办公区等。

非典型性肺炎暴发时期，中国疾病预防控制中心专家发现，用强度大于 90 μW/cm² 的 uVc 波段紫外线照射 30 分钟以上，即可起到消毒作用。根据国家卫生健康委员会 2020 年 8 月 18 日发布的《新型冠状病毒肺炎诊疗方案（试行第八版）》，2019-nCoV 对紫外线敏感，且含氯消毒剂和 75% 乙醇能有效灭活病毒[2]。紫外线可以有效破坏 2019-nCoV 结构，阻止其复制并达到消毒效果。用紫外线杀菌灯消毒物品时，将物品摊开或挂起扩大照射面，照射 30 分钟即可。邓艳莉等发表文章建议在去污区及各工作区可使用紫外线消毒机进行空气消毒，每日 2 次，每次 30 分钟，去污区适当延长消毒时间[3]。需要注意的是，紫外线灯管都有一定的寿命，在使用时要注意及时更换，才能达到灭菌消毒的效果。

参考文献

［1］张洁利，陈典洁，黄磊，等 . 收治新型冠状病毒肺炎患者的病区管理 . 传染病信息，2020，33（1）：86-89.

［2］国家卫生健康委办公厅 . 新型冠状病毒肺炎诊疗方案（试行第八版）[EB/OL] . http://www.nhc.gov.cn/xcs/zhengcwj/202008/0a7bdf12bd4b46e5bd28ca7f9a7f5e5a.shtml，2020-08-19［2020-09-03］

［3］邓艳莉 . 新型冠状病毒肺炎疫情期间医院消毒供应中心的管理 . 中西医结合护理（中英文），2020，6（3）：154-155.

（高新悦）

131. 病房终末消毒保证无死角、无遗漏

终末消毒是指传染源住院、转移、死亡而离开疫点或终止传染状态后，对疫点进行的一次彻底消毒。目的是完全消灭患者所播散的、遗留在居室和各种物体上的存活的病原体，使疫点无害化。在医院就是感染性疾病或传染病患者出院后对其所停留的病房进行彻底清洁消毒，以达到安全的目的，降低后续患者入住该病房后的感染风险。新冠肺炎流行期间，医院内高风险区域（接诊新冠肺炎确诊或疑似病例区域）空气和物体表面终末消毒是确保医院环境安全的重要手段[1]。实施有效的终末消毒，保证病房区域消毒无死角、无遗漏，可以降低医院内病毒传播风险，具体措施如下：

（1）清理病房内所有垃圾，统一放置在双层黄色医疗垃圾袋内，按医疗废物管理条例处理。

（2）按照污染区走廊消毒规范进行房间消毒，打开所有柜门及抽屉，注意卫生间的喷雾，房间密闭时间≥30分钟。

（3）撤除床单、被罩等污染被服，放置在污衣袋中，外层双层黄色医疗垃圾袋包裹，由洗衣房集中消毒处理。

（4）按照污染区物表消毒规范消毒病房内物体表面。

（5）按照污染区地面消毒规范消毒病房内地面。

（6）按照污染区诊疗物品消毒规范消毒病房内诊疗物品。

（7）紫外线照射房间，紫外线灯的适宜距离为 1～2 米，因此在使用时，最好将紫外线灯放置到空间的居中位置。由于紫外线灯的消毒特点是覆盖，也就是灯光覆盖到的地方才会被消毒，因此在使用时尽量减少灯光的遮挡，有些物品（如被子等）可以摊开来照射消毒[2]，需打开所有柜门及抽屉。紫外线灯应按照能够照射最大面积及能够照射全部消毒部位设定紫外线灯数量，一般病房及卫生间各放置一台紫外线灯。紫外线作用时间≥30分钟。

（8）更换床单位，整理备用床，使用臭氧消毒机对病房床单位进行消毒，使床单位卫生质量达到相关规范要求[3]。

参考文献

［1］于鑫玮，张越巍，武迎宏. 新型冠状病毒肺炎疫情期间综合医院内终末消毒剂的选择. 中国消毒学杂志，2020，37（6）：465-468.

［2］张艳秋. Ultraviolet Rays 紫外线灯对新冠病毒到底有没有作用？. 家用电器，2020，No.521（03）：76-76.

［3］唐燕萍，范伟，沈丽利. 新型冠状病毒肺炎疫情期间臭氧消毒机对病房床单位消毒效果观察. 中国消毒学杂志，2020，37（6）：420-422.

（张梦琪）

132. 一线护理人员工作管理及健康管理

新冠肺炎疫情的特点是突发性强、涉及面广、工作量大、社会影响大，而且 2019-nCoV 传染性强，给护理工作带来了很大的挑战。护理人力资源配备是保证护理工作质量的基本条件[1]。全面调整护理人力资源，建立应急护理人力资源使用机制，可提高管理体系的运行效率[2]。只有科学合理地使用人力资源，才能最大限度地发挥护理人才的智慧和潜能，提高效率和效能[3]。具体措施如下：

（1）收治轻型、普通型、重型的病房床护比达到 1：（0.6～0.8），实行 6～8 小时轮 4～3 组轮班制，个人防护装备（personal protective equipment，PPE）防护情况下 2 小时轮换。

（2）收治重型、危重型患者的 ICU 床护比达到 1：（2.5～5），实行 4 小时 6 组轮班制，使用 PPE 情况下 2 小时轮换。

（3）护士在 PPE 防护进入隔离区时应 2 人同进同出，避免发生意外。

（4）危重型患者实行一人一策略专人护理。

（5）根据病区收治疑似/确诊、危急重症患者数量，及时调整和补充护理人员，考虑护理人员的结构。发挥专科护士优势，根据收治患者情况，有计划地安排老年专科护士、产科护士、糖尿病专科护士、伤口造口专科护士、静脉输液治疗专科护士进入新冠肺炎病区为患者服务。

参考文献

［1］王建荣，张黎明，魏畅，等. 应对 SARS 的护理人力资源管理. 中华护理杂志，2003，38（8）：637-640.
［2］张黎明，王建荣，杨晓秋，等. 综合医院护理体系应对突发 SARS 疫情的对策. 中华护理杂志，2003，38（6）：402-405.
［3］闫沛，史艳茹，陈晓华，等. 新型冠状病毒肺炎疫情防控阶段军队医院护理人力资源调配方案构建与实践. 解放军护理杂志，2020，37（6）：78-81.

（张梦琪）

第十章 一般治疗

第一节 对症及营养支持治疗

133. 新冠肺炎治疗以对症支持治疗为主

发热、咳嗽是新冠肺炎的常见临床表现。钟南山等[1]对1099例新冠肺炎患者进行分析，提出发热和咳嗽是最常见的症状，但是只有43.1%（473/1099）的患者在就诊时发热，2019-nCoV感染无发热患者的比例明显高于SARS-CoV（1%）和MERS-CoV感染（2%）[2]，且住院后发热患者的比例上升至87.9%（966/1099），其中56.2%的患者（608/1081）表现为低热，3.5%的患者（38/1081）体温高于39℃。治疗上，对于低热患者，持续观察，以物理降温为主。对于中、高度发热患者，密切观察，物理降温的同时，可使用化学药物退热，及时补充水及电解质。对于咳嗽患者，可给予止咳药。对于喘息样干咳患者，可给予舒张气道及抗炎解痉治疗。

Ren Mao等[3]回顾性分析了6064例新冠肺炎患者，其中15%伴有消化道症状，常见的症状包括恶心、呕吐、腹泻和食欲下降。王大伟[4]等总结了138例新冠肺炎患者临床特征，约10%的患者在出现发热和呼吸困难前1~2天会出现腹泻和恶心。新冠肺炎病程中腹泻、恶心、呕吐等消化系统症状多发生于疾病早期，大部分呈自限性[5]。轻微腹泻患者一般状况良好者，注意观察，酌情给予调节肠道菌群治疗。严重腹泻且一般状况较差的患者，给予止泻药物，注意纠正水、电解质、酸碱平衡紊乱和营养失衡。

2019-nCoV感染者可以出现嗅觉丧失/嗅觉减退[6]，嗅觉丧失/嗅觉减退可以作为首发症状，也可以作为伴随症状[7]。一项来自意大利的单中心研究[8]对72例住院的新冠肺炎患者的嗅觉、味觉进行评估，显示86%（62/72）的患者有嗅觉减退或丧失，46%（33/72）的患者有味觉减退或丧失。新冠肺炎患者的嗅觉或味觉障碍多呈自限性，必要时可药物治疗[9]。每日访视患者的味觉（如饭菜咸淡、中药味道）、嗅觉（如香皂味、酒精刺激味、大便臭味）恢复情况。对于恢复不佳者，可酌情给予小剂量激素雾化及口服甲钴胺治疗。

参考文献

［1］Guan WJ，Ni ZY，Hu Y，et al. Clinical Characteristics of Coronavirus Disease 2019 in China. N Engl J Med，2020，382（18）：1708-1720.

［2］Zumla A，Hui DS，Perlman S. Middle East respiratory syndrome. Lancet，2015，386：995-1007.

［3］Mao R，Qiu Y，He JS，et al. Manifestations and prognosis of gastrointestinal and liver involvement in patients with COVID-19：a systematic review and meta-analysis. Lancet Gastroenterol Hepatol，2020，5（7）：667-678.

［4］Wang D，Hu B，Hu C，et al. Clinical Characteristics of 138 Hospitalized Patients With 2019 Novel Coronavirus-Infected Pneumonia in Wuhan，China. JAMA，2020，323（11）：1061-1069.

［5］周琬琰，陈烨. 新型冠状病毒肺炎的消化系统特征与粪口传播问题. 现代消化及介入诊疗，2020，25（02）：143-145，152.

［6］Lechien JR，Chiesa-Estomba CM，De Siati DR，et al. Olfactory and gustatory dysfunctions as a clinical presentation of mild-to-moderate forms of the coronavirus disease（COVID-19）：a multicenter European study. Eur Arch Otorhinolaryngol，2020，277（8）：2251-2261.

［7］Spinato G，Fabbris C，Polesel J，et al. Alterations in Smell or Taste in Mildly Symptomatic Outpatients With SARS-CoV-2 Infection. JAMA，2020，323（20）：2089-2090.

［8］Vaira LA，Deiana G，Fois AG，et al. Objective evaluation of anosmia and ageusia in COVID-19 patients：Single-center experience on 72 cases. Head Neck，2020，42（6）：1252-1258.

［9］张晓伟，蒋明，王天生，等. 新型冠状病毒肺炎患者合并鼻部症状临床分析及诊疗建议. 中国耳鼻咽喉颅底外科杂志，2020，26（2）：213-215. DOI：10.11798/j.issn.1007-15 20.2 02002026.

（李新刚）

134. 评估患者营养状态，保证热量及蛋白质摄入

科学合理的营养膳食能有效改善营养状况、增强免疫力，有助于新冠肺炎防控与治疗。新冠肺炎患者中出现食欲明显下降者约占半数[1]，且抗病毒药物及联合用药等亦对食欲有影响，故对于新冠肺炎患者的营养状态、进食情况应充分评估和及时处理。对于小儿、高龄、病情较重或有消化道症状者进行营养状态评估，常用方法为营养评分量表如 NRS2002 等[2]。对于疾病不同程度、不同营养状态的患者进行分层管理。

对于轻型、普通型及恢复期患者，目的为保证充足能量、饮水和营养素供给，调整免疫力至最佳状态，加快恢复过程。能量要充足，每天摄入谷薯类食物 250～400 g，包括大米、面粉、杂粮类等；烹调植物油增加必需脂肪酸的摄入，可多选用富含单不饱和脂肪酸的植物油，总脂肪供能比达到膳食总能量的 25%～30%。每日热卡保证 30 kcal/kg 热量摄入，老年患者可适当降低。保证充足蛋白质，主要摄入优质蛋白质类食物（大约每天 150～200 g），如瘦肉、鱼、虾、蛋、大豆等，尽量保证每天一个鸡蛋、300 g 液态奶或相当的奶制品（酸奶能提供肠道益生菌，可多选）；即保证每日 1 g/kg 蛋白质摄入，消耗较多患者可适当增加，肾功能不全者注意氮平衡。保证充足饮水量，每日 1500～2000 ml，少量多次，主要以白开水或淡茶水为主。对于食欲较差、进食不足的患者以及老年和慢性病患者，可以使用营养强化食品、特殊医学用途配方食品或营养素补充剂[3]。

重型、危重型患者应积极开展营养治疗，个体化制订具体营养治疗方案。建议少量多餐，提供利于吞咽及消化的食物，在流质、半流质及普通膳食间逐步过渡。如膳食未能满足患者营养需求，应适当给予口服肠内营养制剂，及时调整营养给予方式。

参考文献

［1］中华医学会消化病学分会 . 新型冠状病毒肺炎消化系统诊疗专家共识 . 中华医学杂志，2020，100（16）：1212-1216.

［2］Barazzoni R，Bischoff SC，Breda J，et al. ESPEN expert statements and practical guidance for nutritional management of individuals with SARS-CoV-2 infection. Clin Nutr，2020，39（6）：1631-1638.

［3］陈伟，杨月欣. 新型冠状病毒肺炎防治营养膳食指导建议. 营养学报，2020，42（01）：1-2.

（冯跃）

135. 注意补充维生素、微量元素等营养素

既往研究发现[1]，许多维生素的缺乏和补充与病毒感染性疾病的易感和治疗有关。维生素 D 缺乏者更易罹患一些病毒性疾病，如流感、人类免疫缺陷病毒（HIV）、丙型肝炎等。维生素 A 被认为是具有抗病毒作用的维生素，维生素 A 缺乏的麻疹患儿更易进展为重型。有报道显示，维生素 A 的补充治疗可以降低感染性疾病的发病率、死亡率及并发症发生率，如麻疹、麻疹相关性肺炎、感染性腹泻、HIV 感染及疟疾等。另有研究数据表明[2]，良好的营养支持在增强免疫力方面发挥了重要作用，包括促进免疫细胞生长和功能以及抗体的产生等。维生素 C 的缺乏会增加肺炎及其他感染性疾病的发病率及严重程度，而补充维生素 C 可以帮助重型患者加速康复。此外，维生素 E、维生素 B_6、维生素 B_{12}、金属锌、铯和 Ω-3 脂肪酸等微量营养素的补充亦对机体免疫力和抗病毒能力起到不可忽视的作用。

最近一份新的研究指出，膳食补充剂中添加维生素 C 和维生素 D 可以帮助新冠肺炎和其他急性呼吸系统疾病患者的免疫系统抗击疾病，可作为一种低成本的安全有效的治疗手段。在 2020 年 4 月，*Critical Care* 杂志发表了一个新注册的临床研究名为 "补充大剂量维生素 C 对新冠肺炎患者的临床效果"[3]，该研究背景介绍，随着感染程度加重，维生素 C 可能大量消耗，人体需求量增加，故需要静脉注射大剂量维生素以补充机体需求。该研究于武汉开展，采取随机对照的形式，实验组静脉注射大剂量维生素 C，尽管尚无足够的证据，但在重型患者的治疗过程中，及时补充维生素及微量营养素仍不可或缺。

对于进食较差或病情较重患者，可以给予积极补充维生素治疗。可口服如复合维生素 B 片（1～3 片，1 日 3 次）、碳酸钙 D_3 片（1 片，1 日 1 次）；应用胃肠外营养的患者可静脉补充维生素如注射用水溶维生素等。

参考文献

［1］Calder PC，Carr AC，Gombart AF，et al. Optimal Nutritional Status for a Well-Functioning Immune System Is an Important Factor to Protect against Viral Infections. Nutrients，2020，12（4）：1181.

［2］Barazzoni R，Bischoff SC，Breda J，et al. ESPEN expert statements and practical guidance for nutritional management of individuals with SARS-CoV-2 infection. Clin Nutr，2020，39（6）：1631-1638.

［3］Carr AC. A new clinical trial to test high-dose vitamin C in patients with COVID-19. Crit Care，2020，24（1）：133.

（冯跃）

136. 根据患者病情选择合理的营养给予方式

营养治疗时无禁忌的患者应首选经口进食，但重型、危重型患者常伴有食欲下降、进食不足或无法自主进食，能量摄入不足使得机体的免疫力愈加得不到保障。在临床过程中，应采取序贯营养支持的方案，积极开展营养治疗；建议根据患者机体总体情况、液体出入量、肝肾功能以及糖脂代谢情况制订具体营养治疗方案[1]。

在经口营养无法开展时，首选肠内营养，使用肠内营养时需考虑通路建立以及消化道功能状况，酌情制订方案；无法经口进食者（如行机械通气）可放置鼻胃管或鼻空肠管，重型患者伴有严重急性胃肠损伤（acute gastrointestinal injury，AGI）者或误吸风险高者，首选幽门后营养，必要时可经内镜或 X 线下辅助将营养管放置至小肠，并可选用双腔或三腔营养管，可同时行胃肠减压及监测胃内潴留量。建议应用重力滴注或肠内营养输注泵泵入营养液。

及时开通深静脉通路，如肠内营养短时间内不能达到营养治疗目标的 60%，需考虑开展补充性肠外营养或全肠外营养（total parenteral nutrition，TPN）。在肠内肠外营养支持早期阶段，应给予推荐营养供给量的 60% ～ 80%，病情减轻后再逐步补充能量及营养素，直至达到营养治疗目标[2]。

参考文献

[1] 中华医学会消化病学分会. 新型冠状病毒肺炎消化系统诊疗专家共识. 中华医学杂志，2020，100（16）：1212-1216.
[2] 中国营养学会新型冠状病毒肺炎营养膳食指导工作组. 新型冠状病毒肺炎防治营养膳食指导建议. 营养学报，2020，42（1）：1-2.

（冯跃）

137. 维持水、电解质平衡和内环境稳定

密切监测患者生命体征、症状及尿量，定期监测感染相关指标、电解质、血清乳酸水平[1]，尤其对于高龄，持续高热，感染症状重，伴有大量呕吐、腹泻或机械通气等可能造成丢失体液较多，有脓毒症或休克倾向者，应加强监测频率、对重要临床指标采取持续评估、早期识别休克状态，并给予充分、积极补液，改善组织灌注，保证脏器功能，纠正电解质紊乱。

液体治疗时首选晶体液，应当尽可能选择与细胞外液成分相近的液体，避免不良反应发生，可选择生理盐水、乳酸林格液等。在维持治疗且排除临床禁忌的情况下可酌情选择人工胶体液，低白蛋白血症者可选择适量静脉输注人血白蛋白。同时密切关注电解质紊乱的临床表现，定期监测、及时纠正，包括高钠血症、低钾血症、低钙血症、低镁血症、高氯血症等。避免医源性高钠血症、高氯血症。

应避免过量补液。有研究表明[2]，脓毒症液体复苏中，第 1 天有 21% 的患者出现组织水肿，3 天内出现液体负荷过高的患者高达 48%。如果患者出现组织水肿的情况，应当降低补液速度，或增加胶体液甚至白蛋白制剂。如果补液中患者出现病情恶化的迹象，应当立即进行再评估，可采用侵入性血流动力学监测或超声（例如评价心功能）以判断休克的类型。建议尽可能使用动态指标而非静态指标来预测液体的反应性。

参考文献

[1] Alhazzani W，Møller MH，Arabi YM，et al. Surviving Sepsis Campaign：guidelines on the management of critically ill adults with Coronavirus Disease 2019（COVID-19）. Intensive Care Med，2020，46（5）：854-887.

[2] 中华医学会急诊医学分会 . 脓毒症液体治疗急诊专家共识 . 临床医学研究与实践，2018，v.3（03）：207.

（冯跃）

第二节 氧 疗

138. 新冠肺炎重型、危重型患者应给予呼吸支持治疗

根据重型患者的氧合指数等指标选择不同方式的呼吸支持治疗。

鼻导管或面罩吸氧：氧合指数低于 300 mmHg 的重型患者均应立即给予氧疗[1]。氧疗的起始治疗方案为鼻导管吸氧（2 ~ 6 L/min）或简易面罩吸氧（5 ~ 10 L/min），除非血氧饱和度低于 85%[2]。接受鼻导管或面罩吸氧后，需密切观察 1 ~ 2 小时，若呼吸窘迫和（或）低氧血症无改善，应使用经鼻高流量氧疗或无创通气[1]。

经鼻高流量氧疗或无创通气：氧合指数低于 200 mmHg 的重型患者应立即给予经鼻高流量氧疗或无创通气[1]。接受经鼻高流量氧疗或无创通气的患者，无禁忌证的情况下，建议同时实施俯卧位通气，即清醒俯卧位通气，俯卧位治疗时间应大于 12 小时。部分患者使用经鼻高流量氧疗或无创通气治疗的失败风险高，需要密切观察患者的症状和体征。若短时间（1 ~ 2 小时）治疗后病情无改善，特别是接受俯卧位治疗后，低氧血症仍无改善，或呼吸频数、潮气量过大或吸气努力过强等，往往提示经鼻高流量氧疗或无创通气治疗疗效不佳，应及时进行有创机械通气治疗[1]。对新冠肺炎患者症状及体征的监测至关重要，需要根据患者的血氧饱和度、呼吸频率、氧合指数等指标及时调整呼吸支持方式，避免延误病情。

参考文献

[1] 国家卫生健康委办公厅. 新型冠状病毒肺炎诊疗方案（试行第八版）[EB/OL]. http://www.nhc.gov.cn/xcs/zhengcwj/202008/0a7bdf12bd4b46e5bd28ca7f9a7f5e5a.shtml, 2020-08-19 [2020-09-03].

[2] O'Driscoll BR, Howard LS, Earis J, et al. BTS guideline for oxygen use in adults in healthcare and emergency settings. Thorax, 2017, 72 (Suppl 1): ii1-ii90.

（李炜）

第三节　抗菌治疗

139. 正确判断新冠肺炎合并细菌感染发生情况，合理使用抗生素

对于新冠肺炎合并细菌感染的认知来源于流感，流感肺炎合并或继发细菌感染发生率为 11% ～ 35%[1]。一项覆盖中国 30 个省份、552 家医院的研究显示，50% 的患者接受了抗生素治疗[2]。我国新冠肺炎患者抗生素应用较多，并且缺乏实验室证据，以临床经验为主。实际上，文献报道只有大约 8% 的新冠肺炎患者合并细菌感染[3]。

目前尚不推荐新冠肺炎患者经验性应用抗菌药物。我国指南推荐慎用抗生素，尤其是广谱抗生素。推荐在有细菌感染证据时合理应用抗生素，避免抗生素滥用。根据既往对病毒性肺炎的研究报道，在老年人、儿童或有基础疾病等高危人群中，合并或继发细菌感染是导致疾病加重和死亡率增加的主要原因。据报道新冠肺炎患者合并细菌或真菌感染的比例为 8%[3]。病毒可以引起呼吸道上皮细胞的损伤暴露并导致局部免疫功能的低下，增加了对其他病原体继发感染的易感性。对危重型患者，病毒合并细菌感染会显著影响预后[4-5]。

因此我们需要做到早期诊断，尤其对于老年人或有基础疾病等高危患者及重型、危重型患者应尽快完善痰或肺泡灌洗液病原学检查，获取病原学依据及药敏结果，根据病原学证据及药敏结果进行有针对性治疗。对于重型或危重型患者，在没有明确获得病原学证据时，尚没有足够的证据推荐经验性广谱抗菌药物治疗[6-7]。

参考文献

［1］Klein EY，Monteforte B，Gupta A，et al. The frequency of influenza and bacterial coinfection：a systematic review and meta-analysis. Influenza Other Respir Viruses，2016，10：394-403.

［2］Zhou F，Yu T，Du R，et al. Clinical course and risk factors for mortality of adult inpatients with COVID-19 in Wuhan，China：a retrospective cohort study. Lancet，2020，395（10229）：1054-1062.

［3］Rawson TM，Moore LSP，Zhu N，et al. Bacterial and fungal co-infection in individuals with coronavirus：A rapid review to support COVID-19 antimicrobial prescribing. Clin Infect Dis，2020，71（9）：2459-2468.

［4］Shiley KT，Lautenbach E，Lee I. The use of antimicrobial agents after diagnosis of viral respiratory tract infections in hospitalized adults：antibiotics or anxiolytics. Infection Control & Hospital Epidemiology，2010，31（11）：1177-1183.

［5］Crotty MP，Meyers S，Hampton N，et al. Impact of antibacterials on subsequent resistance and clinical outcomes in adult patients with viral pneumonia：An opportunity for stewardship. Critical Care，2015，19（1）：1-11.

［6］National Instiutes of Health. COVID-19 treatment guidelines［EB/OL］. https：//www.nih.gov/coronavirus，2020-09-11［2020-09-15］.

［7］国家卫生健康委办公厅. 新型冠状病毒肺炎诊疗方案（试行第八版）［EB/OL］. http：//www.nhc.gov.cn/xcs/zhengcwj/202008/0a7bdf12bd4b46e5bd28ca7f9a7f5e5a.shtml，2020-08-19［2020-09-03］.

（郏博）

140. 继发细菌感染时，建议根据药敏结果选用抗菌药物

普通型患者合并细菌感染可选择二代/三代头孢菌素、氟喹诺酮类、大环内酯类等抗菌药物[1-2]。可选用的药物包括头孢曲松钠、甲磺酸左氧氟沙星、阿奇霉素等。

注意事项：当使用氟喹诺酮类或大环内酯类药物时禁止同时使用磷酸氯喹等导致 QT 间期延长的药物。妊娠及哺乳期妇女、18 岁以下患者禁用氟喹诺酮类药物。当使用大环内酯类药物时注意红霉素及克拉霉素禁止与特非那丁合用，以免引起心脏不良反应；肝功能损害患者如有指征应用时，需适当减量并定期复查肝功能；肝病患者和妊娠期患者不宜应用红霉素酯化物，哺乳期患者用药期间应暂停哺乳；罗红霉素禁止合用麦角胺。

参考文献

［1］Shiley KT，Lautenbach E，Lee I. The use of antimicrobial agents after diagnosis of viral respiratory tract infections in hospitalized adults：antibiotics or anxiolytics. Infection Control & Hospital Epidemiology，2010，31（11）：1177-1183.

［2］中华医学会呼吸病学分会. 中国成人社区获得性肺炎诊断和治疗指南（2016 年版）. 中华结核和呼吸杂志，2016，39（4）：253-279.

（郏博）

141. 合并耐甲氧西林金黄色葡萄球菌感染的治疗建议

　　金黄色葡萄球菌是重型、危重型病毒性肺炎患者合并的细菌感染之一[1]，合并金黄色葡萄球菌尤其是耐甲氧西林金黄色葡萄球菌引起的感染会导致死亡率升高[2-3]。如合并耐甲氧西林金黄色葡萄球菌感染时建议应用盐酸万古霉素、替考拉宁或利奈唑胺抗感染治疗。

　　注意事项：当使用盐酸万古霉素时老年患者应注意耳毒性与肾毒性的风险。老年患者即使肾功能正常也应调整用药剂量；妊娠期患者应禁用；哺乳期患者应慎用。当使用替考拉宁时肾功能不全的患者应减量；妊娠期患者应禁用。当使用利奈唑胺时应注意骨髓抑制、周围神经病和视神经病以及乳酸性酸中毒等不良反应。

参考文献

［1］Rawson TM，Moore LSP，Zhu N，et al. Bacterial and fungal co-infection in individuals with coronavirus：A rapid review to support COVID-19 antimicrobial prescribing. Clin Infect Dis，2020，71（9）：2459-2468.

［2］Martin Loeches I，Sanchez Corral A，Diaz E，et al. Community-acquired respiratory coinfection in critically ill patients with pandemic 2009 influenza A（H1N1）virus. Chest 2011，139：555-562.

［3］Rice TW，Rubinson L，Uyeki TM，et al. Critical illness from 2009 pandemic influenza A virus and bacterial co infection in the United States. Crit Care Med，2012，40：1487-1498.

（郑博）

142. 合并铜绿假单胞菌感染的治疗建议

　　病毒性肺炎合并铜绿假单胞菌感染的患者死亡率更高[1-2]。对于铜绿假单胞菌感染的重型患者，可选择具有抗假单胞菌活性的碳青霉烯类或 β 内酰胺类治疗；具有抗假单胞菌活性的喹诺酮类或氨基糖苷类联合具有抗假单胞菌活性的 β 内酰胺类治疗；具有抗假单胞菌活性的 β 内酰胺类、氨基糖苷类、喹诺酮类三药联合治疗等。可选用的药物包括头孢哌酮钠舒巴坦钠、亚胺培南西司他丁钠、美罗培南等[3]。

　　注意事项：当使用头孢哌酮钠舒巴坦钠时严重肾功能不全的患者应慎用；用药期间禁酒及禁服含酒精药物。当使用亚胺培南西司他丁钠时如果患者肌酐清除率为 6 ～ 20 ml/min，引起癫痫的危险性可能增加，应慎用；如果患者的肌酐清除率≤ 5 ml/min，应禁用。当使用美罗培南时，对肾功能正常或肌酐清除率＞ 50 ml/min 的患者不必调整剂量。

参考文献

[1] Shiley KT，Lautenbach E，Lee I. The use of antimicrobialagents after diagnosis of viral respiratory tract infectionsin hospitalized adults：antibiotics or anxiolytics. Infection Control & Hospital Epidemiology，2010，31（11）：1177-1183.

[2] Crotty MP，Meyers S，Hampton N，et al. Impact of antibacterialson subsequent resistance and clinical outcomesin adult patients with viral pneumonia：An opportunity for stewardship.Critical Care，2015，19（1）：1-11.

[3] 中华医学会呼吸病学分会. 中国成人社区获得性肺炎诊断和治疗指南（2016 年版）. 中华结核和呼吸杂志，2016，39（4）：253-279.

（郏博）

143. 继发真菌感染时建议联合抗真菌药物

　　继发性真菌感染是导致病毒性肺炎患者，特别是老年等高危患者病情加重和死亡率增加的重要原因[1]。此外部分重型或危重型患者使用较大剂量糖皮质激素，接受无创或有创机械通气等抢救措施，这些都是继发真菌感染的危险因素[2-4]。因此我们应早期诊断，尽快完善痰或肺泡灌洗液病原学检查、G 试验、GM 试验获取病原学证据，联合使用抗真菌药物[5]。可选用的药物包括卡泊芬净、伏立康唑、氟康唑等。

　　注意事项：当使用伏立康唑、氟康唑时禁止同时使用磷酸氯喹等导致 QT 间期延长的药物。当使用伏立康唑时需监测患者视觉功能及肝功能；妊娠期患者应慎用。当使用氟康唑时对于肝肾功能不全患者应调整用药剂量。

参考文献

[1] Schauwvlieghe AFAD，Rijnders BJA，Philips N，et al. Invasive aspergillosis in patients admitted to the intensive care unit with severe influenza：a retrospective cohort study. Lancet Respir Med，2018，6（10）：782-792.

[2] 中华医学会呼吸病学分会，中国医师协会呼吸医师分会. 新型冠状病毒肺炎防治专家意见. 中华结核和呼吸杂志，2020，43（6）：473-489.

[3] Yu Z，Gu Q，Zhang B，et al. Clinical Features of Fatal Pandemic Influenza A/H1N1 Infection Complicated by Invasive Pulmonary Fungal Infection. Mycopathologia，2020，185（2）：319-329.

[4] Shah MM，Hsiao EI，Kirsch CM，et al. Invasive pulmonary aspergillosis and influenza co-infection in immunocompetent hosts：case reports and review of the literature. Diagn Microbiol Infect Dis，2018，91（2）：147-152.

[5] 余进，刘伟，陈伟，等. 关于重症新型冠状病毒肺炎继发侵袭性真菌感染实验室诊治建议. 中国真菌学杂志，2020，15（1）：1-5.

　　　　　　　　　　　　　　　　　　　　　　　　　　　　（郑博）

第十一章 抗病毒治疗

144. 体内外研究提示瑞德西韦对 2019-nCoV 有一定抑制作用

瑞德西韦是一种腺苷类似物前体药物，在细胞内代谢成三磷酸腺苷类似物，通过抑制病毒 RNA 聚合酶从而具备广谱的抗病毒作用，可抑制丝状病毒［如埃博拉病毒（EBOV）、马尔堡病毒（MARV）］、冠状病毒（如 SARS-CoV、MERS-CoV）和副黏病毒［例如，呼吸道合胞病毒（RSV）、尼帕病毒和亨德拉病毒］的复制[1-2]。作为抗2019-nCoV 药物，在全球约 50 个国家，瑞德西韦已被批准或临时授权用于治疗新冠肺炎，具体参见表 11-1。

在体外，瑞德西韦可抑制人类和动物冠状病毒，包括 2019-nCoV[1-3]，并在 SARS-CoV 和 MERS-CoV 感染动物模型中显示出抗病毒和临床效果[1, 4-5]，瑞德西韦可有效抑制 2019-nCoV 在人鼻和支气管气道上皮细胞中的复制[6]。在非致死性 2019-nCoV 感染的恒河猴模型中，早期给予瑞德西韦被证明具有显著的抗病毒作用以及临床疗效（减少肺部浸润和支气管肺泡灌洗液与溶媒中的病毒滴度）[7]。

2020 年 7 月，Susan 等[8]分析对比了针对重型新冠肺炎患者的两项研究，其中一项是应用瑞德西韦治疗的三期、随机、开放标签临床试验，另一项是应用标准治疗的真实世界回顾性队列研究，瑞德西韦治疗组（n＝312，包括 5 天和 10 天疗程）和真实世界回顾性队列（n＝818）相比具有相似的基线特征和疾病严重程度。结果显示，接受瑞德西韦治疗的患者在第 14 天的病死率为 7.6%，而未接受瑞德西韦治疗的患者的病死率为 12.5%，瑞德西韦组病死率降低了 62%（P＝0.001）。瑞德西韦组的恢复概率是非瑞德西韦组的2.03 倍（95% 置信区间：1.34～3.08，P＜0.001）。

2020 年 10 月一项随机、双盲、对照试验的最终结果在新英格兰杂志发表，1062 名新冠肺炎患者入组（541 例患者应用瑞德西韦、521 例患者应用安慰剂），与安慰剂相比，瑞德西韦治疗组住院患者的恢复时间更短[9]。

表 11-1 瑞德西韦适应证

国家/地区	获批时间	批准方式	批准适应证（概述）
美国	2020 年 5 月 1 日	授予紧急使用权	适用于住院治疗的重型 2019-nCoV 感染成人和儿童患者
	2020 年 8 月 29 日	扩大紧急使用权	可用于中度感染患者，允许用于治疗所有新冠肺炎住院患者，无论氧气状况如何
	2020 年 10 月 22 日	获批	适用于治疗新型冠状病毒肺炎住院患者。Veklury 仅应在医院，或能够提供与住院护理同等的急救的医疗机构中使用。 所有患者在开始瑞德西韦治疗之前和治疗过程中，应根据临床需要，进行肾和肝功能和凝血酶原时间评估。 • 成人和 12 岁及以上且体重 40 kg 及以上的儿童患者，推荐首日 200 mg 负荷量，从第 2 天开始给予每日 100 mg，静脉输注时间为 30 ～ 120 分钟 • 对于不需要有创性机械通气和（或）ECMO 的患者，建议总疗程为 5 天。如果患者临床症状没有改善，总疗程可延长至 10 天 • 对于需要有创机械通气和（或）ECMO 的患者，建议总治疗时间为 10 天 • 通过静脉（IV）输注超过 30 ～ 120 分钟 • 肾功能损害：不建议在 eGFR 小于 30 ml/min 的患者使用瑞德西韦
	2020 年 10 月 22 日	儿童紧急使用权	美国 FDA 在批准瑞德西韦的同时，还发布了一项新的紧急使用授权（EUA），用于治疗体重至少 3.5 kg 的 12 岁以下住院儿童患者，或临床上适用静脉输注的体重 3.5 kg 以下的疑似或实验室证实的新冠肺炎住院儿童患者
日本	2020 年 5 月 7 日	全球首个特例批准	适用于 2019-nCoV 感染的住院患者
英国	2020 年 5 月 26 日	特例批准	适用于符合临床标准的新冠肺炎住院患者
中国台湾	2020 年 6 月 2 日		重型 2019-nCoV 感染 备注：重型的定义是不吸氧时血氧饱和度 ≤ 94%，需要机械通气补氧或 ECMO

（续表）

国家/地区	获批时间	批准方式	批准适应证（概述）
欧盟	2020 年 7 月 3 日	有条件上市许可	用于治疗需要辅助供氧的新冠肺炎的成年人和青少年患者
澳大利亚	2020 年 7 月 10 日	特例批准	适用于住院的成人和青少年重症 2019-nCoV 感染者
韩国	2020 年 7 月 24 日	特例批准	用于治疗通过 PCR 等技术确诊的重症新冠肺炎住院患者
加拿大	2020 年 7 月 27 日	特例批准	同欧盟适应证
以色列	2020 年 7 月 29 日	特例批准	同欧盟适应证

Burwick 等[10]研究了 86 名应用瑞德西韦进行治疗的重型、危重型新冠肺炎孕产妇，在随访的第 28 天，孕妇和产后妇女的需氧量分别下降了 96% 和 89%。在孕妇中，进行机械通气的孕妇中有 93% 拔管，93% 康复并且 90% 出院。在产后妇女中，有 89% 拔管，89% 康复，84% 出院。患者对瑞德西韦的耐受性良好，严重不良事件发生率低。

瑞德西韦有抑制 2019-nCoV 的作用，但仍有待于更多科学的临床试验进一步评估和证实，包括研究中最佳治疗人群，用药最佳时间，研究结果评估，甚至用药剂量和疗程以及药物剂型和用药途径等还有很多问题有待探索。

参考文献

［1］Sheahan TP，Sims AC，Graham RL，et al. Broad-spectrum antiviral GS-5734 inhibits both epidemic and zoonotic coronaviruses. SciTransl Med，2017，9：eaal3653.

［2］Warren TK，Jordan R，Lo MK，et al. Therapeutic efficacy of the small molecule GS-5734 against Ebola virus in rhesus monkeys. Nature，2016，531：381-385.

［3］Brown AJ，Won JJ，Graham RL，et al. Broad spectrum antiviral remdesivir inhibits human endemic and zoonotic deltacoronaviruses with a highly divergent RNA dependent RNA polymerase. Antiviral Res，2019，169：104541.

［4］Sheahan TP，Sims AC，Leist SR，et al. Comparative therapeutic efficacy of remdesivir and combination lopinavir，ritonavir，and interferon beta against MERS-CoV. Nat Commun，2020，11：222.

［5］De Wit E，Feldmann F，Cronin J，et al. Prophylactic and therapeutic remdesivir （GS-5734）treatment in the rhesus macaque model of MERS-CoV infection.

Proc Natl Acad Sci USA，2020，117：6771-6776.

［6］Pizzorno A，Padey B，Julien T，et al. Characterization and Treatment of SARS-CoV-2 in Nasal and Bronchial Human Airway Epithelia. Cell Rep Med，2020，1（4）：100059.

［7］Williamson BN，Feldmann F，Schwarz B，et al. Clinical benefit of remdesivir in rhesus macaques infected with SARS-CoV-2. Nature，2020，585（7824）：273-276.

［8］Susan A Olender，Katherine K Perez，Alan S Go，et al. Remdesivir for Severe COVID-19 versus a Cohort Receiving Standard of Care. Clin Infect Dis，2020，ciaa1041.

［9］Beigel JH，Tomashek KM，Dodd LE，et al. Remdesivir for the Treatment of Covid-19-Final Report. N Engl J Med，2020，383（19）：1813-1826.

［10］Burwick RM，Yawetz S，Stephenson KE，et al. Compassionate Use of Remdesivir in Pregnant Women with Severe Covid-19. Clin Infect Dis，2020 Oct 8：ciaa1466.

（田地）

145. 法维拉韦有望成为新冠肺炎抗病毒治疗的新选择

法维拉韦是一种广谱抗 RNA 病毒药物[1]，于 2014 年 3 月在日本首次批准上市，2020 年 2 月 15 日在中国批准上市，用于成人新型或复发流感的治疗。法维拉韦在体内可转化为核苷三磷酸形式，可竞争性抑制病毒 RNA 依赖的 RNA 聚合酶，抑制病毒基因组复制和转录，发挥抗病毒作用。目前体外研究提示法维拉韦对 2019-nCoV 具有显著的抑制作用[2]。

在中国深圳进行的一项非随机化临床研究试验中[3]，对照组与试验组分别纳入 45 例与 35 例新冠肺炎患者。对照组给予洛匹那韦 / 利托那韦联合 α - 干扰素治疗 14 天，试验组给予法维拉韦联合 α - 干扰素治疗 14 天。结果显示试验组患者的 2019-nCoV 转阴中位时间较对照组显著降低（$P < 0.001$）。胸部 CT 结果表明，与对照组相比，法维拉韦治疗 14 天后患者 CT 影像有更显著的改善（$P = 0.004$）。同时，法维拉韦治疗组患者的不良反应更少、耐受性更好。

军事医学科学院研究团队[4]纳入了上呼吸道 2019-nCoV 核酸长期阳性的患者 8 例，入组前的中位阳性时间为 61 天，最长的高达 73 天持续阳性。应用法维拉韦治疗后，7 名患者呼吸道病毒核酸检测快速转阴，中位转阴时间为 3 天，另外 1 例在住院期间未转阴的患者于停药后第 12 天转阴。该研究提示法维拉韦在清除病毒方面发挥了重要作用。

日本一项随机、安慰剂对照、单盲的Ⅲ期临床研究纳入了 156 例非重型的新冠肺炎患者，结果显示法维拉韦治疗组病情缓解时间的中位数为 11.9 天，而安慰剂组为 14.7 天，具有统计学意义（$P = 0.0136$）[5]。

同时，其他国家也纷纷开展了法维拉韦治疗新冠肺炎相关的临床试验。截至目前，与新冠肺炎相关的注册临床试验全球累计已达 35 项。俄罗斯的开放标签Ⅱ期临床研究[6]结果显示，法维拉韦治疗 4 天后，新冠肺炎患者的病毒核酸转阴率达 62.5%，体温恢复正常的中位数时间为 2 天。土耳其的一项观察性研究发现[7]，与洛匹

那韦 / 利托那韦组（$n = 42$）相比，法维拉韦（$n = 65$）显著降低重症 COVID-19 患者 ICU 住院时间（法维拉韦组 6.5 天，对照组 9 天，$P = 0.010$）。

法维拉韦有望成为新冠肺炎抗病毒治疗的新选择，虽然其有效性、安全性、给药方案仍需更大规模的临床试验验证，但值得期待。

参考文献

［1］Shiraki K，Daikoku T. Favipiravir，an anti-influenza drug against life-threatening RNA virus infections. Pharmacol Ther，2020，22：107512.

［2］Manli Wang. Remdesivir and chloroquine effectively inhibit the recently emerged novel coronavirus（2019-nCoV）in vitro. Cell Research，2020，30：269-271.

［3］Cai Q，Yang M，Liu D，et al. Experimental Treatment with Favipiravir for COVID-19：An Open-Label Control Study. Engineering（Beijing），2020，6（10）：1192-1198.

［4］Fu D，Cao R，Zhao L，Li W，et al. Oral favipiravir for patients with delayed SARS-CoV-2 viral RNA clearance：a case series. Crit Care，2020，24（1）：578.

［5］Yamada Koichi. Anti-influenza drug Avigan Tablet Meets Primary Endpoint in Phase III Clinical Trial in Japan for COVID-19 patients. https：//asia.nikkei.com/Spotlight/Coronavirus/Japanese-approval-sought-for-Avigan-to-treat-COVID-19.

［6］Ivashchenko AA，Dmitriev KA，Vostokova NV，et al. AVIFAVIR for Treatment of Patients with Moderate COVID-19：Interim Results of a Phase II/III Multicenter Randomized Clinical Trial. Clin Infect Dis，2020 Aug 9：ciaa1176.

［7］Kocayiğit H，Özmen Süner K，Tomak Y，et al. Observational study of the effects of Favipiravir vs Lopinavir/Ritonavir on clinical outcomes in critically Ill patients with COVID-19. J Clin Pharm Ther，2020，00：1-6.

（田地）

146. 干扰素雾化是我国诊疗方案推荐的抗病毒治疗措施

干扰素（interferon，IFN）是人体正常分泌的一种细胞因子，是人体在外源或内源性诱生物作用下产生的一组结构类似、功能相近、具有多种生物学活性的低分子糖蛋白。IFN 对阻断病毒复制、传播和促进适应性免疫反应至关重要（图 11-1）。病毒感染可诱发机体免疫产生 IFN，其通过和细胞表面受体结合，激活 IFN 刺激基因，大量合成抗病毒蛋白，针对病毒的生命周期不同靶点发挥抗病毒作用，对 DNA 和 RNA 病毒的复制均有抑制作用；同时，IFN 能提升免疫反应活性，促进免疫细胞清除病毒感染的靶细胞。

一项体外研究[1]采用 2019-nCoV 感染不同浓度 IFN 预处理 Vero 细胞，结果显示 IFNα 和 IFNβ 的 EC50（半数抑制浓度）分别为 1.35 IU/ml 和 0.76 IU/ml，且呈剂量依赖关系。

有研究[2]采用人气道上皮细胞（pHAE）模拟 2019-nCoV 感染，感染前给予 IFN，24 小时后观察到病毒数量减少 14 倍，病毒 RNA 水平减少约 3 倍；感染 24 小时后给予 IFN，48 小时后观察到病毒数量降低约 98%，病毒 RNA 水平减少 12 倍。

一项回顾性研究[3]对 77 例住院新冠肺炎患者分别使用雾化吸入 IFNα2b、口服阿比多尔和两者联合用药的实验室数据进行分析，结果显示单独或联合阿比多尔雾化吸入 IFNα2b 治疗（500 万 IU/ 次，每天 2 次），与单独服用阿比多尔相比可加速上呼吸道病毒清除（$P = 0.002$），同时对降低血循环中白介素 -6（$P = 7.7 \times 10^{-10}$）和 C 反应蛋白（$P = 0.0035$）的效果显著。

一项 127 例轻、中型新冠肺炎患者参加的多中心、开放、随机、对照 II 期临床研究中[4]，试验组 86 人（IFNβ1b ＋洛匹那韦 / 利托那韦＋利巴韦林）与对照组 41 人（单独使用洛匹那韦 / 利托那韦）相比，可显著缩短症状恢复时间（4 天 vs. 8 天，$P < 0.0001$）、病毒核酸转阴时间（7 天 vs. 12 天，$P < 0.0001$）和住院时间（9 天 vs. 14.5 天，$P = 0.016$），对炎症指标改善趋势也更为明显。

IFNα 收录于《新型冠状病毒肺炎诊疗方案（试行第一版至八

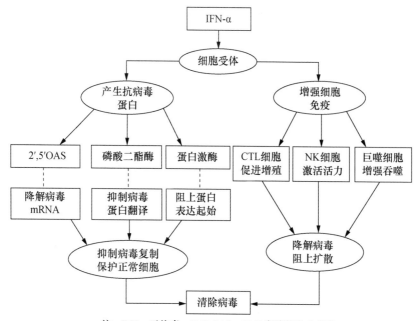

注：INF：干扰素；2′,5′-OAS：2′,5′-寡腺苷酸合成酶；
CTL：细胞毒性T淋巴细胞；NK：自然杀伤细胞

图 11-1 IFN 作用机制

版）》《儿童 2019 冠状病毒病（COVID-19）诊疗指南》《儿童新型冠状病毒感染诊断、治疗和预防专家共识（第一、二版）》《新型冠状病毒肺炎临床合理用药专家共识》等多项国家指南、专家共识[5-8]。IFN α 喷雾或雾化治疗一般无明显不良反应，安全性较好。

参考文献

［1］ Mantlo E，Bukreyeva N，Maruyama J，et al. Antiviral activities of type I interferons to SARS-CoV-2 infection. Antiviral Res，2020，179：104811.

［2］ Vanderheiden A，Ralfs P，Chirkova T，et al. Type I and type III interferons restrict SARSCoV-2 infection of human airway epithelial cultures. J Virol，2020，94：e00985-20.

［3］ Zhou Q，Chen V，Shannon CP，et al. Interferon-α2b Treatment for COVID-19. Front Immunol，2020，11：1061.

［4］ Hung I F，Lung K C，Tso E Y，et al. Triple combination of interferon beta-1b，lopinavir-ritonavir，and ribavirin in the treatment of patients admitted to hospital with COVID-19：an open-label，randomised，phase 2 trial. Lancet，

2020，395（10238）：1695-1704.

［5］国家卫生健康委办公厅 . 新型冠状病毒肺炎诊疗方案（试行第八版）［EB/OL］. http：//www.nhc.gov.cn/xcs/zhengcwj/202008/0a7bdf12bd4b46e5bd28ca7f9a7f5e5a.shtml，2020-08-19［2020-09-27］.

［6］陈志敏，傅君芬，舒强，等 . 儿童 2019 冠状病毒病（COVID-19）诊疗指南（第二版）. 浙江大学学报（医学版），2020，49（2）：139-146.

［7］姜毅，徐保平，金润铭，等 . 儿童新型冠状病毒感染诊断、治疗和预防专家共识（第二版）. 中华实用儿科临床杂志，2020，35（02）：143-150.

［8］陈孝，陈杰，郭澄，等 . 新型冠状病毒肺炎临床合理用药专家共识 . 中国医院药学杂志，2020，40（6）：593-605.

（田地）

147. 慎用磷酸氯喹或羟基氯喹

磷酸氯喹及羟基氯喹由于具有抗病毒及免疫调节作用，被广泛应用于新冠肺炎的治疗中，体外研究也证实其对 2019-nCoV 有一定的抑制作用[1]。然而，已结束的临床研究并未对其广泛的应用提供有效的支撑。

最早发表的一项仅纳入 36 名患者的随机对照研究中，羟基氯喹组的病毒清除水平高于对照组，然而该研究因为样本量、基线病毒载量以及缺乏安全性结果等问题而饱受争议[2]，在更大样本量的研究中呈现了不同的结果。

一项针对 150 名轻型、普通型新冠肺炎患者的随机对照研究中，使用羟基氯喹的试验组与对照组病毒转阴的时间并无显著性差异，而羟基氯喹组的不良反应发生率更高[3]。

在另一项对急诊室 1376 名新冠肺炎患者的连续观察中，近 60% 的患者服用了羟基氯喹，分析发现羟氯喹的使用并不能减少气管插管或死亡的风险，而该研究也促使研究中心将羟氯喹从治疗推荐中移除[4]。

另有一项对 1438 例新冠肺炎患者的分析中也观察到了相似的结果，单独服用羟基氯喹、阿奇霉素或两药联用，与未接受这些治疗相比，并不能降低住院患者的死亡率[5]。与不确切的疗效相比，观察到的 QT 间期延长增加了药物使用的风险[6]。

综上，鉴于磷酸氯喹或羟基氯喹有效证据的缺乏及潜在的毒性，我们不推荐在新冠肺炎患者中常规使用磷酸氯喹或羟基氯喹。

参考文献

[1] Yao X，Ye F，Zhang M，et al. In Vitro Antiviral Activity and Projection of Optimized Dosing Design of Hydroxychloroquine for the Treatment of Severe Acute Respiratory Syndrome Coronavirus 2（SARS-CoV-2）. Clin Infect Dis，2020，71（15）：732-739.

[2] Gautret P，Lagier JC，Parola P，et al. Hydroxychloroquine and azithromycin as a treatment of COVID-19：results of an open-label non-randomized clinical trial. Int J Antimicrob Agents，2020，56（1）：105949.

[3] Tang W，Cao Z，Han M，et al. Hydroxychloroquine in Patients With Mainly

Mild to Moderate Coronavirus Disease 2019: Open Label, Randomised Controlled Trial. BMJ, 2020, 369: m1849.

[4] Geleris J, Sun Y, Platt J, et al. Observational Study of Hydroxychloroquine in Hospitalized Patients with COVID-19. N Engl J Med, 2020, 382 (25): 2411-2418.

[5] Rosenberg ES, Dufort EM, Udo T, et al. Association of Treatment With Hydroxychloroquine or Azithromycin With In-Hospital Mortality in Patients With COVID-19 in New York State. JAMA, 2020, 323 (24): 2493-2502.

[6] Mercuro NJ, Yen CF, Shim DJ, et al. Risk of QT Interval Prolongation Associated With Use of Hydroxychloroquine With or Without Concomitant Azithromycin Among Hospitalized Patients Testing Positive for Coronavirus Disease 2019 (COVID-19). JAMA Cardiol, 2020, 5 (9): 1036-1041.

（薛侃　田地）

148. 阿比多尔具有潜在抗 **2019-nCoV** 作用

盐酸阿比多尔（arbidol hydrochloride）是由前苏联药物化学研究中心研制的非核苷类广谱抗病毒药物，于 2006 年在中国获准上市，用于治疗甲型、乙型流感病毒引起的上呼吸道感染。

2020 年 2 月 5 日李兰娟院士团队体外细胞实验证实阿比多尔可以有效抑制 2019-nCoV，并建议将其列入国家卫生健康委《新型冠状病毒肺炎诊疗方案（试行第六版）》[1]中。

浙江大学医学院附属第一医院研究提出早期抗病毒治疗能减少重型、危重型新冠肺炎的发生，且前期使用阿比多尔联合洛匹那韦 / 利托那韦抗病毒显示出一定效果[2]。

华中科技大学同济医学院附属协和医院研究发现阿比多尔治疗可提高新冠肺炎患者出院率、降低病死率[3]。Zhu 等研究发现阿比多尔单药治疗新冠肺炎的疗效优于洛匹那韦 / 利托那韦[4]。

浙江省一项多中心、前瞻性研究提出与洛匹那韦 / 利托那韦、重组干扰素 α -2b 二药联合治疗相比，阿比多尔联合洛匹那韦 / 利托那韦、重组干扰素 α -2b 三药联合治疗新冠肺炎，可缩短核酸转阴时间和住院时间[5]。

澳大利亚科学家研究发现阿比多尔可以与 2019-nCoV 刺突糖蛋白结合阻止其三聚化，从而阻止病毒进入细胞，具有潜在的抗 2019-nCoV 作用[6]。

华中科技大学同济医学院同济医院研究提出预防性口服阿比多尔与 2019-nCoV 感染的发生率较低相关[7]。武汉协和医院一项研究提出阿比多尔可能降低医院和家庭中 2019-nCoV 的感染风险[8]。

目前多项研究证明阿比多尔在体内、体外对多种病毒具有抑制作用，并具有潜在抗 2019-nCoV 的作用，但仍需更多临床试验证实。

参考文献

［1］国家卫生健康委员会办公厅，国家中医药管理局办公厅 .《新型冠状病毒肺炎诊疗方案》(试行第六版) . http：//www.gov.cn/zhengce/zhengceku/2020-02/19/content_5480948.htm，（2020-2-18）［2020-2-20］.

［2］徐凯进，蔡洪流，沈毅弘，等 . 2019 冠状病毒病（COVID-19）诊疗浙江经

验. 浙江大学学报（医学版），2020，49（2）：147-157.

［3］Wang Z，Yang B，Li Q，et al. Clinical Features of 69 Cases With Coronavirus Disease 2019 in Wuhan，China. Clin Infect Dis，2020，71（15）：769-777.

［4］Zhu Z，Lu Z，Xu T，et al. Arbidol monotherapy is superior to lopinavir/ritonavir in treating COVID-19. J Infect，2020，81（1）：e21-e23.

［5］魏茹楠，郑南红，蒋贤高，等. 浙江省新型冠状病毒肺炎患者早期阿比多尔＋洛匹那韦／利托那韦＋重组干扰素 α-2b 联合抗病毒治疗的多中心、前瞻性研究. 中华临床感染病杂志，2020，13（1）：9-15.

［6］Vankadari N. Arbidol：A potential antiviral drug for the treatment of SARS-CoV-2 by blocking trimerization of the spike glycoprotein. Int J Antimicrob Agents，2020，56（2）：105998.

［7］Yang C，Ke C，Yue D，et al. Effectiveness of Arbidol for COVID-19 Prevention in Health Professionals. Front Public Health，2020，8：249.

［8］Zhang JN，Wang WJ，Peng B，et al. Potential of Arbidol for Post-exposure Prophylaxis of COVID-19 Transmission：A Preliminary Report of a Retrospective Cohort Study. Curr Med Sci，2020，40（3）：480-485.

（薛侃　田地）

第十二章 康复期血浆和免疫治疗

149. 恢复期患者血浆内中和抗体抗2019-nCoV 机制

目前有研究提出新冠肺炎恢复期患者的血浆中含有适应性免疫反应产生的中和抗体，对新冠肺炎有一定疗效，但其局限性在于血浆来源有限且中和抗体滴度低，因此，研发易于生产与质控的单克隆中和抗体虽然可能是治疗新冠肺炎的"特效药"，但仍有难度。

Ju 等从 8 例新冠肺炎恢复期患者的单个 B 细胞中分离并鉴定出 206 个特异性靶向受体结合域（receptor binding domain，RBD）的单克隆抗体，其中 P2C-1F11、P2B-2F6 中和活性最强。通过解析 RBD 与 P2B-2F6 复合物晶体结构显示，该抗体与 RBD 结合后由于空间位阻抑制 RBD 与受体 ACE2 的结合，从而阻断病毒入侵。因此分离并纯化高活性的中和抗体很有可能成为 2019-nCoV 临床干预候选抗体的未来研发方向[1]。

除此之外，谢小亮研究团队通过对新冠肺炎恢复期患者的 B 淋巴细胞进行高通量单细胞测序成功鉴定出 14 株高活性的中和抗体，其中 BD-368-2 抗体抑制病毒作用最突出。抗病毒实验结果显示，感染的小鼠体内注射 BD-368-2 抗体后，病毒载量下降提示 BD-368-2 抗体对 2019-nCoV 具有较强的拮抗作用[2]。目前针对 2019-nCoV 中和抗体研究主要集中在 RBD，陈薇院士研究团队从 10 名新冠肺炎恢复期患者的 B 细胞和浆细胞中初筛 399 种单克隆抗体，其中 4A8 抗体靶向 2019-nCoV S 蛋白氨基末端域（N-terminal domain，NTD），通过活病毒和假病毒中和试验发现，该抗体具有较强的病毒中和能力，可明显抑制病毒活性[3]。

"鸡尾酒疗法"是指将具有中和活性的识别不同表位的抗体联合使用，因此可能成为治疗 2019-nCoV 的方向。但除此之外，需进一步研究 2019-nCoV 中和抗体是否与 SARS-CoV 中和抗体相似，存在抗体依赖的病毒感染增强效应（antibody dependent enhancement，ADE），即结合病毒的抗体会和巨噬细胞上的 Fc 受体结合，介导病毒侵染巨噬细胞，并将其转变成促进炎症的巨噬细胞，从而大量释放炎症因子，形成"细胞因子风暴"，损伤肺组织[4]。

综上所述，恢复期患者血浆内中和抗体对新冠肺炎患者有一定疗效，可能成为未来 2019-nCoV 感染的治疗方向，但需警惕 ADE 效应的存在。

参考文献

[1] Ju B，Zhang Q，Ge J，et al. Human neutralizing antibodies elicited by SARS-CoV-2 infection. Nature，2020，584（7819）：115-119.

[2] Cao Y，Su B，Guo X，et al. Potent Neutralizing Antibodies against SARS-CoV-2 Identified by High-Throughput Single-Cell Sequencing of Convalescent Patients' B Cells. Cell，2020，182（1）：73-84.e16.

[3] Chi X，Yan R，Zhang J，et al. A neutralizing human antibody binds to the N-terminal domain of the Spike protein of SARS-CoV-2. Science，2020，369（6504）：650-655.

[4] Liu L，Wei Q，Lin Q，et al. Anti-spike IgG causes severe acute lung injury by skewing macrophage responses during acute SARS-CoV infection. JCI Insight，2019，4（4）：e123158.

（崔舒萍）

150. 恢复期血浆治疗在新冠肺炎中的临床应用

恢复期血浆（convalescent plasma，CP）治疗是指应用感染性疾病恢复期患者富含特异性抗体的血液，经过特殊处理再输注给其他患者以产生获得性被动免疫的治疗方法。在病毒引起的严重感染性疾病中，曾将 CP 作为被动免疫疗法治疗确诊患者，如 SARS、流感等患者，目前有研究表明恢复期血浆在新冠肺炎的治疗中具有一定效果，对于重型及危重型新冠肺炎患者可考虑使用 CP 治疗。

在一项早期来自我国深圳的研究中[1]，纳入了 5 例经抗病毒和激素治疗后病情仍进展迅速、病毒载量持续处于高水平、出现急性呼吸窘迫综合征需要机械通气的危重型新冠肺炎患者，在住院第 10～22 天连续输注 2 次 200～250 ml 恢复期血浆，特异性抗体 IgG > 1：1000，中和抗体 > 1：40。结果显示在接受 CP 治疗后，这些患者的临床症状有所改善，表现为体温降低，PaO_2/FiO_2 以及胸部影像学改善。这项早期研究初步提示了 CP 对于新冠肺炎可能具有一定疗效。

近期，一项对 103 例中国武汉的重型或危重型（需要气管插管或多器官功能衰竭）新冠肺炎患者的研究中[2]，将其随机分为应用恢复期血浆加常规治疗及单纯常规治疗两组，其中接受血浆的平均时间为出现症状后的 30 天，IgG 抗体效价值至少为 1：640，血浆的治疗量为 4～13 ml/kg。与常规治疗组相比，应用恢复期血浆组具有更低的病死率、更快出院、更高的改善率、更好的治愈率，但差异不具有统计学意义，这可能与该试验病例不足、早期终止、治疗时机较晚有关。

在美国，梅奥医学中心（Mayo Clinic）进行着全美最大血浆疗法研究，目前这项研究已经招募了超过 9.7 万名患者，并已经对超过 6.6 万名新冠肺炎患者注射了试验性血浆。8 月 12 日于预印平台 medRxiv 上发布的数据[3] 提示在目前纳入的 35 322 例接受了 CP 治疗的新冠肺炎患者中，诊断后 3 天内输注 CP 治疗的患者 7 天病死率为 8.7%，而在诊断后 4 天或更长时间内输注的患者 7 天病死率为

11.9%，且病死率的梯度与输注血浆中的 IgG 抗体水平呈负相关。这些数据进一步支持在新冠肺炎病程中早期使用恢复期血浆。休斯敦卫理公会医院的研究人员在 8 月 10 日发表了一项研究显示[4]，136 名接受了恢复期血浆治疗的新冠肺炎患者的 28 天病死率要显著低于 251 名未接受该治疗的患者，特别是对于入院后 72 小时内输注且血浆抗 S 蛋白 RBD 效价 ≥ 1 ∶ 1350 者。

这些研究结果为恢复期血浆在新冠肺炎患者治疗中的有效性提供了证据，鉴于目前抗病毒药物、疫苗等有效药物的临床验证和开发尚需时间，CP 在新冠肺炎中的应用得到广泛关注。CP 治疗适用于病情进展较快的重型、危重型新冠肺炎早期患者或经临床专家综合评估需要进行血浆治疗的患者，原则上病程不超过 3 周[5]。CP 可以抑制病毒复制及早期的炎症反应和器官组织损伤，建议早期使用 CP 治疗，在发病后 3 ～ 5 天内输注，此时患者的自身抗体还未产生[6]。输注剂量根据临床状况、患者体重等决定，通常输注剂量为 200 ～ 500 ml（4 ～ 5 ml/kg）[5]，且对于没有免疫功能不全的患者单次剂量即可达到治疗效果，必要时可以重复 2 ～ 3 次。如果捐献者抗体滴度比较低，可能需要更大剂量。

参考文献

［1］Shen C，Wang Z，Zhao F，et al. Treatment of 5 critically ill patients with COVID-19 with convalescent plasma. JAMA，2020，323（16）：1582-1589. DOI：10.1001/jama.2020.4783.

［2］Li L，Zhang W，Hu Y，et al. Effect of Convalescent Plasma Therapy on Time to Clinical Improvement in Patients With Severe and Life-threatening COVID-19：A Randomized Clinical Trial. JAMA，2020.Doi：10.1001/jama.2020.10044.

［3］Michael J. Joynerl，Jonathon W. Senefeldl，Stephen A. Klassenl，et al. Effect of Convalescent Plasma on Mortality among Hospitalized Patients with COVID-19：Initial Three-Month Experience. medRxiv preprint. 2020.Doi：10.1101/2020.08.12.20169359.

［4］Eric Salazar，Paul A. Christensen，Edward A. Graviss，et al. Treatment of COVID-19 Patients with Convalescent Plasma Reveals a Signal of Significantly Decreased Mortality. The American Journal of Pathology，2020. Doi：10.1016/j.ajpath.2020.08.001.

［5］国家卫生健康委员会 . 新冠肺炎康复者恢复期血浆临床治疗方案（试行第二版）［EB/OL］. http：//www.nhc.gov.cn/yzygj/s7658/202003/61d608a7e8bf

49fca418a6074c2bf5a2.shtml,（2020-03-04）[2020-09-16].

[6] Tiberghien P，de Lamballerie X，Morel P，et al. Collecting and evaluating convalescent plasma for COVID-19 treatment：why and how？ Vox Sanguinis，2020. DOI：10.1111/vox.12926.

（张婷玉）

151. 人免疫球蛋白治疗在新冠肺炎中的应用

目前新冠肺炎尚无特效治疗药物,《新型冠状病毒肺炎诊疗方案(试行第八版)》[1]推荐:重型、危重型病例的治疗可以采用康复者血浆治疗、免疫治疗以及其他治疗措施。新冠肺炎康复者,其体内可能含有较高浓度能够中和 2019-nCoV 的中和抗体,能用于临床已确诊患者的治疗。因此新冠肺炎人免疫球蛋白是除恢复期患者血浆以外另一种被动免疫和治疗新冠肺炎患者的方法。

新冠肺炎人免疫球蛋白由新冠肺炎康复者血浆制备,含有高纯度、高效价 2019-nCoV 中和抗体,通过病毒中和、调理机体免疫功能等作用达到治疗效果。①中和作用:特异性中和抗体可以与 2019-nCoV 抗原表位结合使其不能再与宿主细胞结合,从而不再对机体造成伤害。②调理作用:特异性抗体 IgG 分子的 Fab 段可与 2019-nCoV 抗原特异性地结合,促进了吞噬细胞对 2019-nCoV 的吞噬作用;同时中和抗体 IgG 与 2019-nCoV 抗原结合后又能激活补体,使得 2019-nCoV 更加容易被吞噬,进一步促进新冠肺炎患者核酸转阴。③凝集作用:特异性中和抗体与 2019-nCoV 结合,可使其发生凝集,凝集块可促进机体的吞噬作用,从而清除 2019-nCoV。

在新冠肺炎暴发期间,新冠肺炎人免疫球蛋白与血浆一同被研发和制作用于缩短治疗时间[2]。相比于血浆,人免疫球蛋白副作用较小,通常治疗给予 1 个单位,可以静脉输注或肌内注射。人免疫球蛋白的潜在优势:制作过程中病毒灭活有质控标准;小容量;高浓度(高抗体效价);输血相关风险及相关副作用小;可肌内注射;便于储存及运输。人免疫球蛋白存在的潜在缺点:前期花费昂贵;制作需要大量治疗单位的恢复期患者血浆。

因此我们相信,随着使用新冠肺炎恢复期患者血浆的有效性被不断证实,新冠肺炎患者使用人免疫球蛋白的有效性亦有可能同样被证实。

参考文献

［1］国家卫生健康办公厅 . 新型冠状病毒肺炎诊疗方案（试行第八版）［EB/OL］. http：//www.nhc.gov.cn/xcs/zhengcwj/202008/0a7bdf12bd4b46e5bd28ca7f9a7f5e5a.shtml，2020-08-19［2020-09-27］.

［2］Casadevall A，Pirofski LA. The convalescent sera option for containing COVID-19. J ClinInvest，2020，130：1545.

（胡晓頔　王爱彬）

152. 2019-nCoV 单克隆抗体和多克隆抗体研究现状

鉴于 2019-nCoV 与 SARS-CoV S 蛋白氨基酸序列同源性，且研究发现两种病毒 S 蛋白间存在抗原交叉表位，故目前单克隆抗体的研发部分来源于 SARS 恢复期患者[1]。

Tian 等评估了抗 SARS-CoV 抗体与 2019-nCoV S 蛋白的交叉反应性，首次报告 SARS-CoV 特异性人类单克隆抗体 CR3022 可与 2019-nCoV 的 S 蛋白的 RBD 有效结合，但该抗体结合表位与 ACE2 结合位点并不重叠，因此，未来需要研究非中和抗体反应是否能在缺乏体外中和活性的情况下提供体内保护，使得 CR3022 有可能单独或与其他中和抗体联合开发为候选治疗药物，用于预防和治疗 2019-nCoV 感染[2]。

尽管两种病毒之间存在交叉反应，但靶向 SARS-CoV 受体 ACE2 结合位点的一些最有效的特异性中和抗体（如 M396、CR3014）未与 2019-nCoV S 蛋白结合，表明两者 RBD 间差异对中和抗体的交叉反应性有重要影响，仍需开发能与 2019-nCoV RBD 特异结合的新型单克隆抗体[2]。

参考文献

[1] Walls AC, Park YJ, Tortorici MA, et al. Structure, Function, and Antigenicity of the SARS-CoV-2 Spike Glycoprotein. Cell, 2020, 181 (2): 281-292.e6.
[2] Tian X, Li C, Huang A, et al. Potent binding of 2019 novel coronavirus spike protein by a SARS coronavirus-specific human monoclonal antibody. Emerg Microbes Infect, 2020, 9 (1): 382-385.

（崔舒萍）

153. 抗体依赖性增强作用（ADE）效应是基于抗体进行 2019-nCoV 疫苗及药物研发的潜在障碍

以抗体为基础的抗 2019-nCoV 药物和疫苗研发广受关注，然而 SARS-CoV 及其他呼吸道病毒研究表明，抗 2019-nCoV 抗体很可能通过抗体依赖性增强作用（antibody dependent enhancement，ADE）使患者病情加重。

所谓的 ADE 效应是指某些病毒特异性抗体（一般多为非中和抗体）与病毒结合后，结合了病毒的抗体可通过其抗体 Fc 段与某些表面表达 FcR 的细胞结合从而介导病毒进入这些细胞。一般认为，在使用疫苗或抗体治疗病毒感染时，如果产生的抗体效价不高或者非中和抗体时，就会产生 ADE 效应[1]。这时，抗体不但不抑制病毒反而会介导病毒侵入细胞，加重感染。根据 ADE 参与的分子机制不同，ADE 可大致分为两种不同的类型。

一是增强病毒感染的方式：靶细胞的高感染率是通过增强 Fc-FcR 相互作用介导的抗体依赖方式发生的。在该方式中，非中和抗体与病毒表面结合，并将病毒直接输送到巨噬细胞中，巨噬细胞将病毒内化并发生感染。可以通过体外试验检测表达 Fc γ RIIa 的细胞（如单核细胞和巨噬细胞）的抗体依赖性感染[2]。二是增强免疫活性的方式：对于非巨噬细胞嗜性呼吸道病毒，如呼吸道合胞病毒（RSV）和麻疹，非中和抗体可在气道组织内与病毒抗原形成免疫复合物，导致促炎细胞因子的分泌、免疫细胞的募集和肺组织内补体级联的激活[3]。目前为止，已有证据表明免疫复合物的形成、补体级联的过度激活是新冠肺炎免疫病理中最有可能的 ADE 机制[4]。

目前的临床数据尚未完全确定 ADE 在新冠肺炎中的作用，通过免疫疗法可降低 ADE 风险，如诱导高滴度的中和抗体，ADE 已在 SARS、MERS 及包括 RSV 和麻疹在内的其他人类呼吸道病毒感染中观察到，这表明 2019-nCoV 疫苗和基于抗体的干预措施存在 ADE 的真实风险。所以评估 ADE 相关风险和干预效果对新冠肺炎疫苗和药物的研制至关重要。

参考文献

［1］Karthik K，Senthilkumar TMA，UdhayavelS，et al. Role of antibody-dependent enhancement（ADE）in the virulence of SARS-CoV-2 and its mitigation strategies for the development of vaccines and immunotherapies to counter COVID-19. Hum VaccinImmunother，2020，26：1-6.

［2］Sridhar S，Luedtke A，Langevin E，et al. Effect of Dengue Serostatus on Dengue Vaccine Safety and Efficacy. N Engl J Med，2018，26；379（4）：327-340.

［3］Ye ZW，Yuan S，Poon KM，et al. Antibody-Dependent Cell-Mediated Cytotoxicity Epitopes on the Hemagglutinin Head Region of Pandemic H1N1 Influenza Virus Play Detrimental Roles in H1N1-Infected Mice. Front Immunol，2017，21；8：317.

［4］Lee WS，Wheatley AK，Kent SJ，et al. Antibody-dependent enhancement and SARS-CoV-2 vaccines and therapies. Nat Microbiol，2020，5（10）：1185-1191.

（崔舒萍）

第十三章　重型及危重型治疗

第一节　呼吸机与体外膜肺氧合

154. 呼吸支持分为三个层次

呼吸支持技术是一系列针对各种原因所致的呼吸功能不全或衰竭所使用的治疗技术，包括了一般氧疗、经鼻高流量吸氧或无创通气、有创机械通气等。临床实践中医生应根据不同呼吸支持技术的特点及适应证，搭建合理的使用梯度，尽可能发挥各种技术的优势，以降低副作用，提高患者的救治率[1]。

（1）鼻导管或面罩吸氧

PaO_2/FiO_2 低于 300 mmHg 的重型患者均应立即给予氧疗。接受鼻导管或面罩吸氧后，短时间（1～2 小时）密切观察，若呼吸窘迫和（或）低氧血症无改善，应使用经鼻高流量吸氧（HFNC）[2]。

（2）经鼻高流量吸氧或无创通气

PaO_2/FiO_2 低于 200 mmHg 应给予经鼻高流量吸氧（HFNC）或无创通气（NIV）。接受 HFNC 或 NIV 的患者，无禁忌证的情况下，建议同时实施俯卧位通气，即清醒俯卧位通气，俯卧位治疗时间应大于 12 小时。部分患者使用 HFNC 或 NIV 治疗的失败风险高，需要密切观察患者的症状和体征。若短时间（1～2 小时）治疗后病情无改善，特别是接受俯卧位治疗后，低氧血症仍无改善，或呼吸频数、潮气量过大或吸气努力过强等，往往提示 HFNC 或 NIV 治疗疗效不佳，应及时进行有创机械通气治疗[3]。

（3）有创机械通气

一般情况下，PaO_2/FiO_2 低于 150 mmHg，应考虑气管插管，实施有创机械通气。但鉴于重型新冠肺炎患者低氧血症的临床表现不典型，不应单纯把 PaO_2/FiO_2 是否达标作为气管插管和有创机械通气的指征，而应结合患者的临床表现和器官功能情况实时进行评估。值得注意的是，延误气管插管，带来的危害可能更大[3]。

　　早期恰当的有创机械通气治疗是危重型患者重要的治疗手段。应实施肺保护性机械通气策略。对于中重度急性呼吸窘迫综合征患者，或有创机械通气 FiO_2 高于 50% 时，可采用肺复张治疗，并根据肺复张的反应性，决定是否反复实施肺复张手法。应注意部分新冠肺炎患者肺可复张性较差，应避免过高的呼气末正压通气（PEEP）导致气压伤。

参考文献

［1］Chen J，Hu B，Wang Y，et al. Subject-independent emotion recognition based on physiological signals：a three-stage decision method. BMC Medical Informatics and Decision Making，2017，17（S3）：167.

［2］Zou T，Huang Z，Hu X，et al. Clinical application of a novel endoscopic mask：a randomized controlled，multi-center trial in patients undergoing awake fiberoptic bronchoscopic intubation. BMC Anesthesiology，2017，17（1）：120-122.

［3］Porhomayon J，El-Solh A A，Pourafkari L，et al. Applications of Nasal High-Flow Oxygen Therapy in Critically ill Adult Patients. Lung，2016，194（5）：705-714.

（王先堃　任兴翔）

155. 经鼻高流量吸氧（HFNC）对改善新冠肺炎患者的氧合具有积极作用

经鼻高流量吸氧是一种非侵入性给氧方式，其相对于其他非侵入性呼吸支持，可提供高达 60 L/min 的气流来更好地匹配患者的呼吸，从而改善了患者氧合和二氧化碳清除，从而减少不良后果[1]。这对改善新冠肺炎患者的氧合有着积极作用。

Panadero 等[2] 研究了 196 例双侧肺炎患者，其中 40 例因急性呼吸窘迫综合征接受了经鼻高流量吸氧治疗，发现不需要插管组的 SpO_2/FiO_2 比值明显更好（ 113.4 ± 6.6 *vs.* 93.7 ± 6.7 ， $P=0.020$ ），ROX 指数也是如此（ 5.0 ± 1.6 *vs.* 4.0 ± 1.0 ， $P=0.018$ ）。开始治疗后 2～6 小时测得的 ROX 指数小于 4.94 与插管风险增加相关［HR 4.03（95%CI 1.18～13.7）； $P=0.026$ ］，启动 HFNC 后，ROX 指数低于 4.94 表示需要进行插管。Huang 等[3] 分析 7 项包含 2781 名患者关于经鼻高流量吸氧治疗新冠肺炎的随机对照试验，发现与传统氧疗（RR，0.58；95%CI，0.21～1.60； $P=0.29$ ）或无创呼吸机通气（RR，1.11；95%CI，0.88～1.40）相比，经鼻高流量吸氧治疗后的患者最终插管率与前两者相似。但在重型、危重型患者亚组中，经鼻高流量吸氧治疗组的再插管率显著低于传统氧疗组。定性分析表明，经鼻高流量治疗可以减少并发症，并提高患者的耐受性和舒适度。

通过对荟萃分析等高质量证据的研究，我们发现经鼻高流量吸氧在新冠肺炎患者呼吸支持治疗中可发挥重要作用，但在运用该治疗方式时，也要注意适应证及应用条件。

参考文献

［1］Lee C C，Mankodi D，Shaharyar S，et al. High flow nasal cannula versus conventional oxygen therapy and non-invasive ventilation in adults with acute hypoxemic respiratory failure：A systematic review. Respiratory Medicine，2016：100-108.

［2］Panadero C，Abad-Fernández A，Rio-Ramirez MT，et al. High-flow nasal cannula for Acute Respiratory Distress Syndrome（ARDS）due to COVID-19.

Multidiscip Respir Med，2020，15（1）：693.

[3] Huang H，Sun X，Shi Z，et al. Effect of High-Flow Nasal Cannula Oxygen Therapy Versus Conventional Oxygen Therapy and Noninvasive Ventilation on Reintubation Rate in Adult Patients After Extubation：A Systematic Review and Meta-Analysis of Randomized Controlled Trials. Journal of Intensive Care Medicine，2018，33（11）：609-623.

（王先堃　任兴翔）

156. 糖皮质激素在新冠肺炎患者中的应用

糖皮质激素在病毒性肺炎中的应用价值一直被广泛争论。有研究表明糖皮质激素治疗新冠肺炎患者存在潜在获益[1]，但也有研究提示患者的总体生存率没有显著改善[2]，这意味着糖皮质激素对新冠肺炎患者的有效性存在不确定性。

英国 RECOVERY 随机对照大型临床试验的初步结果显示：在接受机械通气或吸氧的新冠肺炎患者中使用地塞米松（口服或静脉注射地塞米松 6 mg/d），能够降低患者在接受治疗后 28 天内的病死率。然而，对于不需要呼吸支持的患者来说，地塞米松组在病死率上没有显示获益。从 RECOVERY 研究的主要研究结果来看[3]，接受地塞米松治疗患者组 28 天病死率为 22.9%，显著低于接受常规治疗的患者组（25.7%，$P < 0.001$）。对不同亚组进行的分析表明，接受机械通气患者的获益最大，接受地塞米松治疗的患者病死率为 29.3%，对照组为 41.4%。在接受吸氧但是不需要机械通气的患者中，地塞米松组的病死率为 23.3%，对照组为 26.2%。然而，对于不需要任何呼吸支持的患者，地塞米松没有显著益处，病死率为 17.8%，比对照组的 14.0% 略高。次要结果地塞米松组较接受常规治疗的对照组住院时间缩短（中位时间 12 天 *vs.* 13 天）。此外，在随机分组不接受有创机械通气的患者中，地塞米松组进展到预先确定的有创机械通气复合继发结局或死亡的患者数低于常规护理组（风险比为 0.92；95% CI，0.84 ～ 1.01）。

糖皮质激素对严重病毒呼吸道感染的有益作用可能取决于在正确的时间、在正确的患者中选择正确的剂量应用。

参考文献

[1] Wu C，Chen X，Cai Y，et al. Risk Factors Associated With Acute Respiratory Distress Syndrome and Death in Patients With Coronavirus Disease 2019 Pneumonia in Wuhan，China. JAMA Intern Med，2020，180（7）：934-943.

[2] Zhou W，Liu Y，Tian D，et al. Potential benefits of precise corticosteroids therapy for severe 2019-nCoV pneumonia. Signal Transduct Target Ther，2020，5（1）：18.

［3］RECOVERY Collaborative Group，Horby P，Lim WS，et al. Dexamethasone in Hospitalized Patients with COVID-19-Preliminary Report［published online ahead of print，2020 Jul 17］. N Engl J Med，2020，NEJMoa2021436.

（李新刚）

157. 有创通气治疗的应用指征

在新冠肺炎重型患者的治疗中，有创机械通气起到举足轻重的作用，其治疗效果确切，尤其是早期主动插管的患者较被动插管预后更佳。

在德国 920 家医院就诊的 10 021 例住院患者中，1727 例（17%）接受了机械通气治疗[1]，在意大利伦巴第 ICU 病房 1300 例需要呼吸支持的新冠肺炎患者中有 1150（88%）例进行了有创机械通气，呼气末正压（PEEP）中位数为 14（12 ~ 16）cm H_2O，240 名患者使用了俯卧位通气，呼吸机相关肺炎未见明确报道，可能由于大部分是老年男性患者，所以机械通气比率及 PEEP 均较高[2]。而在武汉对 138 例患者进行的一项研究中，有 36 例入住 ICU 治疗，其中有创机械通气 17 例，占比 47.22%[3]。美国华盛顿州对 21 例病情危重者分析显示有创机械通气的需求约 71%[4]。

早期恰当的有创机械通气治疗是危重型患者重要的治疗手段。对于新冠肺炎并发 ARDS 的患者，应早期主动进行气管插管，对于短时间内（1 ~ 2 小时）经高流量鼻导管吸氧或无创通气仍不能改善呼吸窘迫和（或）低氧血症或者进一步恶化（可参考患者 ROX 指数），PaO_2/FiO_2 低于 150 mmHg 者，建议早期行气管插管和有创机械通气治疗。实施肺保护性机械通气策略，以减少呼吸机相关肺损伤。对于中重度呼吸窘迫综合征或有创机械通气 FiO_2 高于 50% 时，采用肺复张治疗。保持气道温化湿化，避免长时间镇静。选择密闭式吸痰，必要时可采取支气管镜吸痰，这一点在 ICU 应高质量完成[5]。

参考文献

[1] Karagiannidis C，Mostert C. Case characteristics，resource use，and outcomes of 10021 patients with COVID-19 admitted to 920 German hospitals：an observational study. The Lancet. Respiratory medicine，2020. https：//doi. org/10.1016/S2213-2600（20）30316-7 2020-07-28［2020-9-19］.

[2] Grasselli G，Zangrillo A，Zanella A，et al. Baseline Characteristics and Outcomes of 1591 Patients Infected with SARS-CoV-2 Admitted to ICUs of the Lombardy Region，Italy. JAMA. 323. 10.1001/jama.2020.5394. Published online April 6，2020.

［3］Wang D，Hu B，Hu C，et al. Clinical characteristics of 138 hospitalized patients with 2019 novel coronavirus-infected pneumonia inWuhan，China. JAMA，2020，323（11）：1061-1069.

［4］Arentz M，Yim E，Klaft L，et al. Characteristics and Outcomes of 21 Critically Ill Patients with COVID-19 in Washington State. JAMA，2020，323（16）：1612-1614.

［5］国家卫生健康委办公厅 . 新型冠状病毒肺炎诊疗方案（试行第八版）［EB/OL］. http：//www.nhc.gov.cn/xcs/zhengcwj/202008/0a7bdf12bd4b46e5bd28ca7f9a7f5e5a.shtml，2020-08-19［2020-09-03］.

（张晓飞　刘美燕）

158. 体外膜肺氧合（ECMO）为难治性呼吸衰竭患者提供持续的体外呼吸与循环支持

目前 ECMO 应用没有绝对的禁忌证，不同国家间设立的禁忌证会有一定差别，团队的经验在 ECMO 临床应用中往往起决定作用。常见的禁忌证如下：呼吸衰竭原发病不可逆；有肝素应用的禁忌；严重脑功能障碍；严重凝血功能障碍；年龄 > 80 岁，高通气支持水平应用大于 7 天；BMI > 45 kg/m^2[1]。

一项对体外生命支持组织（ELSO）登记研究的数据显示，604 名新冠肺炎相关患者接受 ECMO 支持（67% 在北美，26% 在欧洲），其中 92% 为静脉-静脉体外膜肺氧合（VV-ECMO），其余为静脉-动脉体外膜肺氧合（VA-ECMO）。已有 24% 的人成功脱机，其中 43% 的人存活并出院。日本对 32 例新冠肺炎患者进行 VV-ECMO 治疗，单纯呼吸衰竭的脱机成功率为 67%，病死率为 2%[2]。一项回顾性研究，纳入 221 例实验室确诊的新冠肺炎患者，48 例重型患者出现 ARDS，其中 10 例接受有创机械通气（IMV）和 ECMO 支持，2 例临床好转并已出院，3 例死亡[3]。

综上，ECMO 能为危重型患者提供有效的呼吸或心脏支持，被认为是治疗严重 ARDS 的一种抢救方法，但需要在一个完整的有充足资源的 ECMO 专家中心及多个学科的配合下才能高效地完成[4]，我们推荐应经充分评估患者原发病的可逆性及进展情况、年龄、合并症、预后及医疗团队等情况后考虑选择使用。启动时机：在最优的机械通气条件下（FiO$_2$ ≥ 80%，潮气量为 6 ml/kg 理想体重，PEEP ≥ 5 cmH$_2$O，且无禁忌证），且保护性通气和俯卧位通气效果不佳，并符合以下之一，应尽早考虑评估实施 ECMO：PaO$_2$/FiO$_2$ < 50 mmHg 超过 3 小时；PaO$_2$/FiO$_2$ < 80 mmHg 超过 6 小时；动脉血 pH < 7.25 且 PaCO$_2$ > 60 mmHg 超过 6 小时，且呼吸频率 > 35 次/分；呼吸频率 > 35 次/分时，动脉血 pH < 7.2 且平台压 > 30 cmH$_2$O；合并心源性休克或者心搏骤停。模式选择：单纯呼吸衰竭者，仅需呼吸支持时使用 VV-ECMO 模式；需要循环支持者，使用 VA-ECMO 模式。实施 ECMO 后，严格实施肺保护性肺通气策略。推荐初始设置：潮气量 $< 4 \sim 6$ ml/kg 理想体重，平台压 $\leqslant 25$ cmH$_2$O，驱动压 < 15 cmH$_2$O，PEEP $5 \sim 15$ cmH$_2$O，呼吸频率 $4 \sim 10$ 次／分，FiO$_2$ $< 50\%$。对于氧合功能难以维持或吸气努力强、双肺重力依赖区实变明显，或需积极气道分泌物引流的患者，可联合俯卧位通气。基础疾病得以控制，心肺功能有恢复迹象时，可开始撤机试验[5]。

参考文献

［1］中国医师协会呼吸医师分会危重症医学专业委员会，中华医学会呼吸病学分会危重症医学学组 . 体外膜式氧合治疗成人重症呼吸衰竭推荐意见 . 中华结核和呼吸杂志，2019，42（9）：660-684.

［2］Pham DT，Toeg H，De Paulis R，et al. Establishment and Management of Mechanical Circulatory Support During the COVID-19 Pandemic. Circulation，2020，142（1）：10-13.

［3］Zhang G，Hu C，Luo L，et al. Clinical features and short-term outcomes of 221 patients with COVID-19 in Wuhan，China. J Clin Virol，2020，127：104364.

［4］Falcoz PE，Monnier A，Puyraveau M，et al. Extracorporeal Membrane Oxygenation for Critically Ill Patients with COVID-19-related Acute Respiratory Distress Syndrome：Worth the Effort?. Am J Respir Crit Care Med，2020，202（3）：460-463.

［5］国家卫生健康委办公厅 . 新型冠状病毒肺炎诊疗方案（试行第八版）［EB/OL］. http：//www.nhc.gov.cn/xcs/zhengcwj/202008/0a7bdf12bd4b46e5bd28ca7f9a7f5e5a.shtml，2020-08-19［2020-09-03］.

（张晓飞　刘美燕）

159. 儿童需比成人更积极地应用氧疗和通气支持策略

在新冠肺炎的患者中，儿童患者属于特殊群体，免疫及内分泌系统尚未发育完全，心肺代偿能力弱，与成人相比，婴儿及新生儿由于新陈代谢旺盛、氧耗大、功能残气量小、闭合容量大而易导致气道塌陷[1]，所以更易发生低氧血症。且在目前确诊的儿童病例中，已出现危重病例和早期新生儿感染，因此积极的氧疗对儿童患者尤为重要。根据多个医疗中心的经验，可以使用经鼻高流量吸氧（high-flow nasal cannula，HFNC）和无创通气 noninvasive ventilation，NIV）来提高氧浓度[2]。经鼻高流量吸氧（high-flow nasal cannula，HFNC）已逐渐代替传统氧疗和持续气道正压通气（continuous positive airway pressure，CPAP）用于儿童重型呼吸疾病的支持治疗[3]。

对于危重型患者，一旦满足以下条件应尽早行气管插管：$PaO_2/FiO_2 < 200$ mmHg 就要结合有无明显呼吸困难、SpO_2 等综合评价，考虑是否尽早行气管插管。若合并基础疾病或某些先天性疾病，如先天性心脏病等建议放宽气管插管指征。经机械通气等治疗病情无改善，P/F 或氧指数（OI）进行性恶化，$PaO_2/FiO_2 < 60$ mmHg 或 OI > 36 持续 6 小时以上，或严重呼吸性酸中毒（pH < 7.15），可考虑 ECMO[4]。

参考文献

［1］Schibler A，Henning R. Positive end-expiratory pressure and ventilation inhomogeneity in mechanically ventilated children. Pediatr Crit Care Med，2002，3（2）：124-128.

［2］Sun D，Li H，Lu XX，et al. Clinical features of severe pediatric patients with coronavirus disease 2019 in Wuhan：a single center's observational study. World J Pediatr，2020，16（3）：251-259.

［3］Dani C，Pratesi S，Migliori C，et al. High flow nasal cannula therapy as respiratory support in the preterm infant. Pediatr Pulmonol，2009，44（7）：629-634.

［4］中华医学会儿科学分会急救学组，中华医学会急诊医学分会儿科学组. 儿童和成人重型和危重型新型冠状病毒肺炎呼吸支持的异同. 中华实用儿科临床杂志，2020，35（10）：793-796.

（王先堃　任兴翔）

第二节 循环支持

160. 密切监测生命体征及尿量等指标，必要时可应用有创监测

根据《新型冠状病毒诊疗方案（试行第八版）》，重型/危重型患者早期预警指标，新冠肺炎患者有以下指标变化应警惕病情恶化：①低氧血症或呼吸窘迫进行性加重；②组织氧合指标恶化或乳酸进行性升高；③外周血淋巴细胞计数进行性降低或外周血炎症标志物如 IL-6、CRP、铁蛋白等进行性上升；④ D- 二聚体等凝血功能相关指标明显升高；⑤胸部影像学显示肺部病变明显进展[1]。

从临床实践中可以看到，新冠肺炎发展至危重型的经过和表现并不十分一致。大体可分为两种情况：①持续进展型：以重型肺炎为主要表现，可有高热，进行性加重的呼吸困难，胸部 CT 表现为靠近外周分布的弥漫性磨玻璃或实变影。这类患者的特征是在发病后相对短的时间内（1 周左右）快速进展为重型肺炎，进而出现急性呼吸窘迫综合征（acute respiratory distress syndrome，ARDS）。其他器官的损害呈现个体性差异。②病情转化型：患者隐匿起病，低热或一过性高热，呼吸症状轻，可有轻度咳嗽，呼吸困难主观感觉不明显，接受对症支持治疗可稳定较长时间，但在病程 10 ～ 14 天左右时呼吸困难突然进展并伴一般状况恶化。患者开始出现进行性劳力性呼吸困难，指脉氧饱和度（pulse oxygen saturation，SpO$_2$）迅速下降，短时间内即进展到需要面罩或高流量吸氧才能维持，直至需要无创通气或气管插管[2]。甚至迅速进展导致休克引起心力衰竭、肾衰竭等多脏器功能衰竭。

新冠肺炎患者的监测可分为一般监测与特殊监测。一般监测包括心率、血压、指脉氧饱和度、呼吸频率、动脉血气分析、血乳酸、尿量、末梢温度等。特殊监测主要包括中心静脉压（CVP）、有创动脉压（AP）、心输出量（CO）、系统血管阻力（SVR）、肺动脉压（PAP）、肺毛细血管楔压（PCWP）等。一般轻型、普通型新冠肺炎

患者采取一般监测即可。重型、危重型患者需要特殊监测，密切监测病情变化。此外，还可以借助重症超声对新冠肺炎患者进行实时的床旁监测，床旁超声除能够迅速协助判断氧合恶化的病因、结合心脏超声评估有无心肌损伤导致的左心功能衰竭、评估机械通气时应用高 PEEP 后的急性肺心病等，同时通过观察下腔静脉直径和变异度，可以有效协助容量管理，指导临床治疗[3]。每日的重症患者床旁超声检查（BLUE 方案和 FALLS 方案）可能会更加方便快捷地评估呼吸及循环衰竭情况[4]；并且能够降低患者外出检查风险。

因此，对新冠肺炎患者的心电及氧饱和度、尿量等生命体征进行密切监护非常重要，有助于迅速发现严重的低氧情况并给予紧急处理，必要时应给予有创监测。

参考文献

［1］国家卫生健康委办公厅. 新型冠状病毒肺炎诊疗方案（试行第八版）［EB/OL］. http://www.nhc.gov.cn/xcs/zhengcwj/202008/0a7bdf12bd4b46e5bd28ca7f9a7f5e5a.shtml，2020-08-19［2020-09-03］.

［2］Yang X，Yu Y，Xu J，et al. Clinical course and outcomes of critically ill patients with SARS-CoV-2 pneumonia in Wuhan，China：a single-centered，retrospective，observational study［J/OL］.［2020-02-24］. Lancet Respir Med，2020，8（5）：475-481.

［3］李海潮，马靖，张红，等. 关于重型和危重型新型冠状病毒肺炎救治的思考和实践. 中华结核和呼吸杂志，2020，5（43）：396-400.

［4］Lichtenstein DA. BLUE-protocol and FALLS-protocol：Two applications of lung ultrasound in the critically ill. Chest，2015，147（6）：1659-1670.

（李明　杜冰）

161. 危重型新冠肺炎患者合并休克时应充分液体复苏，合理使用血管活性药物

　　据报道新冠肺炎患者并发 ARDS 发生率平均为 20% ～ 40%[1-2]，轻型新冠肺炎患者可通过自身饮食调整容量状态，往往不存在有效循环血容量不足，而单纯的 ARDS 又较少引起休克。而重型 / 危重型新冠肺炎患者常因继发于细菌的二重感染或病毒造成的持续损伤所致组织灌注不足导致感染性休克，最终导致多器官功能障碍综合征（MODS）[3]。

　　《新型冠状病毒肺炎诊疗方案（试行第八版）》指出：危重型新冠肺炎患者合并休克时，应在充分液体复苏的基础上，合理使用血管活性药物，密切监测患者血压、心率和尿量的变化，以及乳酸和碱剩余。必要时进行血流动力学监测，指导输液和血管活性药物使用，改善组织灌注[9]。

　　重型 / 危重型新冠肺炎患者的休克属于分布性休克范畴，感染导致的机体有效循环血容量分布在第三间隙导致有效循环血容量相对不足。所以在感染性休克的容量管理上，应当最短时间内恢复组织灌注的最低血容量，以满足机体的有效循环；同时还应避免容量过负荷导致加重肺损伤；所以给予恰当容量复苏是临床医生追求的目标。根据 2018 年修订的拯救脓毒症运动（SSC）指南 Hour-1 bundle 推荐，初始复苏应尽量在 3 小时内完成，按 30 ml/kg 液体量给予复苏[4-5]。紧急恢复足够的有效循环血容量，提升脏器灌注压是复苏的关键部分。在初次复苏后补液需要仔细评估患者对液体有无容量反应性。如果初次液体复苏后血压仍未恢复，则应在第一个小时内开始使用血管加压药，使平均动脉压（MAP）≥ 65 mmHg[6-7]。另一项研究表明，在有生命危险的低血压患者中，在补液后早期给予去甲肾上腺素会增加心脏前负荷和心输出量[8]。

参考文献

［1］Wu C，Chen X，Song Y，et al. Risk factors associated with acute respiratory distress syndrome and death in patients with coronavirus disease 2019 pneumonia in Wuhan，China. JAMA Intern Med，2020，180（7）：934-943.

[2] Wang D，Hu B，Hu C，et al. Clinical characteristics of 138 hospitalized patients with 2019novel coronavirus-infected pneumonia in Wuhan，China. JAMA，2020，323（11）：1061-1069.

[3] Huang C，Wang Y，Li X，et al. Clinical features of patients infected with 2019 novel coronavirus in Wuhan，China. Lancet，2020，395（10223）：497-506.

[4] Levy MM，Dellinger RP，Townsend SR，et al. Surviving Sepsis Campaign. The Surviving Sepsis Campaign：results of an international guideline-based performance improvement program targeting severe sepsis. Crit Care Med，2010，38：367-374.

[5] Levy MM，Rhodes A，Phillips GS，et al. Surviving Sepsis Campaign：association between performance metrics and outcomes in a 7.5-year study. Crit Care Med，2015，43：3-12.

[6] Day NP，Phu NH，Bethell DP，et al. The effects of dopamine and adrenaline infusions on acid-base balance and systemic haemodynamics in severe infection. Lancet，1996，348：219-223.

[7] De Backer D，Creteur J，Silva E，et al. Effects of dopamine，norepinephrine，and epinephrine on the splanchnic circulation in septic shock：which is best？ Crit Care Med，2003，31：1659-1667.

[8] Hamzaoui O，Georger JF，Monnet X，et al. Early administration of norepinephrine increases cardiac preload and cardiac output in septic patients with life-threatening hypotension. Critical Care，2010，14：R142.

[9] 国家卫生健康委办公厅. 新型冠状病毒肺炎诊疗方案（试行第八版）[EB/OL]. http://www.nhc.gov.cn/xcs/zhengcwj/202008/0a7bdf12bd4b46e5bd28ca7f9a7f5e5a.shtml，2020-08-19［2020-09-03］.

（李明　杜冰）

162. 无抗凝禁忌证同时 D- 二聚体明显增高者，建议预防性使用抗凝药物

D- 二聚体来源于纤溶酶溶解的交联纤维蛋白凝块，主要反映纤维蛋白溶解功能。D- 二聚体的临床检测主要应用在静脉血栓栓塞（VTE）、深静脉血栓形成（DVT）和肺栓塞（PE）的诊断中[1]。Almaghlouth 等[2] 分析了 80 例新冠肺炎患者，发现 IL-6 升高和 D- 二聚体升高与新冠肺炎患者死亡显著相关。Li 等[3] 纳入的 245 例新冠肺炎患者，其中包括了 23 例死亡患者，通过收集患者临床表现及实验室指标，并通过多元回归分析显示，患者年龄，D- 二聚体水平 > 1000 ng/L、血小板计数 $< 125 \times 10^9$/L 和高水平的血清肌酐水平是新冠肺炎患者死亡的独立危险因素。Benito 等[4] 在 76 例住院新冠肺炎患者中进行了 CT 肺血管造影（CTPA）检查，其中 32 例诊断为肺栓塞（2.6%）。发生肺栓塞的患者年龄较大，表现出较低的 PaO_2，并且 FiO_2、D- 二聚体和 C 反应蛋白升高。通过多因素分析，发现入院时的高 CRP 和 D- 二聚体水平（分别 ≥ 150 mg/L 和 ≥ 1000 ng/ml）和 D- 二聚体峰值 ≥ 6000 ng/ml 是发生肺栓塞的独立危险因素。Rali 等[5] 分析了 147 例新冠肺炎患者的 CTPA 检查，发现需要有创机械通气、入院时 D- 二聚体 > 1500 ng/ml 是患者发生下肢深静脉血栓及肺栓塞的独立危险因素，并提出对于具有上述危险因素的患者可以建议早期进行 VTE 测试。

通过上述研究结果，我们提出对于新冠肺炎患者无抗凝禁忌证，同时 D- 二聚体明显增高者，建议预防性使用抗凝药物，可能有助于改善患者预后。

参考文献

[1] Liu S N, Lu S L, Gu Z Y, et al. Risk factors analysis of venous thromboembolism in post-operative patients with gynecological malignant tumor and application of related risk assessment table. Academic Journal of Second Military Medical University, 2017, 38（10）: 1244-1249.

[2] Almaghlouth NK, Davis MG, Davis MA, et al.Risk factors for mortality among patients with SARS-CoV-2 infection: A longitudinal observational study.

J Med Virol，2020，28（9）：112-120.

[3] Li M，Cheng B，Zeng W，et al. Analysis of the Risk Factors for Mortality in Adult COVID-19 Patients in Wuhan：A Multicenter Study. Frontiers in Medicine，2020，7（18）：20-25.

[4] Benito N，Filella D，Mateo J，et al. Pulmonary Thrombosis or Embolism in a Large Cohort of Hospitalized Patients with Covid-19. Frontiers in Medicine，2020，7（5）：557.

[5] Rali P，O'Corragain O，OresanyaL.Incidence of Venous Thromboembolism（VTE）in COVID-19：An Experience From A Single Large Academic Center. JVasc Surg Venous Lymphat Disord，2020，23（9）：10-15.

（任兴翔　王先堃）

163. 新冠肺炎危重型患者合并严重肾功能损伤，可考虑使用连续性肾替代治疗（CRRT）

新冠肺炎患者合并急性肾损伤（acute kidney injury，AKI）的比例为 5.1%[1]。缺氧、平均动脉压过低导致肾灌注不足，感染、药物等因素可导致直接肾损害。需及时积极纠正各种导致 AKI 的因素，减轻肾功能损伤。

当前流行病学数据显示[2-4]，新冠肺炎患者多伴有慢性基础疾病，尤其是重型、危重型患者，多为年老体弱和（或）伴有心脑血管疾病、内分泌疾病、消化系统疾病、呼吸系统疾病、恶性肿瘤等疾病。有上述基础疾病的患者在疾病打击下极容易发生 AKI。肾功能损伤严重或全身炎性反应较重患者可考虑予以血液净化治疗[5]。血液净化相关技术包含了肾替代治疗，血液或血浆灌流，吸附，血浆置换等多种模式。重型或危重型新冠肺炎患者进行血液净化治疗的目的包括：①清除代谢产物，通过对流、吸附或血浆置换来清除炎性介质，从而重塑免疫内稳态；②调控容量水平，有助于维持重型患者血流动力学稳定；③纠正电解质及酸碱平衡紊乱；④辅助控制高热；⑤与 ECMO 联合，发挥体外多器官支持的作用[6]。

《新型冠状病毒肺炎诊疗方案（试行第八版）》指出：危重型患者可合并 AKI，应积极寻找病因，如低灌注和药物因素。在积极纠正病因的同时，注意维持水、电解质、酸碱平衡。持续肾替代治疗（CRRT）的指征包括①高钾血症；②严重酸中毒；③利尿剂无效的肺水肿或水负荷过多[7]。因此，针对新冠肺炎患者中有 AKI 风险的重型及危重型患者应尽早使用 CRRT 治疗；在 CRRT 治疗过程中，治疗剂量及模式的选择应与改善全球肾脏病预后组织（KDIGO）指南相一致。

参考文献

[1] Cheng Y，Luo R，Wang K，et al. Kidney disease is associated with in-hospital death of patients with COVID19［J/OL］. Kidney International.https：//doi：

10.1016/j. kint.2020.03.005，（2020-03-20）［2020-04-15］.

［2］Chen N，Zhou M，Dong X，et al. Epidemiological and clinical characteristics of 99 cases of 2019 novel eoronavirus pneumonia in Wuhan，China：a deseriptive study. Lancet，2020，395（10223）：507-513.

［3］Wang D，Hu B，Hu C，et al. Clinical characteristics of 138 hospitalized patients with 2019 novel coronavirus-infected pneumonia in Wuhan，China. JAMA，2020，323（11）：1061-1069.

［4］Huang C，Wang Y，Li X，et al. clinical features of patients infected with 2019 novel coronavirus in Wuhan，China. Lancet，2020，395（10223）：497-506.

［5］Ronco C，Navalesi P，Vincent JL. Coronavirus epidemic：Preparing for extracorporeal organ support in intensive care. Lancet Respir Med，2020，8（3）：240-241.

［6］刘景院，郭贺冰，李昂 . 危重型新型冠状病毒肺炎的诊疗进展 . 首都医科大学学报，2020，6（41）：321-327.

［7］国家卫生健康委办公厅 . 新型冠状病毒肺炎诊疗方案（试行第八版）［EB/OL］. http：//www.nhc.gov.cn/xcs/zhengcwj/202008/0a7bdf12bd4b46e5bd28ca7f9a7f5e5a.shtml，2020-08-19［2020-09-03］.

（李明　杜冰）

164. 重型 / 危重型患者细胞因子风暴早中期救治可试用血液净化治疗

最近研究指出新冠肺炎危重型患者，可出现一系列细胞因子升高，引起致命的细胞因子风暴，同时该研究指出，需要 ICU 治疗患者的 IL-2、IL-7、IL-10、粒细胞集落刺激因子（GCSF）、趋化因子 -10（IP-10）、单核细胞趋化蛋白 -1（MCP-1）、巨噬细胞炎症蛋白 1α（MIP1α）和肿瘤坏死因子 -α（TNF-α）的血浆浓度高于非 ICU 患者，这一结果说明细胞因子风暴与疾病严重程度有关[1]。

细胞因子风暴是指机体由于感染等原因引起体液中多种细胞因子如 TNF-α、IL-1、IL-6、IL-12、IFN-α、IFN-β、IFN-γ、MCP-1 和 IL-8 等迅速大量产生的现象，是引起 ARDS 和多器官衰竭的重要原因[2]。血液净化（blood purification，BP）是包含持续肾替代治疗（CRRT），血液 / 血浆灌流、吸附，血浆置换等全方位的血液净化模式，主要是利用特殊材质的滤膜，清除、吸附和重新调节机体免疫系统，清除或下调血循环中炎症介质并吸附内毒素[3]。血液净化在新冠肺炎患者的治疗中主要有两方面作用。①清除炎症介质。研究证明，脓毒症采用高通量血液滤过（highvolume hemofiltration，HVHF）模式治疗 6 小时后，IL-6 水平显著降低，全身性器官衰竭评估评分（sequentialorganfailureassessment，SOFA）有改善[4]。当以清除炎症介质为目的时，建议优先选择带有吸附性能的滤器，如 AN69ST 膜、oXiris 膜、HA330 膜等[5]。②调控容量平衡及纠正电解质及酸碱平衡紊乱。

《新型冠状病毒肺炎诊疗方案（试行第八版）》建议：血液净化系统包括血浆置换、吸附、灌流，血液 / 血浆滤过等，能清除炎症因子，阻断"细胞因子风暴"，从而减轻炎症反应对机体的损伤，可用于重型、危重型患者细胞因子风暴早中期的救治[6]。针对新冠肺炎患者建议严密监测其肾功能，尽早采用肾功能保护措施，尤其是早期 CRRT 的应用，有望为降低危重患者死亡率提供有效措施。

参考文献

［1］Huang CL，Wang YM，L I XW，et al. Clinical of patients infected with 2019 novel corona virus in Wuhan，China. Lancet，2020，395（10223）：497-506.

［2］安纪红 . 感染与细胞因子风暴 . 中华实验和临床感染病杂志：电子版，2013，7（6）；925-926.

［3］黎磊石，刘志红 . 连续性血液净化：一种协助重建机体免疫内稳状态的技术？. 肾脏病与透析肾移植杂志，2003，12（1）：1-2.

［4］Rohana A Ghani，Soehardy Zainudin，Norella Ctkong，et al. Serum IL-6 and IL-1 r a With Sequential Organ Failure Assessment Scores in Septic Patients Receiving High-Volume Haemofiltration and Continuous Venovenous Haemofiltration.Nephrology（Carlton），2006，1（5）：386-393.

［5］Yang X，Yu Y，Xu J，et al. Clinical course and outcomes of critically ill patients with SARS-CoV-2 pneumonia in Wuhan，China：a single-centered，retrospective，observational study. Lancet Respir Med，2020，8（5）：475-481.

［6］国家卫生健康委办公厅 . 新型冠状病毒肺炎诊疗方案（试行第八版）［EB/OL］. http：//www.nhc.gov.cn/xcs/zhengcwj/202008/0a7bdf12bd4b46e5bd28ca 7f9a7f5e5a.shtml，2020-08-19［2020-09-03］.

（李明　杜冰）

第三节 心理健康管理

165. 注意缓解患者孤独无助感，提高治疗依从性

自我封闭且有一定程度自卑心理的新冠肺炎患者，或自认为当前经济和社会地位不理想的新冠肺炎患者容易出现孤独无助感。新冠肺炎患者最容易出现孤独感的时期是被隔离初期，约1周左右，被隔离措施正好为他们提供了进一步采取退缩行为的机会，也为后续的孤独无助感的产生奠定了基础。

周小兵等[1]建议医务人员：①患者入院后，注意观察其性格特点，特别需要关注性格内向，常表现出自卑、负面情绪，对经济和社会地位不满意，亲朋好友匮乏的患者；②在医疗条件和病情允许情况下，适当改善患者的病房条件，可安排单间入住等，如为家庭聚集型病例，可安排亲属同住，尤其儿童及老年患者；同时，医护人员尽量与患者多沟通；③在条件允许的情况下，适当为患者传达病情好转的消息，使患者不轻信传言，不过度解读，积极关注防控信息，学习掌握防控知识，坚定战胜疫情的信心。

程家国等[2]建议医护人员注意：患者来自外地且要面临与家属分离，希望对于患者的合理要求要尽可能满足，并安排医护人员每天尽量轮换抽出一定时间陪伴患者并与之交流，同时家属与患者可以通过手机视频通话了解和掌握彼此的情况。

陈名桂等[3]建议医护人员在做好自身防护的前提下，加强与患者沟通，鼓励并引导患者说出内心的想法。告知患者可以利用电话、微信等方式与家人交流和传递信息，积极取得家人的配合和支持，消除内心的顾虑。向患者发放隔离期间注意事项，使其了解隔离规则及活动范围，认识隔离的重要性和必要性，以取得患者的信任。条件允许的情况下，确保为患者提供可口的饮食、喜爱的书籍、音乐等，让患者感受到温暖，从而缓解孤独感。

患者一旦出现孤独无助感会影响其治疗效果，一线医护人员应

该采取积极措施进行针对性心理干预，必要时请心理专家指导协助。

参考文献

［1］周小东.新型冠状病毒肺炎患者的心理卫生研究.解放军医药杂志，2020，30（2）：5-7.

［2］程家国，谭晓东.2019新型冠状病毒肺炎患者及家属的心理特点及疏导.健康研究.2020，40（1）：19-21.

［3］陈名桂，陈二辉，林美珍，等.新型冠状病毒肺炎患者隔离期间的心理问题及中西医结合护理对策.中西医结合护理（中英文），2020，6（1）：42-43.

（张耀）

166. 注意患者有无失望，早期干预

医护人员要注意观察患者是否出现失望情绪。典型的失望表现容易识别，早期仔细观察、交谈后即能识别出来。

安乐[1]等认为患者对疾病认知不足，内心极度恐惧，或者治疗效果不理想时，容易对治疗失去信心，对医护人员失去信任，产生自卑、失望、失落、悲观甚至绝望的情绪，听天由命、自暴自弃、拒绝配合治疗的情况屡见不鲜。这些情况不仅让病情更加复杂、增加救治难度，也使医护人员的工作量、暴露时间和感染风险急剧增加。

周小东等[2]建议医务人员：①不断增强患者对新冠肺炎的认识，包括目前的治疗方法及预后等；②注意失望情绪的演变过程，密切观察，一旦出现绝望、自责悲观厌世甚至轻生时，需高度警惕，积极干预；③加强与患者的沟通交流，强化认知，降低期望的目标值。

在失望情绪的驱使下，患者觉得一切医疗措施都是无用的。医护人员尤其是护理人员每天接触患者的机会最多，也最容易发现患者的失望情绪，早期干预并扭转患者的失望情绪可提高患者治疗依从性，增强治疗效果。

参考文献

[1] 安乐，隋春兴，杨荣利，等.新冠肺炎患者精神、心理问题与人文关怀路径探寻.医学与哲学，2020，41（12）：41-43.
[2] 周小东.新型冠状病毒肺炎患者的心理卫生研究.解放军医药杂志，2020，30（2）：5-7.

（张耀）

167. 早期干预抑郁，积极应用抗抑郁药

新冠肺炎肆虐，各种不利传言等因素的综合效应对一部分患者来说构成了莫大的压力，假如采用的应对方式又不成熟，不具有建设性、前瞻性和合作性，出现抑郁等负性情绪就在所难免[1]。部分患者抑郁情绪持续时间长、严重程度高，自我调节难以恢复，久治不愈，病程延绵起伏，又反过来加重负性情绪的恶化，二者互相影响，不但不能调动患者自身的抗病能力，而且还能影响其救治依从性，被动或拒绝甚至抗拒救治措施，个别患者还会因为抑郁发作而导致自伤、自残或自杀行为。

Duan 和 Zhu[2]认为，新冠肺炎确诊患者会出现焦虑、抑郁等情绪问题，需要及时给予干预。鉴于新冠肺炎疫情的特殊性，一旦明确患者存在抑郁情绪，建议在救治新冠肺炎的基础上积极应用抗抑郁药，必要时专科会诊。

董人齐等[3]研究发现接受医学观察隔离组患者的焦虑、抑郁程度分级明显高于对照组，与所处的环境有关，且有少数居民出现"自伤、自杀意念"，处于心理应激状态。经过心理援助专家一对一的应急援助，可通过应用本土化的中医心理"移空技术"（疫情版）减少恐惧，改善身心症状，中医功法"八段锦"练习进行健身锻炼的中医综合身心技术，引导其释放不良情绪，增强内在力量及自我稳定性，传授正确的疫情相关防护知识，建立安全感。

周小东等[4-5]建议：①如果患者呼吸困难不明显，可单独应用草酸艾司西酞普兰 20 ～ 40 mg，口服，1 次 / 日或帕罗西汀 20 ～ 40 mg，口服，1 次 / 日。②如果患者呼吸困难症状不明显且伴入睡困难，可应用米氮平 15 ～ 30 mg，睡前 30 分钟口服，1 次 / 日。③如果患者呼吸困难症状不明显且伴明显焦虑，可在上述 2 个方案中选其一，再联合应用氯硝西泮 1 mg，口服，2 ～ 3 次 / 日或阿普唑仑 0.4 ～ 0.8 mg，口服，2 ～ 3 次 / 日待焦虑症状缓解后再逐渐停用。④如果患者经常自责，过于消极评价自己现况和未来，可以联合应用利培酮 1 ～ 2 mg，口服，2 ～ 3 次 / 日或阿立哌唑 5 ～ 10 mg，口服，2 ～ 3 次 / 日。

患者自身求生意愿和情绪状况对配合整体治疗和最终治疗恢复

效果具有重要影响，及时的给予心理及药物干预措施，可帮助提高综合治疗效果。

参考文献

［1］Dong R Q，Zhou X，Jiao XN，et al. Psychological status in medical isolation persons during outbreak of COVID-19. Rehabilitation Medicine，2020，30（1）：5-8.

［2］Duan L，Zhu G. Psychological interventions for people affected by the COVID-19 epidemic. Lancet Psychiatry，2020，7（4）：300-302. doi：10.1016/S2215-0366（20）30073-0.

［3］董人齐，周霞，焦小楠，等. 新型冠状病毒肺炎疫情期间隔离人员心理状况调查研究. 康复学报，2020，30（1）：7-10.

［4］周小东. 新型冠状病毒肺炎患者焦虑恐惧心理的防治措施. 解放军医药杂志，2020，32（3）：3-5.

［5］周小东. 新型冠状病毒肺炎患者的心理卫生研究. 解放军医药杂志，2020，30（2）：5-7.

（张耀）

168. 正确处理急性短暂性精神障碍

在面临新冠肺炎疫情侵袭时，患者会出现一系列紊乱、无序的应对方式，出现的心理问题属于精神科领域中的一种心理障碍，称为急性短暂性精神障碍，表现为片段的幻觉，不成系统的妄想，以被害为主伴有牵连观念，情绪紧张过度等一系列表现。

急性短暂性精神障碍通常在患者入院后 1 日左右发生，表现为极度的紧张慌乱，自言自语，行为无序紊乱，无法有效与之交谈，除自言自语外，常常有一些莫名的窃笑挂在脸上。此类患者病前性格无明显缺陷，家族史多为阴性。

AL-RABIAAH A 等研究[1]表明，重大灾害后精神障碍的发生率为 10%～ 20%，一般性的心理应激障碍更为普遍。

周小东等[2-3]建议医护人员：①紧急保护性约束，严格防疫措施。②紧急药物控制。可予氟哌啶醇 5 ～ 10 mg，肌内注射，视情况 2 次 / 日或 3 次 / 日。在行为紊乱得到控制后改为利培酮 1 ～ 2 mg，口服，3/ 日，或阿立哌唑 5 mg，口服，3 次 / 日。③当患者符合临床出院标准后，建议于专科医院进一步就诊或接受进一步的康复治疗。

急性短暂性精神障碍症状一般仅持续几日，个别患者持续几周，经抗精神病治疗后，症状很快消失，预后良好。

参考文献

［1］Al-Rabiaah A，Temsah MH，Al-Eyadhy AA，et al. Middle East Respiratory Syndrome-Corona Virus（MERS-CoV）associated stress among medical students at a university teaching hospital in Saudi Arabia. J Infect Public Health，2020，13（5）：687-691.

［2］周小东. 抗击新型冠状病毒肺炎疫情心理防线要点. 解放军医药杂志，2020，32（2）：1-2.

［3］周小东. 新型冠状病毒肺炎患者的心理卫生研究. 解放军医药杂志，2020，30（2）：5-7.

（张耀）

169. 对于有基础心理或精神疾病的新冠肺炎患者积极干预

对于本身有心理或精神疾病的患者，积极的心理干预可以让患者对疫情有正确的认识，减少恐慌，从而解决问题，恢复心理平衡[1]。

石扩等[2]建议：①坚持规律服药：断药和不规律服药是精神疾病复发的最主要原因之一；②观察症状变化，了解复发征兆：要密切观察患者症状变化，了解常见复发征兆，包括：连续失眠1周；出现令人难以理解的想法；情绪不稳，心烦不安，脾气变大；变得退缩，不与他人交流；变得敏感多疑；自语自笑。大家注意重点在"变化"。

岳计辉等[3]建议①延续原发病治疗，必要时专科会诊；②给予心理危机干预，如及时评估自杀、自伤、攻击风险，正面心理支持，不与患者正面冲突等；③支持、安慰为主，稳定患者情绪。

在巨大的社会应激和群体性恐慌之下，人们都会陷入一定的不良情绪之中，有基础心理或精神疾病的患者更需要坚持规律治疗、稳定情绪，必要时请精神专科医师调整药物。

参考文献

[1] Xiang YT，Yang Y，Li W，et al. Timely mental health care for the 2019 novel coronavirus outbreak is urgently needed. Lancet Psychiatry，2020，7（3）：228-229.
[2] 石扩，马燕桃，孔庆梅，等. 新冠肺炎流行期精神卫生问题患者心理自助建议. 中国心理卫生杂志，2020，34（3）：254-256.
[3] 岳计辉，王宏，温盛霖. 新型冠状病毒肺炎患者的心理应激与心理干预. 新医学，2020，51（4）：241-244.

（张耀）

170. 关注患者睡眠情况，必要时给予干预

新冠肺炎疫情可给患者造成不良的心理应激，可出现入睡困难、睡眠浅、早醒、多梦、噩梦等[1]。

王汝杰[2]等收集 2020 年 1 月 2 日至 2020 年 3 月 10 日新冠肺炎住院患者和非新冠肺炎人群，其中感染组 376 人（男性 95 人，女性 281 人），对照组 501 人（男性 110 人，女性 391 人）。采用风险评估量表（the Nurses' Global Assessment of Suicide Risk Scale，NGASR）、匹兹堡睡眠质量指数量表（Pittsburgh Sleep Quality Index，PSQI）、焦虑自评量表（Self-Rating Anxiety Scale，SAS）、抑郁自评量表（Self-rating Depression Scale，SDS）进行评估。结果：感染组中度及以上自杀风险、睡眠质量差、焦虑、抑郁发生率分别为 27.39%、63.03%、31.91%、54.26%，对照组分别为 7.98%、33.53%、9.18%、21.36%，差异有统计学意义（$P < 0.01$）；感染组高自杀和极高自杀风险、睡眠质量很差、重度和极重度焦虑、重度和极重度抑郁发生率分别为 9.57%、12.23%、4.79%、7.98%，对照组分别为 3.79%、1.80%、0.80%、1.80%，差异有统计学意义（$P < 0.01$）；感染组自杀风险总分、PSQI 总分及各因子分、SAS 总分、SDS 总分均比对照组高（$P < 0.01$）。得出结论新冠肺炎患者自杀风险高，有严重的睡眠、心理问题。年龄、焦虑、抑郁、睡眠问题是自杀的主要危险因素。

马楷轩等[3]建议保证充足的睡眠，睡眠不佳的患者睡前可给予镇静安眠类药物如地西泮片 2.5 mg、艾司唑仑片 1 mg、唑吡坦片 5 ～ 10 mg 等口服。

良好的自身免疫功能是杀灭或清除体内病毒的首要条件，而睡眠质量是影响免疫功能的关键因素。由于新冠肺炎是新发传染病，人们对其认识还存在诸多未知，因此新冠肺炎患者对该疾病多存在紧张、恐惧心理，加上隔离治疗的医疗环境及生活环境、方式改变所致的心理应激反应，这些也可能是导致新冠肺炎患者住院期间睡眠质量下降的原因。因此，应从治疗原发病、心理安慰、睡眠节律及药

物干预等多种方式改善新冠肺炎患者睡眠质量，以促进其康复[4]。

参考文献

［1］高洁，王海燕，李森，等.重大疫情下的快速心理调节方法研究进展.保健医学研究与实践，2020，17（2）：1-5.

［2］王汝杰，李静，梅俊华，等.新型冠状病毒肺炎患者自杀风险、睡眠、心理状况及影响因素.第三军医大学学报，2020，42（14）：1462-1468.

［3］马楷轩，张燚德，侯田雅，等.新型冠状病毒肺炎疫情期间隔离人员生理心理状况调查.中国临床医学，2020，27（1）：36-40.

［4］朱小萍，赵娜，江瑶，等.新型冠状病毒肺炎患者睡眠质量的变化.临床麻醉学杂志，2020，36（5）：490-491.

（张耀）

第十四章　中医治疗

171. 新冠肺炎的中医病名

中医所称的瘟疫是指具有强烈传染性和流行性的一类疾病。新冠肺炎属于中医"瘟疫""疫"的范畴[1]。这一病名，在国家及各地方新型冠状病毒肺炎诊疗方案[1-5]中均有体现。

新冠肺炎具有瘟疫的以下特点：

1. 具有传染性

新冠肺炎具有明确的人传人的依据，且传染性较强，人群普遍易感，不加干预可引起大面积流行。北宋医家庞安时在《伤寒总病论》中记载"天行之病，大则流毒天下，次则一方，次则一乡，次则偏着一家"。周扬俊在《温热暑疫全书》说"一人受之，则为湿温，一方传遍，即为疫疠"。《诸病源候论》则明确指出"人感乖戾之气而生病，则病气转相染易，乃至灭门，延及外人"。因为具有人传人的特性，所以本病的家庭聚集性也比较明显。

2. 发病者临床症状相似

发病后临床表现比较类似，目前新冠肺炎的主要临床表现有发热（低热）、干咳、乏力等。古人对"瘟疫"的描述，有"五疫之至，皆相染易，无问大小，病状相似"，以及"一人病气，足充一室……人受者者，亲上亲下，病从其类"的特点。

3. 有特异的病原

明代传染病学家吴又可说"温疫之为病，非风、非寒、非暑、非湿，乃天地间别有一种异气所感"，说明瘟疫的病因，与一般的外感病不同，有特异的病原。

4. 具有特定的传播途径

《温疫论》指出，"邪自口鼻而入""邪之所着，有天受，有传染，所感虽殊，其病则一"。"天受"，是指通过自然界空气传播；"传染"，则指通过患者接触传播。这里所描述的传播途径与现代医学观点相吻合。

结合以上分析，新冠肺炎病原学为 2019-nCoV，可通过呼吸道及密切接触传播以及在特定环境下可能发生气溶胶传播，同时有人群普遍易感、有较强的人传人特点，故本病可属于中医"瘟疫""疫"病的范畴。

参考文献

［1］国家卫生健康委办公厅.新型冠状病毒肺炎诊疗方案（试行第八版）［EB/OL］.http：//www.nhc.gov.cn/xcs/zhengcwj/202008/0a7bdf12bd4b46e5bd28ca7f9a7f5e5a.shtml，2020-08-19［2020-09-03］.

［2］北京中医药学会应急工作委员会，北京中医药学会感染病分会，北京中医药学会肺系病分会.北京市新型冠状病毒肺炎中医药防治方案（试行第五版）.北京中医药，2020，39（1）：655-656.

［3］天津市卫生健康委办公室.天津市新型冠状病毒感染的肺炎中医药防治方案（试行第二版）［EB/OL］.http：//www.tjnk.gov.cn/wjw/system/2020/01/29/025833910.Shtml，2020-01-29［2020-10-10］.

［4］李建生，李素云，谢洋.河南省新型冠状病毒肺炎中医辨证治疗思路与方法.中医学报，2020，35（262）：453-457.

［5］张炜，吴银根，张惠勇，等.《上海市新型冠状病毒感染的肺炎中医诊疗方案（试行）》解读.上海中医药杂志，2020，54（3）：1-4.

（周洋　张伟）

172. 新冠肺炎的中医病因

瘟疫的病因非风、寒、暑、湿、燥、火六淫之邪，乃是"疫戾"之气[1]，对于本次新冠肺炎疫情的病邪性质讨论，虽然各家观点有所差异，但普遍认为具有"湿"的特点。

三百多年前温病大家吴又可在《温疫论》中就明确指出为"非寒、非暑、非暖、非凉，亦非四时交错之气，乃天地之间别有一种戾气"。

关于本次新冠肺炎病邪的性质，由于中医讲究三因制宜、各家学说，中医学界的认识尚未完全统一，目前主要观点有"湿毒疫"[2-3]、"风寒湿疫"[4]、"寒湿疫毒"[5]、"湿毒夹燥"[6]等。之所以有差异，可能与中国地域辽阔，各地温度、湿度、人们体质等差异大有关，符合中医"三因制宜-因地制宜、因人制宜"之说。无论湿毒、风寒湿、寒湿、湿毒夹燥，"湿"始终贯穿其中，是中医界本次病邪性质的共识。

本病潜伏期 1～14 天，平均潜伏期 3～7 天，为潜伏期较长的传染病，亦具备湿邪起病缓慢的特点。本病之发热，初期以中、低度发热多见，可表现为身热不扬，或午后潮热，这些也是湿邪为患的特点。部分患者起病后有纳呆、恶心、大便溏泻、乏力、肌肉酸痛等症状，考虑"两太阴"均受邪，足太阴脾为湿困，与湿邪致病常伤及脾胃的临床特点符合。孙宏源等[7]对天津地区 88 例住院的新冠肺炎患者观察发现腻苔占 80.7%，也提示病性为"湿"。我们通过对北京地坛医院新冠肺炎患者舌象观察发现，大部分患者舌淡红或暗红，苔白腻或黄腻或厚腻为主，湿象明显，或夹寒、或化热（如图 14-1）。

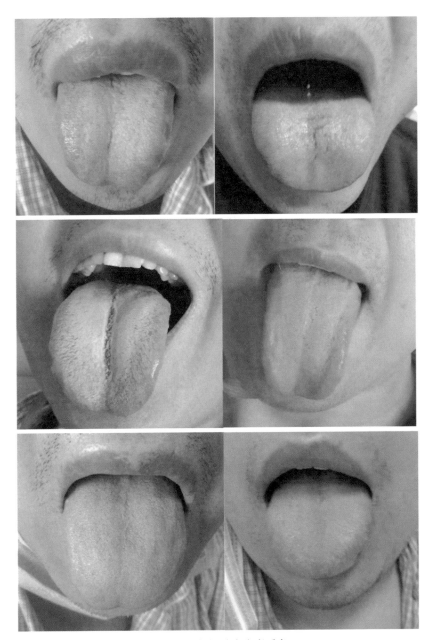

图 14-1 新冠肺炎患者舌象

参考文献

[1] 任培华，李振球，朱汉平，等. 基于"温疫理论"探讨新型冠状病毒肺炎的中医证治规律. 暨南大学学报（自然科学与医版），2020，41（2）：144-150，162.

[2] 马家驹，陈明，王玉光. 新型冠状病毒（2019-nCoV）综合征中医证治述要. 北京中医药. http://kns.cnki.net/kcms/detail/11.5635.R.20200207.1616.002.html.

[3] 项琼，莫郑波，宋恩峰. 新型冠状病毒肺炎中医理论与临床探讨. 医药导报，2020，39（3）：323-326.

[4] 石岩，郜贺，赵亮，等. 新型冠状病毒（2019-nCoV）感染的肺炎与风寒湿疫. 中华中医药学刊，2020，38（3）：4-6.

[5] 郑榕，陈琴，黄铭涵. 从"寒湿疫毒"辨治新型冠状病毒感染肺炎. 中国中医药信息杂志，2020，27（8）：18-20.

[6] 范伏元，樊新荣，王莘智，等. 从"湿毒夹燥"谈湖南新型冠状病毒感染的肺炎的中医特点及防治. 中医杂志，2020，61（7）：553-556.

[7] 孙宏源，毕颖斐，朱振刚，等. 天津地区 88 例新型冠状病毒肺炎患者中医证候特征初探. 中医杂志，2020，61（10）：837-841.

（周洋　张伟）

173. 新冠肺炎的中医病机特点

国家中医药高级别专家组提出本病的基本病机特点为"湿、热、毒、瘀、虚"。北京市新冠肺炎中医诊疗方案对此病的病机描述为：湿毒疫疠之气自口鼻而入，郁肺困脾，临床可见发热、咳嗽、乏力、大便溏泻或不爽，甚者气促。部分患者湿从热化，壅闭于肺而见高热、喘憋等重症状态，终至正虚邪陷、内闭外脱之危候。恢复期可见气阴两虚，肺肾不足，瘀血阻络等证[1]。

王玉光等[2]研究认为，该病的病机演变为早期为湿毒外袭，湿毒不解，可以郁闭化热，进入阳明，腑实不通则会加重肺气郁闭。因为阳明属于胃肠，肺与大肠相表里，肺气不宣与腑实不降形成恶性循环。阳明腑实，邪气有所依附，湿热化毒，瘀闭肺络及心包，从而出现咳喘、呼吸困难、咯血。若不积极治疗，则极容易致湿毒瘀闭气机，闭阻清窍，气机不达而热深厥深的休克状态，导致多器官功能障碍综合征（MODS），重型、危重型患者，存在呼吸衰竭，处于脓毒症休克的状态，多需要呼吸机辅助通气，甚至应用 ECMO，往往表现为胸腹灼热、手足逆冷，与湿毒瘀闭气机的病机是一致的。

国医大师周仲瑛[3]将本病的基本病机概括为湿困表里，肺胃同病，如遇素体肺有伏热者，则易邪毒内陷，变生厥脱。"感受瘟毒"（因有湿邪之性，称为湿毒浊气）是发病的关键因素，"肺有伏热"则是感邪后病情加重的主要病理基础。病机传变因人而异，多兼夹复合，或夹热、或夹瘀、或化燥，甚至气机逆乱，发为厥脱。

参考文献

［1］北京中医药学会应急工作委员会，北京中医药学会感染病分会，北京中医药学会肺系病分会．北京市新型冠状病毒肺炎中医药防治方案（试行第五版）．北京中医药，2020，39（1）：655-656.
［2］王玉光，齐文升，马家驹，等．新型冠状病毒（2019-nCoV）肺炎中医临床特征与辨证治疗初探．中医杂志，2020，61（4）：281-285.
［3］叶放，吴勉华，程海波，等．国医大师周仲瑛教授《新型冠状病毒肺炎中医辨治方案》解读．南京中医药大学学报，2020，36（2）：141-144.

（周洋　张伟）

174. 新冠肺炎的中医辨证治疗

对新冠肺炎的辨证，各地无统一标准。国家卫生健康委颁布的《新型冠状病毒肺炎诊疗方案（试行第八版）》[1]建议各地可根据病情、当地气候特点以及不同体质等情况进行"分期、分型"辨证，并提出参考意见：轻型可分为：寒湿郁肺证、湿热蕴肺证；普通型可分为：湿毒郁肺证、寒湿阻肺证；重型可分为：疫毒闭肺证、气营两燔证；危重型：内闭外脱证。

除国家方案外，各省、直辖市、自治区等在国家方案的指导下，依据当地的特点，制定了本地方案的辨证体系。北京方案[2]将确诊患者分为：疫邪外犯证、疫毒袭肺证、疫毒闭肺证、内闭外脱证。上海方案[3]轻型分为：风热犯肺证、寒湿郁肺证、湿热蕴肺证；普通型分为：湿毒郁肺证、寒湿阻肺证；重型分为：热毒闭肺证、气营两燔证；危重型：内闭外脱证。上海患者以"热"和"毒"为更甚，故上海方案在证型名称中以湿毒郁肺证、热毒闭肺证命名以突出"热"和"毒"。

重庆龚雪等[4]对225例新冠肺炎患者进行辨证，其中疫毒闭肺证118例，肺脾气虚87例，寒湿郁肺证36例，内闭外脱证4例。

杨家耀等[5]使用中医证候量表对90例普通型新冠肺炎患者进行中医证候学和中医体质调查，通过描述性分析和聚类分析发现常见证型为寒湿郁肺型34例（37.8%），湿阻中焦型48例（53.3%），脾肺气虚型8例（8.9%）。病程 < 3天者以寒湿袭肺为主，病程3 ~ 7天者以湿阻中焦为主，病程 > 7天者以脾肺气虚较为多见。

参考文献

［1］国家卫生健康委办公厅. 新型冠状病毒肺炎诊疗方案（试行第八版）［EB/OL］. http://www.nhc.gov.cn/xcs/zhengcwj/202008/0a7bdf12bd4b46e5bd28ca7f9a7f5e5a.shtml，2020-08-19［2020-09-03］.

［2］北京中医药学会应急工作委员会，北京中医药学会感染病分会，北京中医药学会肺系病分会. 北京市新型冠状病毒肺炎中医药防治方案（试行第五版）. 北京中医药，2020，39（1）：655-656.

［3］上海市中医药管理局. 上海市新型冠状病毒肺炎中医诊疗方案（试行第二版）. http://wsjkw.sh.gov.cn/zyygz2/20200224/a1f1aab9745e4490867cb4aaf4

0eaad0.html.

［4］龚雪，牟方政，魏大荣，等．225 例新型冠状病毒肺炎的临床特征及中医药应用分析．世界中医药，2020，39（6）：819-826.

［5］杨家耀，苏文，乔杰，等．90 例普通型新型冠状病毒肺炎患者中医证候与体质分析．中医杂志，2020，61（8）：645-649.

（周洋　张伟）

175. 2019-nCoV 无症状感染者的中医病机特点

2019-nCoV 无症状感染者（以下简称无症状感染者）是指无相关临床症状，如发热、咳嗽、咽痛等可自我感知或可临床识别的症状或体征，但呼吸道等标本 2019-nCoV 病原学检测阳性者。无症状感染者可分为两种情形[1]：一是感染者核酸检测阳性，经过 14 天潜伏期的观察，均无任何可自我感知或可临床识别的症状与体征，始终为无症状感染状态；二是感染者核酸检测阳性，采样时无任何可自我感知或可临床识别的症状与体征，但随后出现某种临床表现，即处于潜伏期的"无症状感染"状态。这种感邪而不发的状况，符合中医"伏气温病"的特点。

对于始终不发病的患者，出现这种情况的原因主要有[2]：①感邪较轻。邪气盛衰是决定发病的重要条件。邪气旺则感而即发，邪气弱则伏而后发或不发。当病毒载量低，致病性低，可不致发病。②正气充盛，抗邪外出。正气盛衰是决定发病的内在因素。病邪入侵，正气充足，驱邪外出，正盛邪退，则不发病。

对于感邪伏而后发的情况，即处于"潜伏期"的"无症状感染"状态，《温疫论》曰："盖温疫之来……伏而未发者，不知不觉。"，吴又可指出"感之深者，中而即发，感之浅者，邪不胜正，未能顿发"，可稍缓时间而发。说明伏邪藏匿后发病是疫病的常见发病类型，这与传染病病原体侵入人体后形成隐性感染、潜伏性感染、携带状态等不同病理状态的表现一致[3]。

《新型冠状病毒肺炎诊疗方案（试行第八版）》[4]中已明确指出，潜伏期患者具有传染性。因此，重视无症状感染者，对无症状感染者加强中医药防控，对控制病毒的传播具有积极作用。

参考文献

[1] 国家卫生健康委. 关于新型冠状病毒无症状感染者的防控工作答问［EB/OL］. http://www.gov.cn/xinwen/2020-03/31/content_5497559.htm，2020-03-312020-05-20］.

[2] 刘媛, 胡秋红, 黄柏学, 等. 从伏气温病探讨新型冠状病毒肺炎的"有病

无症".中医学报，2020，35（5）：909-912.

［3］王大伟，岳利峰，马克信，等.从现代传染病发生三要素解读温病病因中伏气与新感的差异.中华中医药杂志，2020，30（5）：1566-1569.

［4］国家卫生健康委办公厅.新型冠状病毒肺炎诊疗方案（试行第八版）［EB/OL］.http：//www.nhc.gov.cn/xcs/zhengcwj/202008/0a7bdf12bd4b46e5bd28ca7f9a7f5e5a.shtml，2020-08-19［2020-09-03］.

（周洋　张伟）

176. 2019-nCoV 无症状感染者的中医治疗

2019-nCoV 感染后部分患者无临床表现，仅在筛查时发现 2019-nCoV 阳性。因此在临床上常常会面临"无症可辨""无证可辨"的情况。对这种情况，可谨守病机同时结合体质辨证、运气辨证[1]。

（1）问诊、查体要仔细。通过认真询问病史，把握患者症状，临床上常见无明显症状，或症状不典型而被忽略的情况，重视患者的每一个细微症状或检查异常指标，审证求因。新冠肺炎的问诊可以不局限于呼吸道、消化道的表现。同时要对舌相、脉相及指纹进行详细检查及记录。

（2）结合现代检查手段，进行四诊的延伸[2]。传统的四诊不能突破感官局限，现在的化验检查、放射学的检查可以作为四诊的延伸，辅助传统辨证，帮助对疾病进行定位、定性。本次新冠肺炎，部分患者无临床症状，但胸部 CT 检查可见肺部磨玻璃影的炎性改变，这也是望诊的延伸。

（3）辨病论治，谨守病机。中医重视辨证，但也非常重视辨病，不少医者主张先辨病、再辨证，辨病辨证相结合。《素问·至真要大论》谓"谨守病机，各司其属，有者求之，无者求之，盛者责之，虚者责之"，强调治疗要抓住其病机，无论有无典型症状都要抓住其病机。根据病机的演变，进行辨证处方，也是对"无症可辨"的患者的治疗方法。

（4）此外，还有体质辨证、运气辨证等。早在《黄帝内经》中就有"阴阳五态""阴阳二十五态"人的区分，揭示了不同体质人群的倾向性。体质是先天和后天长期共同作用下形成的身体内环境，体质的"偏态"会增加患同质疾病的倾向。临床上"无症可辨"时，可以从体质"偏态"入手，进行辨证施治。运气辨证，可以根据"五运六气"的理论对疾病进行指导分析，分析病因时天、人、邪合参，诊断时辨天、辨人、辨病证，治疗时司天、司人、司病证[3]。

参考文献

［1］赵进喜，贾海忠，王暴魁，等．抓病机，识体质，应对无症可辨；察舌脉，

重微观，丰富中医诊法．环球中医药，2016，9（1）：41-44.

[2] 张晓芳，廖凌虹．对中医"无证可辨"的探讨．中医杂志，2019，60（9）：801-803.

[3] 张维骏，刘润兰，张波．新型冠状病毒肺炎之五运六气解析．中华中医药学刊，2020，38（3）：10-12.

（周洋　张伟）

177. 辨病辨证相结合在新冠肺炎中的应用

国家卫生健康委颁布《新型冠状病毒肺炎诊疗方案（试行第八版）》指出应根据病情、当地气候特点以及患者不同体质等情况，进行辨证论治[1]。

同一种疾病，有其相同的临床表现，但受气候、饮食及个人体质影响，每位患者又有个体差异，因此在医疗资源充足情况下，具体临床救治过程中，可依据四诊信息进行详细辨证，一人一方，精细化治疗。在《新型冠状病毒肺炎诊疗方案（试行第八版）》中，给出了轻型、普通型、重型及危重型患者的指导方案。

各省、直辖市及自治区也结合当地具体情况，制定了本地区的新冠肺炎中医治疗实施细则，以辨证论治为基础[2]。上海公共卫生临床中心[3]依据本地治疗方案，对 100 例新冠肺炎患者进行辨证论治。治疗后，其中 52 例有症状患者的发热、咳嗽、咳痰、纳差、腹泻等均有不同程度改善。所有患者中药汤剂治疗前与治疗 1 周后比较，血白细胞计数（WBC）、红细胞沉降率（ESR）、C 反应蛋白（CRP）等炎症指标及 CD4 ＋等免疫指标差异有统计学意义，均得到明显改善（$P < 0.05$）。所有患者中，病死率 0%，重型、危重型转化率为 0%。

同时，我国各地及其他国家，依据自己的经验及临床实际情况对新冠肺炎患者辨证治疗，取得良好的临床效果。王檀等[4]在国家救治方案基础上结合中医辨证思路，治疗 50 例新冠肺炎患者，总有效率 98%，患者发热、汗出、头痛、周身酸痛、胸闷、气短等症状消失率高，舌苔明显好转。

参考文献

［1］国家卫生健康委办公厅. 新型冠状病毒肺炎诊疗方案（试行第八版）［EB/ OL］. http：//www.nhc.gov.cn/xcs/zhengcwj/202008/0a7bdf12bd4b46e5bd28ca 7f9a7f5e5a.shtml，2020-08-19［2020-09-03］.
［2］王薇，王玉伟，马爽，等. 23 个省（市、自治区）中医治疗新型冠状病毒肺炎策略、参与率和治愈效果分析. 世界中医药，2020，15（6）：813-818.
［3］夏露，吴欢，刘平，等. 中西医结合治疗新型冠状病毒肺炎 100 例疗效及

肝损伤情况分析 . 上海中医药杂志，2020，54（606）：23-28.

[4] 王檀，仕丽，陈亦洋，等 . 新型冠状病毒肺炎 50 例中医临床疗效分析 . 吉林中医药，2020，40（3）：281-285.

（周洋　张伟）

178. 专病专方在新冠肺炎中的应用

对于新冠肺炎这种传染性比较强的疾病，疫情来袭，往往患者众多。同一种疾病，大部分患者有相似的症状，"抓共性、抓主要矛盾"的"专病专方"对于暴发的新冠肺炎来说是一个有效的救治方法。因此要重视"专病专方"[1]。

吴又可在《温疫论》中说"然则何以知其为疫？盖脉证与盛行之年所患之症，纤悉相同，至于用药、取效，毫无差别"。吴又可同时指出："一病只有一药之到而病自已，不烦君臣佐使品味加减之劳矣。"说明中医的"专病专方、专药"由来已久，早已应用在传染性疾病的诊疗中。

在武汉新冠肺炎的救治中，形成了金花清感颗粒、连花清瘟胶囊（颗粒）、血必净注射液和清肺排毒汤、化湿败毒方、宣肺败毒方即"三药三方"[2]，成为这次疫情防治的一大亮点，在降低轻型转重型率，提高重型和危重型治愈率、降低病亡率，改善新冠肺炎疑似病例和确诊患者发热、咳嗽、乏力等主要症状，缩短退热时间，促进核酸转阴等方面发挥了重要作用。

此外，还有各地根据本地情况制订的专方。湖北省的"肺炎1号方"[3]（柴胡 20 g，黄芩 10 g，法半夏 10 g，党参 15 g，全瓜蒌 10 g，槟榔 10 g，草果 15 g，厚朴 15 g，知母 10 g，芍药 10 g，生甘草 10 g，陈皮 10 g，虎杖 10 g）通过多中心的临床实践，纳入 451 例新冠肺炎患者，其中轻型 21 例，普通型 378 例，重型 46 例，危重型 6 例。治疗后与治疗前比较，患者发热、咳嗽、乏力主要症状发生率显著降低（$P < 0.05$）；恶寒、鼻塞、流涕、打喷嚏、咽部痒、咽痛、呼吸困难、胸闷、肌肉酸痛或关节疼痛、头晕头痛、纳差、恶心呕吐、腹胀、大便稀溏症状发生率显著改善（$P < 0.05$）；淋巴细胞绝对值明显升高，差异有统计学意义（$P < 0.05$）；415 例（92.02%）患者肺部 CT 明显好转，主要表现为病灶面积减小，变薄变淡，收效良好。

参考文献

[1] 胡雯婷，戴红．基于病证结合角度探析新型冠状病毒肺炎的中西医结合诊

疗模式 . 中医学报，2020，35（262）：501-503.

［2］郭程程，焦华琛，李运伦 . 中医"扶正祛邪"治则在"三药三方"治疗新冠肺炎中的体现 . 辽宁中医药大学学报 . https：//kns.cnki.net/kcms/detail/21.1543. R.20200622.1344.030.html.

［3］巴元明，王林群，李伟男，等 . "肺炎 1 号"治疗新型冠状病毒肺炎 451 例多中心临床研究 . 世界中医药，2020，15（13）：1962-1966.

（周洋　张伟）

179. “三药三方”在新冠肺炎中的应用

在新冠肺炎疫情没有特效药、没有疫苗的情况下，中医药工作者总结中医药治疗病毒性传染病的规律和经验，发掘古代经典名方，结合临床实践，筛选了以“三药三方”为代表的一批有效方药。

“三药”：金花清感颗粒、连花清瘟胶囊（颗粒）、血必净注射液。

“三方”：清肺排毒方（汤）、宣肺败毒方、化湿败毒方。

1. 三药

《新型冠状病毒肺炎诊疗方案（试行第八版）》[1]中指出：医学观察期人员如出现乏力、发热，可以考虑使用：金花清感颗粒、连花清瘟胶囊（颗粒）、疏风解毒胶囊（颗粒）。

临床研究还发现，连花清瘟胶囊能够明显缓解新冠肺炎患者的临床症状。张伯礼等[2]进行了一项包含 284 例患者（治疗组和对照组各 142 例）的前瞻性、多中心、开放性、随机对照试验研究，将患者随机分为两组，对照组进行一般治疗（包括吸氧、抗病毒、对症治疗），治疗组在一般治疗基础上加用连花清瘟胶囊，通过症状（发热、疲劳、咳嗽）的恢复率、胸部 CT 炎症的好转率做对比。结果与对照组相比，治疗组的恢复率显著更高（91.5% *vs.* 82.4%，$P = 0.022$）。治疗组症状恢复时间中位数明显缩短（中位数：7 *vs.* 10 天，$P < 0.001$）。治疗组的发热（2 天 *vs.* 3 天）、疲劳（3 天 *vs.* 6 天）和咳嗽（7 天 *vs.* 10 天）的恢复时间也显著缩短（均为 $P < 0.001$）。治疗组的胸部 CT 表现改善率（83.8% *vs.* 64.1%，$P < 0.001$）和临床治愈率（78.9% *vs.* 66.2%，$P = 0.017$）也更高。但是，两组在重型病例的转化率及新冠病毒的阴转率结果方面均无差异（均 $P > 0.05$）。治疗过程中，连花清瘟胶囊没有严重不良反应的报道。

血必净注射液由红花、赤芍、川芎、丹参、当归 5 味中药提取物组成，是基于我国著名中西医结合急救专家王今达教授提出的“四证四法”中医治则及“菌毒炎并治”理论制成的，具有活血化瘀、舒通络脉、溃散毒邪的功效，是我国唯一被批准的治疗脓毒症、全身炎症反应综合征（systemic inflammatory response syndrome，SIRS）和多器官功能障碍综合征（multiple organ dysfunction syndrome，

MODS）的中成药。张从玉等[3]采用回顾性研究方法对44例新冠肺炎普通型患者研究发现，血必净注射液促进肺部感染病灶吸收并提高疗效，安全性良好，但对核酸转阴率改善不明显。Qinhai Ma等[4]研究发现，在新冠肺炎患者发病后的第2天和第3天，新冠肺炎患者的肿瘤坏死因子 - α（tumor necrosis factor- α，TNF- α）、趋化因子 -10（interferon-inducible protein-10，IP-10）、巨噬细胞炎性蛋白 -1 β（macrophage inflammatory protein-1 β，MIP-1 β）、激活正常 T 细胞表达和分泌细胞因子（regulated upon activation normal T cell expressed and secreted factor，RANTES）的表达显著升高，而这些炎性细胞因子的蛋白表达却被显著抑制。血必净治疗在第 7 天和第 8 天进行的实验表明，血必净可以通过抑制炎症介质的表达来抑制新冠肺炎患者的炎症。此外，结果显示血必净抑制了 2019-nCoV 诱导的 Huh-7 细胞中 TNF- α、IL-6、MIP-1 β、RANTES 和 IP-10 的释放。从而能改善患者的炎症反应，促进疾病康复。

2."三方"

《新型冠状病毒肺炎诊疗方案（试行第八版）》[1]中指出：清肺排毒汤可用于轻型、普通型、重型患者，在危重型患者救治中可结合患者实际情况合理使用。

清肺排毒汤[1]：麻黄 9 g、炙甘草 6 g、杏仁 9 g、生石膏 15 ～ 30 g（先煎）、桂枝 9 g、泽泻 9 g、猪苓 9 g、白术 9 g、茯苓 15 g、柴胡 16 g、黄芩 6 g、姜半夏 9 g、生姜 9 g、紫苑 9 g、冬花 9 g、射干 9 g、细辛 6 g、山药 12 g、枳实 6 g、陈皮 6 g、藿香 9 g。此方为《伤寒论》麻杏石甘汤，射干麻黄汤（去大枣、五味子），小柴胡汤（去人参、大枣），五苓散，橘枳姜汤，加山药、藿香组合而成相合，散寒解表、祛湿和中、纾解少阳。Xin 等[5]分析了 63 例确诊为新冠肺炎的患者，在住院的前 14 天中，对病情加重的患者进行清肺排毒汤联合西药治疗（干扰素、洛匹那韦 / 利托那韦或阿比多尔中的一种）治疗。通过临床症状、血常规、炎症因子及肝肾功能、心肌酶、胸部 CT 对每位患者治疗前后进行评估。在清肺排毒汤治疗之前，与西药治疗组相比，联合治疗组临床症状、CRP、胸部 CT 均明显偏重。在治疗结束时，两组的白细胞水平、总淋巴细胞计数和谷氨酸氨基转氨酶水平均显著改善（ $P < 0.05$ ）。同时，相比之下，仅联合治疗组的 C 反应蛋白、肌酸激酶、肌酸激酶同工酶、乳

酸脱氢酶和血尿素氮水平得到改善（$P < 0.05$），以C反应蛋白和肌酸激酶最明显（$P < 0.01$）。与基线相比，治疗结束时，联合治疗组中C反应蛋白、总淋巴细胞计数和乳酸脱氢酶正常值的患者比例增加（$P < 0.05$）。治疗期间，没有发现清肺排毒汤的不良反应。

宣肺败毒方[1]：生麻黄6 g、苦杏仁15 g、生石膏30 g、生薏苡仁30 g、茅苍术10 g、广藿香15 g、青蒿草12 g、虎杖20 g、马鞭草30 g、干芦根30 g、葶苈子15 g、化橘红15 g、生甘草10 g。用于新冠肺炎的湿毒郁肺证，临床表现：发热，咳嗽痰少，或有黄痰，憋闷气促，腹胀，便秘不畅。舌质暗红，舌体胖，苔黄腻或黄燥，脉滑数或弦滑。

化湿败毒方[1]：生麻黄6 g、杏仁9 g、生石膏15 g、甘草3 g、藿香10 g（后下）、厚朴10 g、苍术15 g、草果10 g、法半夏9 g、茯苓15 g、生大黄5 g（后下）、生黄芪10 g、葶苈子10 g、赤芍10 g。用于新冠肺炎的疫毒闭肺证，临床表现：发热面红，咳嗽，痰黄黏少，或痰中带血，喘憋气促，疲乏倦怠，口干苦黏，恶心不食，大便不畅，小便短赤。舌红，苔黄腻，脉滑数。

根据患者病情，在临床中使用“三方”时可随症加减。

参考文献

［1］国家卫生健康委办公厅.新型冠状病毒肺炎诊疗方案（试行第八版）［EB/OL］.http://www.nhc.gov.cn/xcs/zhengcwj/202008/0a7bdf12bd4b46e5bd28ca7f9a7f5e5a.shtml，2020-08-19［2020-09-03］.

［2］Hu K，Guan WJ，Bi Y，et al. Efficacy and safety of Lianhuaqingwen capsules, a repurposed Chinese herb，in patients with coronavirus disease 2019：A multicenter，prospective，randomized controlled trial. Phytomedicine，2020：153242.

［3］张从玉，李志浩，张帅，等.血必净治疗新型冠状病毒肺炎的临床疗效观察.中国医院药学杂志，2020，40（9）：964-967.

［4］Ma Q，Qiu M，Zhou H，et al. The study on the treatment of Xuebijing injection（XBJ）in adults with severe or critical Corona Virus Disease 2019 and the inhibitory effect of XBJ against SARS-CoV-2. Pharmacol Res，2020，160：105073.

［5］Xin S，Cheng X，Zhu B，et al. Clinical retrospective study on the efficacy of Qingfei Paidu decoction combined with Western medicine for COVID-19 treatment. Biomed Pharmacother，2020，129：110500.

（周洋　张伟）

180. 运动员感染 2019-nCoV 的中医治疗注意事项

我院曾收治一批在国外参加比赛后归国的运动员，回国后筛查时发现呼吸道标本 2019-nCoV 阳性，部分患者胸部 CT 有磨玻璃影表现。考虑运动员特殊性，请中医专业、中药专业、神经内科专业、运动医学专业、营养学专业等领域专家会诊，提出了以下处置建议。

运动员年轻、体质好，不宜使用苦寒药物，避免加重湿气，影响病毒阴转；治疗宜选用药食同源药物，小处方、小剂量、不宜超过药典剂量。运动员忌用麻黄、细辛、甘草、麝香、附子等药物，可能出现兴奋剂问题。食物忌辛辣油腻。

安俊丽等报道的含兴奋剂成分中药主要有[1]：

（1）麻黄：麻黄为发汗散寒、宣肺平喘、利水消肿的作用。主要有效成分为麻黄碱和伪麻黄碱，属于拟交感神经胺类药物，可直接激动肾上腺素受体，也可通过促使肾上腺素能神经末梢释放去甲肾上腺素而间接激动肾上腺素受体[2]，对心脏、中枢神经有兴奋作用，能加强能量代谢，对骨骼肌有抗疲劳作用，可使运动员在不感疲倦的情况下超水平发挥。因此，麻黄碱类药具有明显的兴奋剂作用，是国际奥委和国际体联绝对禁止使用的兴奋剂类药物。

（2）甘草：甘草具有肾上腺皮质激素样作用，甘草粉、甘草浸膏、甘草甜素、甘草次酸均有去氧皮质酮样作用，提高中枢神经系统的兴奋性，出现激动和欣快感，并能增强心收缩力，改善微循环，职业运动员服用时须格外谨慎。

（3）麝香：麝香（人工麝香）为开窍醒神、活血通经、消肿止痛的一味中药，内含麝香酮、胆甾醇和甾体激素样物质等。其中，麝香酮为主要成分，具有兴奋神经系统、呼吸中枢和心脏的作用。此外，尚有类雄激素作用，促进肌肉和力量的增长，同时干扰人体激素平衡，对运动员身体带来损害。也属于运动员禁用药物。

鉴于以上药物的潜在兴奋剂效应，在运动员使用中药汤剂及中成药时需格外注意。对霍香正气水（软胶囊）、金花清感颗粒、连花清瘟胶囊、清肺排毒汤等含有甘草和（或）麻黄成分的中成药或汤剂，以及安宫牛黄丸、苏合香丸等含有麝香成分的用于危重型患者的开窍醒神药物在给运动员使用时需慎重[3-4]。

针对运动员的中医治疗，在病情允许情况下尽可能避免使用具有兴奋剂效应的中药，但是临床仍需以救治为先，首先保障运动员的顺利康复，用药没有绝对禁忌，先治疗，再申请治疗用药豁免，要注意保证医疗资料完整，以便于申请豁免时使用。

参考文献

［1］安俊丽，常征 . 含兴奋剂成分的常用中药、中成药举隅 . 北京中医药，2008，27（7）：551-553.

［2］陈新谦，金有豫，汤光 . 新编药物学（第 15 版）. 北京：人民卫生出版社，2003：404.

［3］张彦丽，赵薇，靳梦亚，等 . 中医药防治新型冠状病毒肺炎的用药监护 . 中国药业，2020，39（5）：27-34.

［4］张力强，王娜，钱妍 . 中药在新型冠状病毒肺炎中的合理使用与用药监护 . 中国现代应用药学，2020，37（6）：653-658.

（周洋　张伟）

第十五章 疫苗

181. 新冠减毒活疫苗、灭活疫苗及腺病毒疫苗

减毒活疫苗是通过毒力变异或人工选择法（如温度敏感株）而获得的减毒或无毒株，或从自然界直接选择出来的弱毒或无毒株经培养后制成的疫苗。灭活疫苗是指用物理、化学方法杀死病原微生物，但仍保持其免疫原性（即识别结合 T、B 细胞并使其活化的能力）的一种生物制剂。本质上是对病毒进行毒性消弭或降低的同时，保有一定的免疫原性，从而尽可能地模拟完整的病毒结构，实现免疫保护。灭活疫苗是疫苗开发中最传统的方法之一。因为其工艺简单，因此在急性传染病暴发的时候，常常被作为优先开发的疫苗策略。腺病毒疫苗（adenovirus vaccine）属于新型疫苗中的载体疫苗，它是以腺病毒作为载体，将保护性抗原基因重组到腺病毒基因组中，使用能表达保护性抗原基因的重组腺病毒制成的疫苗。2019-nCoV 主要利用刺突蛋白（spike protein，S 蛋白）入侵宿主细胞。S 蛋白可与细胞表面的 ACE2 受体结合促使病毒与宿主细胞融合，完成感染。针对这一情况，研究人员将编码的 S 蛋白进行优化设计，并利用自身无法进行复制的腺病毒载体携带进入人体内，完成免疫过程[1]。

4 月 19 日，中国医学科学院医学实验动物研究所在 BioRxiv 上传了新冠灭活疫苗的保护力文章，研究显示该疫苗研制成功、效果良好，且安全性良好[2]。8 月中旬，河南省疾病预防控制中心（CDC）、武汉生物制品研究所和中生集团在 JAMA 发表了疫苗的临床试验结果，结果显示该疫苗相对安全，受试者耐受性较好，无严重不良反应出现。最常见不良反应为注射痛，其次为发热[3]。

目前中国 Sinovac（科兴）/ 医学科学院动物所的灭活病毒疫苗，正在巴西进行Ⅲ期临床试验，预计年产 1 亿剂。中国 Sinopharm（国药集团）的灭活病毒疫苗，目前正在阿联酋进行Ⅲ期临床试验；北

京生物制品研究所和武汉生物制品研究所加起来，预计年产 2 亿剂。

　　腺病毒疫苗方面，陈薇院士与康熙诺公司联合开发的腺病毒疫苗的 I 期试验结果于 2020 年 5 月 22 日在 Lancet 杂志公布，这是第一个公开发表的新冠肺炎疫苗临床试验研究结果，受试人群未出现明显不良反应。7 月 20 日，Lancet 杂志发表 Ad5-nCoV 的 II 期临床试验研究结果。两个剂量组采用几何平均滴度（GMT）方法检测的中和抗体分别为 19.5 和 18.3，并诱导出 T 细胞免疫应答，无严重不良事件（SAE）发生[4-5]。牛津的阿斯利康疫苗[6]、俄罗斯 Gamalaye 研究所的 GamCovid-Vac Lyo 疫苗[7]的实验结果也均未出现明显意外。但在后续进行Ⅲ期试验过程中，阿斯利康公司疫苗曾出现一名受试者出现严重不良反应造成新冠肺炎疫苗试验暂停，该患者在临床试验过程中发生了横贯性脊髓炎（transverse myelitis）。而俄罗斯 GamCovid-Vac Lyo 疫苗在尚未完成大规模试验以测试其安全性与有效性的情况下即开始进行接种工作。目前，中国工程院院士陈薇团队与康希诺生物股份公司正在进行Ⅲ期临床试验，一旦对结果进行分析并获得批准，相信在不久的将来会与公众见面。

参考文献

[1] Aguilar-Pineda JA, Albaghdadi M, Jiang W, et al. Structural and functional analysis of female sex hormones against SARS-Cov2 cell entry. Preprint. bioRxiv. 2020；2020.07.29.227249.

[2] Gao Q, Bao L, Mao H, et al. Development of an inactivated vaccine candidate for SARS-CoV-2. Science. 2020；369（6499）：77-81.

[3] Xia S, Duan K, Zhang Y, et al. Effect of an Inactivated Vaccine Against SARS-CoV-2 on Safety and Immunogenicity Outcomes：Interim Analysis of 2 Randomized Clinical Trials. JAMA. 2020；324（10）：951-960.

[4] Zhu FC, Guan XH, Li YH, et al. Immunogenicity and safety of a recombinant adenovirus type-5-vectored COVID-19 vaccine in healthy adults aged 18 years or older：a randomised, double-blind, placebo-controlled, phase 2 trial. Lancet. 2020；396（10249）：479-488.

[5] Zhu FC, Li YH, Guan XH, et al. Safety, tolerability, and immunogenicity of a recombinant adenovirus type-5 vectored COVID-19 vaccine：a dose-escalation, open-label, non-randomised, first-in-human trial. Lancet. 2020；395（10240）：1845-1854.

[6] Folegatti PM, Ewer KJ, Aley PK, et al. Safety and immunogenicity of the ChAdOx1 nCoV-19 vaccine against SARS-CoV-2：a preliminary report of a phase 1/2, single-blind, randomised controlled trial. Lancet. 2020；396

（10249）：467-478.

［7］Logunov DY，Dolzhikova IV，Zubkova OV，et al. Safety and immunogenicity of an rAd26 and rAd5 vector-based heterologous prime-boost COVID-19 vaccine in two formulations：two open，non-randomised phase 1/2 studies from Russia. Lancet. 2020；396（10255）：887-897.

（张榕凌）

182. 新冠重组亚单位疫苗

　　重组亚单位疫苗是一种基于病毒上部分可以作为抗原的蛋白进行开发的基因工程疫苗。重组亚单位疫苗的首要优点是安全，原因是仅使用了病毒的部分蛋白，不存在病毒感染的可能；其次，重组亚单位疫苗方便大规模生产，成本低。其缺点在于需要对作为抗原的蛋白进行仔细选择和设计，否则容易出现免疫原性不足的问题。新冠病毒表面 S 蛋白上与宿主受体直接接触的部分，即 RBD 结构域，非常适合作为激发免疫反应的抗原。因此，许多针对新冠肺炎开发的重组亚单位疫苗均基于 RBD 进行设计[1]。

　　由中国医学科学院微生物所和安徽智飞龙科马生物制药有限公司共同开发的新冠重组疫苗已于 2020 年 6 月 19 日获得批准进入临床试验，是首个进入临床试验的重组亚单位疫苗。该疫苗使用 2019-nCoVS 蛋白上的 RBD 作为抗原，且基于结构进行了二聚化设计，不携带任何形式的外源标签，具有自主知识产权。在 hACE2 转基因小鼠中进行的 2019-nCoV 攻毒实验中，该疫苗均显示出诱导高水平中和抗体的能力，能够显著降低肺组织病毒载量，减轻病毒感染引起的肺部损伤，具有明显的保护作用。同时，该疫苗适合通过工程化细胞株进行大规模工业化生产，具有产能高、成本低的特点，有利于疫苗的快速生产[2]。

　　由四川大学华西医院开发的 2019-nCoV 重组疫苗同样使用 S 蛋白的 RBD 作为抗原，在猴子等动物实验中发现有很好的预防 2019-nCoV 感染的保护作用，且未见明显的副作用。通过将 S 蛋白 RBD 的基因引入昆虫细胞，该疫苗实现了利用昆虫细胞作为细胞工厂，在液体培养中大量生产疫苗，方便进行大规模生产，迅速投入市场。2020 年 8 月 21 日，该疫苗已获得临床试验许可[3]。

　　除此之外，国内外进入临床试验的重组亚单位疫苗还有美国 Novavax 基于糖蛋白 S 设计的疫苗，法国赛诺菲和英国 GSK 公司联合研制的 S 蛋白疫苗，由 Clover/GSK/Dynavax 联合研制的三聚体 S 蛋白疫苗，由 Kentucky Bioprocessing 研制的基于 RBD 设计的疫苗等（表 15-1）。

表 15-1　新冠重组亚单位疫苗

生产商	疫苗设计	临床阶段	接种次数	接种时间
中国医学科学院微生物所 / 安徽智飞生物	RBD 二聚体	Ⅱ 期	2 或 3 次	0，28 天或 1，28，56 天
四川大学华西医院	RBD	Ⅰ 期	2 次	0，28 天
Novavax	S 蛋白	Ⅱ 期	2 次	0，21 天
赛诺菲 /GSK	S 蛋白	Ⅰ / Ⅱ 期	2 次	0，21 天
Clover/GSK/Dynavax	S 蛋白三聚体	Ⅰ 期	2 次	0，21 天
Kentucky Bioprocessing，Inc	RBD	Ⅰ / Ⅱ 期	2 次	0，21 天

参考文献

［1］Dong Y，Dai T，Wei Y，et al. A systematic review of SARS-CoV-2 vaccine candidates. Signal Transduct Target Ther，2020，5（1）：237.

［2］Dai L，Zheng T，Xu K，et al. A Universal Design of Betacoronavirus Vaccines against COVID-19，MERS，and SARS. Cell，2020，182（3）：722-733. e11.

［3］Yang J，Wang W，Chen Z，et al. A vaccine targeting the RBD of the S protein of SARS-CoV-2 induces protective immunity. Nature，2020，586（7830）：572-577.

（杜沛　王奇慧）

183. 新冠减毒流感病毒载体疫苗

减毒流感病毒载体疫苗是一种利用已批准上市的流感病毒疫苗作为载体，通过基因工程的手段融合新型冠状病毒的 S 蛋白构建的疫苗。减毒流感病毒载体构建的新冠疫苗本质上是一种低毒性的流感病毒和新型冠状病毒的融合病毒。通过给减毒流感病毒带上2019-nCoVS 蛋白的"帽子"，使之获得了流感病毒和 2019-nCoV 的双重抗原性，能够同时激发针对两种病毒的抗体[1]。减毒流感病毒载体疫苗具有以下优点：

1."一石二鸟"

接种者同时获得针对流感病毒和 2019-nCoV 的免疫效果，在两种病毒流行时间重叠时，具有非常大的临床意义。

2. 接种方式简单

由于流感病毒容易感染鼻腔，以减毒流感病毒为载体的疫苗可以通过滴鼻的方式完成接种。

3. 开发快

由于 2019-nCoV 的 S 蛋白抗原是通过基因工程手段整合到现有的减毒流感病毒疫苗上的，避免了传统减毒疫苗制备过程中长时间的病毒传代减毒和筛选，可以大大加快新冠疫苗的开发速度。

由厦门大学夏宁邵教授团队、香港大学陈鸿霖教授团队和北京万泰生物药业股份有限公司共同研发的减毒流感病毒载体新冠疫苗已经于 9 月 10 日获准开展 I 期临床试验，是目前唯一获批进入临床试验的鼻喷型新冠疫苗。

参考文献

[1] Dong Y，Dai T，Wei Y，et al. A systematic review of SARS-CoV-2 vaccine candidates. Signal Transduct Target Ther，2020，5（1）：237.

（杜沛　王奇慧）

184. 新冠 mRNA 疫苗

mRNA 疫苗是一种基于病毒核酸的疫苗。其基本原理是将病毒表达抗原靶标的 mRNA 序列通过特定的递送系统导入人体，利用人体细胞合成抗原蛋白刺激特异性免疫系统产生抗体。mRNA 代表了一种疫苗研发的新方向。与传统的蛋白质疫苗相比，mRNA 疫苗在迅速发展的大规模核酸合成和测序产业的支持下，能够实现快速研发与低成本的快速生产。mRNA 疫苗的缺陷在于核酸的理化性质可能影响其进入细胞的能力，且 mRNA 的安全性有待验证[1]。

针对 2019-nCoVmRNA 疫苗通常使用 S 蛋白或其 RBD 结构域的 mRNA 作为表达抗原的核酸。

目前在研的 mRNA 疫苗中，已经有两种进入了Ⅲ期临床试验，分别是由美国 Moderna 公司和美国国家过敏症和传染病研究所（NIAID）联合研制的 mRNA-1273 疫苗[2]，以及由美国辉瑞（Pfizer），复星医药（Fosun Pharma）和德国 BioNTech 联合研发的 BNT162b1 疫苗[3]。其中，mRNA-1273 疫苗Ⅰ期临床实验未发现严重不良反应，且能够激发中和抗体与 Th1 型 CD4 ＋细胞反应；BNT162b1 疫苗的Ⅰ/Ⅱ期临床试验发现大多数疫苗接种者出现轻度至中度的局部和系统症状，但其血清与新冠肺炎恢复期血清组相比具有更高的中和效价[4]。

除以上两种进入Ⅲ期临床的疫苗外，由军事医学研究院与苏州艾博生物、云南沃森生物（Walvax Biotech）联合研发的 mRNA 疫苗也已经进入了Ⅰ期临床试验，不仅可在小鼠和食蟹猴体内诱导产生高水平中和抗体，还可诱导保护性的 T 细胞免疫反应。此外，由美国 Arcturus 公司与新加坡 Duke-NUS 医学院联合研发，以及由英国帝国理工研发的 mRNA 疫苗也已进入了Ⅰ期或Ⅰ/Ⅱ期临床试验[5]（表 15-2）。

mRNA 疫苗作为一种新型疫苗，目前还没有研制成功的先例，但其明显的技术和经济优势依然不断吸引着研发力量的投入。相信在多方竞争开发新冠 mRNA 疫苗的过程中，mRNA 疫苗的技术也会得到长足的进展。

表 15-2　新冠 mRNA 疫苗

疫苗名称	生产商	疫苗设计	临床阶段	接种次数	接种时间
mRNA-1273	Pfizer/Fosun Pharma/ BioNTech	S 蛋白 mRNA	Ⅲ 期	2 次	0，28 天
BNT162b1	Moderna/NIAID	S 蛋白 mRNA	Ⅲ 期	2 次	0，28 天
/	军事医学研究院 / 云南沃森	RBD mRNA	Ⅰ 期	2 次	0，14 天或 0，28 天
ARCT-021	Arcturus/Duke-NUS	/	Ⅰ / Ⅱ 期	1 次	/
LNP-nCoVsaRNA	帝国理工	S 蛋白 mRNA	Ⅰ 期	2 次	/

参考文献

［1］Pardi N，Hogan MJ，Porter FW，et al. mRNA vaccines-a new era in vaccinology. Nat Rev Drug Discov，2018，17（4）：261-279.

［2］Jackson LA，Anderson EJ，Rouphael NG，et al. An mRNA Vaccine against SARS-CoV-2-Preliminary Report. N Engl J Med，2020，383（20）：1920-1931.

［3］Mulligan MJ，Lyke KE，Kitchin N，et al. Phase I/II study of COVID-19 RNA vaccine BNT162b1 in adults. Nature，2020，586（7830）：589-593.

［4］Sahin U，Muik A，Derhovanessian E，et al. COVID-19 vaccine BNT162b1 elicits human antibody and TH1 T cell responses. Nature，2020，586（7830）：594-599.

［5］Dong Y，Dai T，Wei Y，et al. A systematic review of SARS-CoV-2 vaccine candidates. Signal Transduct Target Ther，2020，5（1）：237.

（杜沛　王奇慧）

185. 新冠 DNA 疫苗

DNA 疫苗是一种基于病毒核酸的疫苗。其基本原理是利用特定的递送系统，将表达抗原的 DNA 导入人体细胞，在细胞内合成抗原蛋白，激发免疫反应。DNA 疫苗能够同时激发抗体产生与 T 细胞免疫。与 mRNA 疫苗相比，DNA 疫苗具有保质期长、生产成本低、与质粒相容性好的优势，是一种非常有潜力的新型疫苗形式[1]。DNA 疫苗相比 mRNA 疫苗的缺陷在于 DNA 需要跨过核膜进入细胞核才能被有效转录，因此可能具有较低的免疫原性。

针对 2019-nCoV mRNA 疫苗通常使用全长或部分 S 蛋白的 DNA 表达抗原，通过将 DNA 插入质粒向细胞内转移。目前在研的 DNA 疫苗中，有数种已经进入了 Ⅰ / Ⅱ 期临床试验。美国 INOVIO 公司的 INO-4800 疫苗已经通过 Ⅰ 期临床试验，未发现明显不良反应，即将开始 Ⅱ / Ⅲ 期临床试验。该疫苗是目前唯一一种可以在室温长期保存和运输的在研新冠疫苗，充分展现了 DNA 疫苗的稳定性优势。由日本大阪大学、AnGes 公司、Takara 公司联合研制的 AG0301-COVID19 疫苗是日本第一种进入临床试验的新冠疫苗。此外，还有印度 Cadila Healthcare 公司开发的 ZyCoV-D 疫苗，和韩国 Genexine Consortium 公司开发的 GX-19 疫苗均已进入了临床 Ⅰ / Ⅱ 期试验[2]（表 15-3）。

DNA 疫苗是一类新型疫苗，目前还没有研制成功的先例，相信随着新冠疫苗的研制，DNA 疫苗的技术也会得到长足进步。

表 15-3　新冠 DNA 疫苗

疫苗名称	生产商	疫苗设计	临床阶段	接种次数	接种时间
INO-4800	INOVIO/International Vaccine Institute	S 蛋白 DNA	Ⅰ / Ⅱ 期	2	0，28 天
AG0301-COVID19	大阪大学 /AnGes/Takara Bio	S 蛋白 DNA	Ⅰ / Ⅱ 期	2	0，14 天
ZyCoV-D	Cadila Healthcare	/	Ⅰ / Ⅱ 期	3	0，28，56 天
GX-19	Genexine Consortium	S 蛋白 DNA	Ⅰ / Ⅱ 期	2	0，28 天

参考文献

［1］Hobernik D，Bros M. DNA Vaccines-How Far From Clinical Use?. Int J Mol Sci. 2018；19（11）：3605.

［2］Dong Y，Dai T，Wei Y，et al. A systematic review of SARS-CoV-2 vaccine candidates. Signal Transduct Target Ther，2020；5（1）：237.

（杜沛　王奇慧）

第十六章 出院患者管理

186. 出院患者管理

新冠肺炎患者治愈出院后的隔离观察、复诊复检、健康监测和康复管理等相关工作应实行全流程管理，以促进患者全面康复。

一、明确职责，做好对接工作

各级卫生健康部门负责新冠肺炎患者出院后隔离观察和管理的统筹协调，指导定点医院、隔离场所、康复医疗机构、基层医疗机构密切配合，加强信息沟通，协同做好新冠肺炎患者出院后的隔离观察、复诊复检、健康监测和康复管理等工作。

定点医院要与隔离点和 120 协调好，做好出院对接工作，完成出院患者随访、定期复诊复检及健康指导工作。

二、做好出院前准备工作

定点医院要严格执行《新型冠状病毒肺炎诊疗方案（试行第八版）》出院标准和出院后注意事项。患者出院前要对其临床症状、体征、实验室与影像学检查结果等综合评估，明确后续跟踪随访事项。要为出院患者安排好 2～4 周的随访复诊计划。

三、隔离期间管理

新冠肺炎患者治愈出院后，应当继续隔离医学观察 14 天。隔离期间每日做好体温、体征等身体状况监测，观察有无发热，以及咳嗽、气喘等呼吸道症状。患者出院后可采取居家隔离或隔离点集中隔离。

出院患者应进行严格居家隔离，尽可能居住在通风良好的单人房间，并减少与家人的密切接触。做到分餐饮食，做好手卫生和日常清洁，避免外出活动。

北京市等设有出院患者集中隔离点的地区，隔离期间要做好出院患者医学观察、康复、照护等服务。

四、定点医院做好复诊复检计划

定点医院要为出院患者安排好 2 ~ 4 周的复诊复检计划，重点复查血常规、生化、氧饱和度，复查 2019-nCoV 病原学检测，优先选择可靠性较高的痰标本。有肺炎的患者，进行胸部 CT 影像学检查。

出院患者要按照复诊计划在定点医院进行复诊。各有关医疗机构和集中隔离点要密切关注出院患者健康状况，对老年人和有基础疾病的出院患者要特别加强健康状况监测。对在省级、设区的市级定点医院出院患者，原则上在属地定点医院复诊。

五、核酸复检阳性人员管理

出院患者核酸复检呈阳性，并出现发热、咳嗽等临床表现，CT影像学显示肺部病变加重，属确诊病例，应当尽快将其转至定点医院进一步治疗。核酸检测呈阳性但无临床表现和影像学进展的，属确诊的康复期患者，应当继续隔离观察，按照本方案做好个人防护等相关工作。各级卫生健康部门应当做好科普宣传，定期向社会公布相关信息，营造积极的社会氛围，消除公众对患者的歧视。

六、重型和危重型患者康复管理

对重型、危重型出院患者进行呼吸功能检查。根据出院患者肺部炎症吸收情况、肺纤维化和肺功能损害、肢体功能、心理功能情况进行康复指导，按照《新冠肺炎出院患者康复方案（试行）》要求，开展康复评估，根据评估结果有针对性地制订出院患者康复医疗计划并予以康复训练和心理干预[1-3]。

参考文献

［1］国务院应对新型冠状病毒感染肺炎疫情联防联控机制 . 国务院应对新型冠状病毒感染肺炎疫情联防联控机制关于印发新冠肺炎出院患者复诊复检工作方案（试行）的通知，http：//www.gov.cn/zhengce/content/2020-04/08/content_5500372. htm，2020-04-08［2020-10-20］.
［2］卫生健康委办公厅 . 国家卫生健康委办公厅关于印发新冠肺炎出院患者健康管理方案（试行）的通知［EB/OL］，http：//www.gov.cn/zhengce/zhengceku/2020-03/15/content_5491535.htm，2020-03-13［2020-10-20］.
［3］国家卫生健康委，民政部，国家医疗保障局，国家中医药管理局 . 关于印

发新冠肺炎出院患者主要功能障碍康复治疗方案的通知［EB/OL］，http：//
www.gov.cn/zhengce/zhengceku/2020-05/15/content_5511843.htm，2020-05-
13［2020-10-20］.

（韩冰）

第十七章　防控方案

第一节　新冠肺炎疫情防控及管理

187. 新冠肺炎病例的流行病学调查

调查涉及的人群包括境外输入病例、输入继发病例、密切接触者、密切接触者的密切接触者和一般接触者等。针对个案调查，接到报告后，尽可能于 24 小时内完成病例和无症状感染者的基本信息、发病与就诊、危险因素与暴露史、实验室检测等信息调查。

针对聚集性疫情调查，根据网络直报、病例个案调查等信息，对符合定义的聚集性疫情立即开展调查，分析传播特征和传播链。聚集性疫情相关病例的调查应当重点关注：病例的暴露史；与其他病例的接触类型、接触距离、频率及采取的个人防护措施情况等；病例相关活动轨迹；核实并登记病例姓名、身份证号码及联系电话。初始调查时，聚集性疫情相关病例的时间范围可不限于 14 天，相关疑似病例和无症状感染者应当纳入调查。

调查病例共同居住的家庭成员人数、接触及个人防护情况；家庭环境，包括房间数、面积和通风与空调使用情况，洗手设施情况；单元楼的电梯使用及消毒情况等。调查病例所在工作场所的人员数量、工位分布、车间分布、工作接触方式及工作人员防护情况，工作场所、食堂、宿舍、卫生间等相关场所的环境卫生、中央空调、新风系统使用与通风情况、洗手设施情况，电梯使用及消毒情况。调查聚餐时间、地点和人员及座位分布，聚餐环境、通风与空调使用情况、洗手设施情况，可能导致传播风险增加的行为等。调查乘坐的交通工具种类、座位分布、通风和空调使用及消毒情况、洗手设施情况，同乘人员数量、健康状况和个人防护情况等。病例暴露于农贸市场、商场、超市、公共浴池、酒店、养老院、医院、婚礼 / 葬礼现场等场所的时间，人员数量或密集程度及个人防护情况，相关场所布局与面积、通风和空调使用情况、电梯使用及消毒情况、洗手设施情况等。

县（区）级疾控机构完成病例、无症状感染者个案调查或聚集性疫情调查后，将个案调查表和调查报告及时通过网络报告系统进行上报。同时，汇总填报密切接触者和入境隔离医学观察人员相关信息。各地应对流行病学调查信息质量进行审核，并根据调查进展及时补充和订正相关信息[1]。

参考文献

［1］疾病预防控制局. 关于印发新型冠状病毒肺炎防控方案（第七版）的通知
　　［EB/OL］. http：//www.nhc.gov.cn/jkj/s3577/202009/318683cbfaee4191aee29
　　cd774b19d8d.shtml，2020-09-15［2020-10-15］. .

（张婷玉）

188. 新冠肺炎的疫情处置

    新冠肺炎的各地疫情处置要按照分区分级标准，以县（市、区、旗）为单位动态调整疫情风险等级并及时公布，按照"早、小、严、实"处理原则做好疫情处置。

    针对低风险地区，应当落实常态化防控工作，加强疫情监测，做好疫情处置相关准备。

    针对中风险地区，在做好低风险地区相关措施基础上，进一步采取以下措施：①根据流行病学调查结果，组织开展传播风险评估，以最小防控单元划定防控区域。适度限制一定范围内的聚集性活动。②出现感染来源不明病例时，确定在一定区域范围的医疗机构，对有传播风险的场所、单位和社区开展重点人群的强化监测。时限为自疫情发现开始，持续至末例病例报告后14天。③对病例家庭、楼栋单元、单位办公室、会议室及其他可能受污染的交通工具和重点场所等环境和物品实施终末消毒。对中风险地区流入的人员一律实行居家隔离14天后，再继续实行7天居家健康管理；不具备居家隔离条件的，应安排集中隔离。

    针对高风险地区，在落实中风险地区各项防控措施的基础上，进一步采取以下措施：①根据流行病学调查结果，组织开展传播风险评估，以学校、楼房、工厂、工作场所、自然村为最小单元划定防控区域。②组织开展入户全面排查，发现有发热、干咳、乏力、腹泻等症状者，及时送定点医疗机构排查和诊治。③限制或停止一定范围内的集市、影剧院演出或者其他人群聚集活动，关闭相关场所。④果断采取停工、停业、停课等管控措施，必要时可采取区域封锁，限制人员进出。在最后一例病例确诊后14天区域内无本地新增确诊病例时，可解除封锁。⑤建立应急指挥协调机制，做好医疗救治、实验室检测、隔离管理等准备与部署。对高风险地区流入的人员一律实行集中隔离14天后，继续实行7天居家隔离观察。

    对于隔离期间旅居地疫情风险等级调整的，仍执行隔离第1天风险等级对应的隔离天数。高、中风险地区流入人员集中（或居家）隔离第1天、第3～5天和第13天分别进行1次核酸检测。高风险地区流入人员于隔离第 20 天再进行 1 次核酸检测。对于在旅居地首例病例确诊前 14 天至风险等级调整日期间抵达的人员，已满 7 天的，安排其进行 2 次核酸检测（间隔 24 小时）；未满 7 天的，安排其进行 3 次核酸检测（间隔 24 小时）[1]。

参考文献

［1］疾病预防控制局 . 关于印发新型冠状病毒肺炎防控方案（第七版）的通知［EB/OL］. http：//www.nhc.gov.cn/jkj/s3577/202009/318683cbfaee4191aee29cd774b19d8d.shtml，2020-09-15［2020-10-15］.

（张婷玉）

189. 新冠肺炎境外疫情输入防控

口岸所在地联防联控机制指定相关机构及时将海关部门检疫发现的确诊病例（染疫人）、疑似病例（染疫嫌疑人）、有发热等症状的人员及时转运至定点医疗机构，将密切接触者和非"四类"（既不是确诊病例、疑似病例，也没有出现发热等症状，也不是密切接触者）人员（边民、外交、从事重要经贸、科研、技术合作的人员除外）分别转运至不同的集中隔离医学观察场所。

针对入境"四类"人员管理：确诊病例、疑似病例应当在定点医疗机构进行隔离治疗，确诊病例符合出院标准，出院后建议继续进行14天的隔离管理和健康状况监测。疑似病例进行单人单间隔离治疗，并通过采样检测进行确诊或排除。有发热、干咳、乏力、腹泻等症状者，定点医疗机构要采集其标本进行实验室检测，结果为阳性者按照确诊病例处理，阴性者需进一步排查流感、疟疾、登革热等其他疾病，并进行相应治疗。密切接触者实施入境后14天集中隔离医学观察，对观察期间出现异常症状者，按规定及时送定点医疗机构排查诊治。

针对入境非"四类"人员的管理：全部由第一入境点所在省份实施入境后核酸检测并开展14天的集中隔离医学观察（边民、外交人员和从事重要经贸、科研、技术合作的人员除外）。对完成远端核酸检测的入境人员，具备封闭转运管理条件、居家隔离条件并能进行社区精准管控的可在自愿基础上实施"7＋7""2＋1"集中隔离医学观察措施。入境人员在入境口岸接受海关核酸检测后，在入境地集中隔离7天并自费进行核酸检测，检测结果阴性者可转居家隔离7天，并于隔离期满14天后自愿自费进行1次核酸检测。

各地卫生健康部门要加强与入境口岸海关、移民边检、交通运输、民航、铁路、公安、通信管理等部门信息沟通，建立入境人员个人基本信息、健康状况、14天内国别旅行史等信息的全量数据库，动态更新14天观察期内人员信息。将相关信息纳入全国一体化政务服务平台和各地健康行程码管理，强化入境人员入境后的14天健康监测。确保入境人员信息及时共享、人员及时管控、疫情及时处置[1]。

参考文献

［1］疾病预防控制局. 关于印发新型冠状病毒肺炎防控方案（第七版）的通知
［EB/OL］. http：//www.nhc.gov.cn/jkj/s3577/202009/318683cbfaee4191aee29
cd774b19d8d.shtml，2020-09-15［2020-10-15］.

（张婷玉）

190. 新冠肺炎的重点环节防控

医疗机构防控：加强院内感染防控，严格按照相关技术规范和管理办法要求，做好医疗器械、污染物品、物体表面、地面和空气等的清洁与消毒以及医疗废物的处置和管理。推广分时段预约诊疗，严格落实医疗机构分区管理要求，严格预检分诊、发热门诊和病房陪护探视制度，避免交叉感染和聚集性疫情。落实医务人员防护措施，加强对医务人员的健康管理和监测。

特定场所消毒和人员防护：做好病例和无症状感染者居住过的场所，如家庭、医疗机构隔离病房、转运工具以及医学观察场所等特定场所的消毒，做好流行病学调查、隔离病区及医学观察场所工作人员和参与病例转运、尸体处理、环境清洁消毒、标本采集和实验室工作等特定人群的防护。

重点场所和公共交通工具防控：各地要因地制宜落实车站、机场、码头、农贸市场、商场、公共卫生间等场所和汽车、火车、飞机等密闭交通工具的通风、消毒、体温监测等措施。

冷链食品加工和交易场所防控：对辖区内冷藏冷冻食品加工企业和交易市场 2019-nCoV 传播风险进行评估，提出有针对性的场所卫生学要求，改进生产、加工与交易环境卫生条件，切实落实从业人员的日常防护措施和健康状况监测，降低疫情发生和传播的风险。

企事业单位防控：指导企事业单位做好通风、消毒、体温检测等防控工作，为员工配备必要的个人防护用品。指导用工单位做好农民工的健康教育和返岗复工前体温检测工作，发现异常情况及时报告处置，加强排查识别，防止风险人员外出。

学校、托幼机构防控：指导学校和托幼机构落实教职员工和学生、幼儿健康情况"日报告""零报告"制度。复学复园后要指导做好返校师生的健康提示和健康管理及教室的通风、消毒等工作，督促落实入学入托晨（午）检和因病缺课（勤）病因追查与登记等防控措施。

密闭式文化休闲娱乐场所防控：图书馆、博物馆、美术馆等室内场馆以及影剧院、游艺厅等密闭式休闲娱乐场所，采取限量开放、预约开放、错峰开放、有序开放，加强全流程监管，及时疏导，避免聚集。严格落实消毒通风、体温监测等防控措施。

特殊机构防控：指导养老机构、福利机构、精神卫生医疗机构以及监管场所等机构进一步规范人员进出管理，严格通风、日常清洁、消毒等卫生措施，加强个人防护，健康监测与管理，做好失能、半失能人群日常管理等工作。

重点人群防护：指导老年人、儿童、孕产妇、残疾人、严重慢性病患者等重点人群做好个人防护，开展心理疏导和关爱帮扶等工作[1]。

参考文献

[1] 疾病预防控制局. 关于印发新型冠状病毒肺炎防控方案（第七版）的通知[EB/OL]. http://www.nhc.gov.cn/jkj/s3577/202009/318683cbfaee4191aee29cd774b19d8d.shtml，2020-09-15[2020-10-15].

（张婷玉）

191. 无症状感染者的发现、报告和管理

　　无症状感染者定义为呼吸道等标本 2019-nCoV 病原学检测呈阳性，无相关临床表现，如发热、干咳、咽痛等可自我感知或可临床识别的症状与体征，且 CT 影像学无新冠肺炎影像学特征者。无症状感染者有两种情形：一是经 14 天的隔离医学观察，均无任何可自我感知或可临床识别的症状与体征；二是处于潜伏期的"无症状感染"状态。

　　发现途径主要包括：①密切接触者医学观察期间的主动检测；②聚集性疫情调查中的主动检测；③传染源追踪过程中对暴露人群的主动检测；④有境内外新冠肺炎病例持续传播地区旅居史人员的主动检测；⑤流行病学调查和机会性筛查；⑥重点人群的核酸检测等。各地可根据疫情防控需要和检测能力，对密切接触者、境外入境人员、发热门诊患者、新住院患者及陪护人员、医疗机构工作人员、口岸检疫和边防检查人员、监所工作人员、社会福利养老机构工作人员等重点人群"应检尽检"。其他人群实行"愿检尽检"。对农贸市场、冷链食品加工和销售、餐饮和快递等服务行业的从业人员进行适时抽检。

　　各级各类医疗卫生机构发现无症状感染者时，应当于 2 小时内进行网络直报。发病日期为阳性标本采集时间，诊断日期为阳性检出时间。如后续出现相关症状或体征，需在 24 小时内订正为确诊病例，其发病日期订正为临床症状或体征出现的时间。解除集中隔离医学观察后，医疗卫生机构需于 24 小时内在网络直报系统传染病报告卡中填报解除隔离日期。

　　无症状感染者应当集中隔离医学观察 14 天，原则上连续两次标本核酸检测呈阴性者（采样时间至少间隔 24 小时）可解除集中隔离医学观察，核酸检测仍为阳性且无相关临床表现者需继续集中隔离医学观察，在观察期间连续 2 次核酸检测阴性可解除集中隔离医学观察。集中隔离医学观察期间，应当开展血常规、CT 影像学检查和抗体检测；符合诊断标准后，及时订正为确诊病例。如出现临床表现，应当立即转运至定点医疗机构进行规范治疗。解除集中隔离医

学观察的无症状感染者，应当继续进行 14 天的居家医学观察并于第 2 周和第 4 周到定点医疗机构随访复诊[1]。

参考文献

[1] 疾病预防控制局 . 关于印发新型冠状病毒肺炎防控方案（第七版）的通知 [EB/OL] . http: //www.nhc.gov.cn/jkj/s3577/202009/318683cbfaee4191aee29 cd774b19d8d.shtml，2020-09-15 [2020-10-15]．

（张婷玉）

192. 新冠肺炎接触者的管理措施

新冠肺炎的接触者管理方式分为对密切接触者（简称密接）和密接的密接管理以及一般接触者管理。

密切接触者和密接的密接应当采取集中隔离医学观察，对于特殊人群可采取居家医学观察，加强指导和管理，严格落实居家医学观察措施。对于 14 岁及以下儿童，若其父母或家人均为密切接触者或密接的密接，首选集中隔离医学观察，在做好个人防护和保持人际距离的情况下，儿童可与父母或家人同居一室。如仅儿童为密切接触者或密接的密接，可在社区医务人员指导下，做好个人防护和保持人际距离，由家人陪同儿童居家医学观察；有基础疾病的人员和老年人不能作为儿童的陪护人员。对于半自理及无自理能力的密切接触者或密接的密接，原则上实施集中隔离医学观察措施，由指定人员进行护理。如确实无法进行集中隔离医学观察，可在社区医务人员指导下，采取居家医学观察。有基础疾病的人员和老年人不能作为陪护人员。一般接触者要做好登记，并进行健康风险告知，一旦出现发热、干咳、乏力、腹泻等症状时要及时就医。

实施医学观察时，应当书面或口头告知医学观察的缘由、期限、法律依据、注意事项和疾病相关知识，以及负责医学观察的医疗卫生机构及联系人和联系方式。在密切接触者纳入集中隔离医学观察当天或次日开展第一次核酸检测，间隔 1 日和第 14 天期满时分别进行第二次和第三次核酸检测。对于核酸检测阳性者应当及时追踪其密切接触者，并对其进行 14 天的集中隔离医学观察。密切接触者在医学观察期间若检测阴性，仍需持续至观察期满。医学观察期限为自最后一次与病例、无症状感染者发生无有效防护接触后 14 天。对所有密接的密接在隔离医学观察当日或次日进行一次核酸检测。每天早、晚对密切接触者和密接的密接各进行一次体温测量，并询问其健康状况，给予必要的帮助和指导，医学观察期限为自最后一次与密切接触者发生无有效防护接触后 14 天。

医学观察期间，密切接触者和密接的密接一旦出现任何症状（如发热、干咳、乏力、腹泻等症状），需立即向当地疾控机构报告，并按规定送定点医疗机构诊治，采集标本开展实验室检测与排查工作。如排查结果为疑似病例、确诊病例，应当对其密切接触的人员进行调查和医学观察。医学观察期满时，如无异常情况，应当按时解除医学观察。如密切接触者解除隔离医学观察，其密接的密接也应当及时解除隔离医学观察，无需至医学观察期满。疑似病例在排除后，其密切接触者和密接的密接即可解除医学观察。

集中或居家医学观察对象应当独立居住，尽可能减少与共同居住人员的接触，做好医学观察场所的清洁与消毒。密切接触者在观察期间不得外出，如果必须外出，须经医学观察管理人员批准，并佩戴一次性外科口罩，避免去人群密集场所。实施密切接触者医学观察并与其有近距离接触的工作人员，应当做好呼吸道飞沫和接触传播的防护措施[1]。

参考文献

[1] 疾病预防控制局. 关于印发新型冠状病毒肺炎防控方案（第七版）的通知 [EB/OL]. http://www.nhc.gov.cn/jkj/s3577/202009/318683cbfaee4191aee29 cd774b19d8d.shtml，2020-09-15 [2020-10-15].

（张婷玉）

193. 建立医疗卫生机构新冠肺炎检测日报告制度

自 2019 年疫情爆发以来，全球新冠肺炎患者累计逾 530 万人，死亡逾 130 万人，对各国均产生了无法估量的损失。我国为进一步巩固来之不易的防控成果，实现"外防输入、内防反弹"目标，针对复工复产逐步推进，及时了解疫情的相关情况，对国家境内各群体进行了 2019-nCoV 检测。为落实中央应对新冠肺炎疫情指导小组关于提高检测能力、扩大检测范围相关要求，及时掌握医疗卫生机构 2019-nCoV 核酸检测情况，做好疫情防控有关工作，国务院决定自 2020 年 5 月 1 日起建立医疗卫生机构 2019-nCoV 核酸检测日报告制度。

报送机构包括各级各类医疗机构（含独立医学检验实验室）和各级疾控中心。各报送机构应确定专人进行报告工作。各机构确定专人后，由省级卫生健康行政部门汇总人员信息，再发送至国家临床检验中心指定邮箱（zgwang@nccl.org.cn）创建相应账号，专人通过 2019-nCoV 核酸检测信息平台（www.nccl.org.cn）网站进行日报告。报告的内容主要包括自 2020 年 5 月 2 日起，报送前日 0 时～24 时，该机构当日采集样本、接收/外送样本、开展检测情况以及阳性样本的个案信息等。经省级卫生健康行政部门确认后，上报至国家临床检验中心。信息报送过程中，要采取有效措施，保证数据安全，做好隐私保护[1]。

参考文献

[1] 国务院应对新型冠状病毒肺炎疫情联防联控机制综合组. 国务院应对新型冠状病毒肺炎疫情联防联控机制综合组关于建立医疗卫生机构新冠肺炎核酸检测日报告制度的通知 [EB/OL]. 2020-04-26 [2020-10-15].

（张榕凌）

194. 新冠肺炎的社会健康管理与服务

基层医疗卫生机构和疾控机构主动参与落实社区防控,充分发挥社区干部、社区医务人员、社区民警等在社区防控中的作用。指导社区做好防病知识宣传、居民科学个人防护、环境卫生整治、出租房屋和集体宿舍、外来人员的管理,以及来自高风险地区人员、入境人员、新冠肺炎治愈患者和解除医学观察人员等的健康监测。会同社区做好主动排查、密切接触者追踪、环境消毒等相关工作,落实限制人员聚集、封闭管理等防控措施。

坚持预防为主,创新方式方法,以重点场所、薄弱环节为重点,推进城乡环境整治,完善公共卫生设施,建立健全环境卫生管理长效机制。大力开展健康知识普及,倡导文明健康、绿色环保的生活方式,推动爱国卫生运动进社区、进村镇、进家庭、进学校、进企业、进机关,发动群众广泛参与爱国卫生运动。

普及新冠肺炎防控知识,提升每个人是自己健康第一责任人的意识。通过多种途径做好公众个人防护指导,减少人群接触或暴露风险。根据新冠肺炎疫情防控进展,及时调整健康教育策略。积极开展疫情监测,及时向公众解疑释惑,回应社会关切。

引导公众养成良好卫生习惯,勤洗手、避免用手接触口鼻眼,咳嗽、打喷嚏时注意遮挡,科学佩戴口罩,垃圾分类投放,保持社交距离,推广分餐公筷,看病网上预约。加强工作生活场所通风和卫生清洁,尽量避免前往人群密集场所,尤其是密闭式场所,与人接触时,保持"一米线"安全社交距离。医疗机构工作人员,在密闭场所工作的营业员、保安员、保洁员、司乘人员、客运场站服务人员、警察及就医人员等要佩戴口罩。

相关部门联合组建心理疏导和社会工作服务队伍,通过心理援助热线服务、网络心理服务平台和在出入境口岸、隔离点、医院、社区、学校、企事业单位等场所提供现场咨询服务等方式,为患者、隔离人员及家属、病亡者家属、一线工作人员、特殊困难老年人、困境儿童等开展心理疏导和关爱帮扶等工作,促进身体与心理同步康复,回归正常生活和工作,营造相互关爱的社会环境,促进社会稳定[1]。

参考文献

［1］疾病预防控制局. 关于印发新型冠状病毒肺炎防控方案（第七版）的通知
［EB/OL］. http：//www.nhc.gov.cn/jkj/s3577/202009/318683cbfaee4191aee29
cd774b19d8d.shtml，2020-09-15［2020-10-15］.

（张婷玉）

第二节　新冠肺炎实验室检测技术

195. 进一步推进 2019-nCoV 核酸检测能力建设

目前 2019-nCoV 引发的新冠肺炎仍在全球范围内流行。当前我国疫情已基本得到控制，防控工作的重点继而由诊治确诊患者转向筛查无症状感染者以及严防境外输入病例，因此 2019-nCoV 核酸检测能力的进一步推进显得尤为重要。

各地按照地级以上城市城区每 100 万常住人口至少 1 家检测基地的标准和填平补齐的原则，依托三级综合医院建设城市检测基地，城区常住人口低于 100 万的至少建设 1 家。城市检测基地检测能力应达到 1 万份 / 天（份按单样检测计算，人份按混样检测计算），发生疫情时通过增加班次达到 3 万份 / 天。

可通过建设公共检测实验室和购买第三方实验室核酸检测服务来建设机动核酸检测力量。并建立片区机动支援制度，每个片区形成 50 万～ 70 万份 / 天的机动核酸检测能力。派出的机动检测队伍检测能力按照实现 5 ～ 7 天基本完成全员核酸检测工作：检测人数在 500 万以下的，日检测量通过混样检测达到 50 万～ 100 万人份；检测人数在 500 万至 1000 万的，达到 100 万～ 150 万人份；检测人数在 1000 万以上的，达到 150 万人份以上。

另外，还要加强检测人员队伍建设。于 2020 年 9 月底前完成目前在岗技术人员的培训，新建扩建实验室增加的技术人员要在实验室建成时完成培训，做到机构和人员同时到位。同时建立核酸检测机构目录和采样检测人员数据库，以方便管理[1]。

参考文献

［1］国务院 . 国务院应对新型冠状病毒感染肺炎疫情联防联控机制关于印发进一步推进新冠病毒核酸检测能力建设工作方案的通知［EB/OL］. http: //www.gov.cn/zhengce/content/2020-08/31/content_5538788.htm. 2020-08-31［2020-10-15］.

（赵喆）

196. 聚集性病例及境外输入病例的所有原始标本需进行检测复核以及标本运输管理

各省（自治区、直辖市）5 例及以上的聚集性病例，以及境外输入病例的所有原始标本需上送中国疾病预防控制中心病毒病预防控制所进行检测复核。待检标本采集后应当尽快送往实验室，如果需要长途运输，应采用干冰等制冷方式进行保藏，并避免反复冻融。

1. 国内运输

2019-nCoV 毒株或其他潜在感染性生物材料的运输包装分类属于 A 类，对应的联合国编号为 UN2814，包装符合国际民航组织文件 Doc9284《危险品航空安全运输技术细则》的 PI602 分类包装要求；环境样本属于 B 类，对应的联合国编号为 UN3373，包装符合国际民航组织文件 Doc9284《危险品航空安全运输技术细则》的 PI650 分类包装要求；通过其他交通工具运输的可参照以上标准包装。

2019-nCoV 毒株或其他潜在感染性材料运输应按照《可感染人类的高致病性病原微生物菌（毒）种或样本运输管理规定》（原卫生部令第 45 号）办理《准运证书》。

2. 国际运输

在国际间运输的 2019-nCoV 标本或毒株，应当规范包装，按照《出入境特殊物品卫生检疫管理规定》办理相关手续，并满足相关国家和国际相关要求。

3. 标本和毒株管理

2019-nCoV 标本及毒株应由专人管理，准确记录毒株和样本的来源、种类、数量，编号登记，采取有效措施确保毒株和样本的安全，严防发生误用、恶意使用、被盗、被抢、丢失、泄露等事件[1]。

参考文献

［1］疾病预防控制局 . 关于印发新型冠状病毒肺炎防控方案（第七版）的通知
［EB/OL］. http：//www.nhc.gov.cn/jkj/s3577/202009/318683cbfaee4191aee29
cd774b19d8d.shtml，2020-09-15［2020-10-15］.

（王爱彬）

197. 2019-nCoV 核酸检测结果判读

1. 实验室确认阳性病例需满足以下两个条件中的一个：

（1）同一份标本中针对 2019-nCoV 2 个靶标：开放读码框 1 ab（ORF1ab）和核壳蛋白（N）的实时荧光逆转录−聚合酶链反应（RT-PCR）检测结果均为阳性。如果出现单个靶标阳性的检测结果，则需要重新采样，重新检测。如果仍然为单靶标阳性，判定为阳性。

（2）两种标本实时荧光 RT-PCR 同时出现单靶标阳性，或同种类型标本两次采样检测中均出现单个靶标阳性的检测结果，可判定为阳性。

2. 核酸检测结果阴性不能排除 2019-nCoV 感染，需要排除可能产生假阴性的因素，包括：样本质量差，比如口咽等部位的呼吸道样本；样本收集的过早或过晚；没有正确的保存、运输和处理样本；技术本身存在的原因，如病毒变异、PCR 抑制等[1]。

参考文献

[1] 疾病预防控制局. 关于印发新型冠状病毒肺炎防控方案（第七版）的通知［EB/OL］. http：//www.nhc.gov.cn/jkj/s3577/202009/318683cbfaee4191aee29cd774b19d8d.shtml. 2020-09-15［2020-10-15］.

（王爱彬）

198. 实验室活动生物安全要求

根据 2019-nCoV 传播特性、致病性和临床资料等信息，该病毒按照第二类病原微生物进行管理，具体要求如下：

1. 实验活动规范

2019-nCoV 培养、动物感染实验应当在生物安全三级及以上实验室开展；未经培养的感染性材料的操作应当在生物安全二级及以上实验室进行，同时采用不低于生物安全三级实验室的个人防护；灭活材料的操作应当在生物安全二级及以上实验室进行；不涉及感染性材料的操作，可以在生物安全一级实验室进行。

2. 相关样本处置

各省级卫生健康行政部门要根据疫情防控需要和实验室生物安全有关要求，及时研判提出 2019-nCoV 实验室检测生物样本处置意见。对确需保存的，应当尽快指定具备保存条件的机构按照相对集中原则进行保存，或送至国家级菌（毒）种保藏中心保藏；对无需保存的，由相关机构按照生物安全有关要求及时处理[1]。

参考文献

[1] 疾病预防控制局. 关于印发新型冠状病毒肺炎防控方案（第七版）的通知 [EB/OL]. http：//www.nhc.gov.cn/jkj/s3577/202009/318683cbfaee4191aee29cd774b19d8d.shtml. 2020-09-15 [2020-10-15].

（王爱彬）

第三节 医学观察

199. 集中隔离医学观察管理对象及场所要求

对于确诊病例、疑似病例、无症状感染者的密切接触者及其密接的密接、入境人员及其他根据防控工作需要应隔尽隔人员，应进行集中隔离医学观察。

隔离医学观察场所应当相对独立，与人口密集居住及活动区域保持一定防护距离，远离污染源，远离易燃易爆产品生产、储存区域，以及存在卫生污染风险的生产加工区域，不得在医疗机构设置集中隔离场所。优先选择楼层较低的建筑作为隔离场所。场所内部根据需要分为生活区、医学观察区和物资保障供应区等，分区标示要明确。

隔离场所应当具备通风条件，能够提供独立房间和独立卫生间。卫生间均配备肥皂或洗手液、流动水和手消毒液。每个房间在卫生间和生活区各放置一个垃圾桶，桶内均套上医疗废物包装袋。最好具有独立化粪池，污水在进入市政排水管网前，进行消毒处理；如无独立化粪池，则用专门容器收集排泄物，消毒处理后再排放[1]。

参考文献

[1] 疾病预防控制局. 关于印发新型冠状病毒肺炎防控方案（第七版）的通知 [EB/OL]. http：//www.nhc.gov.cn/jkj/s3577/202009/318683cbfaee4191aee29cd774b19d8d.shtml. 2020-09-15 [2020-10-15].

（葛子若）

200. 集中隔离医学观察卫生防疫要求

原则上集中隔离医学观察对象应当单人单间居住。不适宜单独居住者，由集中观察点工作人员评估确认后，根据观察点情况安排居住。居住期间，应当尽可能减少直接接触，近距离接触时需做好佩戴口罩等个人防护措施。

所有观察对象在观察期间不允许与其他观察对象接触。除工作人员外，严格限制人员进出。如确需前往集中观察点内公共区域活动的，应当佩戴医用外科口罩，彼此间保持 1 米以上距离，减少驻留时间，尽量不触碰公共区域物品及设施。

每天对房间、卫生间、走道、楼梯等场所进行 1 次消毒，至少清理 1 次垃圾，必要时及时清理。隔离对象解除观察或转出后，及时对其房间进行消毒。对临时设置的集中隔离医学观察场所，要进一步强化消毒措施，增加消毒频次。加强隔离医学观察点食品卫生安全管理，做好生活保障。严格按照标准做好隔离场所医疗废弃物的处置和粪便污水的消毒处理，有效降低疾病的传播风险。

物品、家具表面等可能被污染的表面每天消毒 2 次，受唾液、痰液等污染随时消毒。消毒时用有效氯为 500 ～ 1000 mg/L 的含氯消毒液、75% 酒精或其他可用于表面消毒的消毒剂擦拭消毒，作用 30 分钟后清水擦净。餐具首选煮沸消毒 15 分钟，也可用 250 ～ 500 mg/L 含氯消毒液溶液浸泡 15 分钟后再用清水洗净。拖布和抹布等卫生用具应当按房间分区专用，使用后以 1000 mg/L 含氯消毒液进行浸泡消毒，作用 30 分钟后用清水冲净，晾干存放。单人隔离使用的厕所每天消毒一次。便池及周边可用 2000 mg/L 的含氯消毒液擦拭消毒，作用 30 分钟。厕所门把手、水龙头等手经常接触的部位，可用有效氯为 500 mg/L 的含氯消毒液或其他可用于表面消毒的消毒剂擦拭消毒，作用 30 分钟后清水擦净。

隔离场所所有垃圾均应当装入黄色医用垃圾处理袋内，按医疗垃圾要求，每日定期集中回收处理。隔离场所贮存垃圾可根据实际贮存量每 2 ～ 3 天由医疗废物处置单位用专车进行回收处置，并做好日期、数量、交接双方签名登记工作[1]。

参考文献

[1] 疾病预防控制局. 关于印发新型冠状病毒肺炎防控方案（第七版）的通知［EB/OL］. http：//www.nhc.gov.cn/jkj/s3577/202009/318683cbfaee4191aee29 cd774b19d8d.shtml. 2020-09-15［2020-10-15］.

（葛子若）

201. 居家医学观察管理对象及场所要求

居家医学观察管理对象为密切接触者和密接的密接中特殊人群（如家庭成员中仅 14 岁及以下儿童或孕产妇为密切接触者或密接的密接；患有基础性疾病或为半自理及无自理能力特殊人群）；自愿实施"7 + 7""2 + 1"的入境人员；出院后的患者和解除隔离后的无症状感染者及其他经专业人员评估无法进行集中隔离医学观察的人员。

除自愿实施"7 + 7""2 + 1"的入境人员，结束集中隔离医学观察后继续 7 天居家医学观察外，其他人员均采取 14 天居家医学观察。

居家医学观察者最好单独居住；如条件不允许，选择通风较好的房间作为隔离室，保持相对独立。在相对独立的隔离室放置桌凳，作为非接触式传递物品的交接处。房间不应使用空调，尤其不能使用和其他房间共通的中央空调。条件允许的情况下，尽量使用单独卫生间，避免与其他家庭成员共用卫生间。房间内应当配备体温计、纸巾、口罩、一次性手套、消毒剂等个人防护用品和消毒产品及带盖的垃圾桶[1]。

参考文献

[1] 疾病预防控制局. 关于印发新型冠状病毒肺炎防控方案（第七版）的通知[EB/OL]. http://www.nhc.gov.cn/jkj/s3577/202009/318683cbfaee4191aee29cd774b19d8d.shtml，2020-09-15［2020-10-15］.

（葛子若）

202. 居家医学观察卫生防疫要求

　　保持家居通风，每天尽量开门窗通风，不能自然通风的用排气扇等机械通风。做好卫生间、浴室等共享区域的通风和消毒。自己准备食物、饭前便后、戴口罩前后，均应当洗手或手消毒。擦手时，最好使用一次性擦手纸。讲究咳嗽礼仪，咳嗽或打喷嚏时用纸巾遮盖口鼻或用手肘内侧遮挡口鼻，将用过的纸巾丢至垃圾桶，如接触呼吸道分泌物立即洗手或手消毒。

　　不与家庭内其他成员共用生活用品，餐具使用后应当清洗和消毒。餐具首选煮沸消毒 15 分钟，也可用 250 ～ 500 mg/L 含氯消毒液溶液浸泡 15 分钟后再用清水洗净。台面、门把手、电话机、开关、热水壶、洗手盆、坐便器等日常可能接触使用的物品表面，用含有效氯 250 ～ 500 mg/L 的含氯消毒剂擦拭，后用清水洗净，每天至少一次。每天用 250 ～ 500 mg/L 的含氯消毒剂进行湿式拖地。

　　居家医学观察者的毛巾、衣物、被罩等需清洗时，要单独放置，用 250 ～ 500 mg/L 的含氯消毒剂浸泡 30 分钟，或采用煮沸15 分钟消毒后用清水漂洗干净。如家庭共用卫生间，居家医学观察者每次用完厕所应当消毒一次；若使用单独卫生间，厕所可每天消毒一次。便池及周边可用 2000 mg/L 的含氯消毒液擦拭消毒，作用30 分钟。厕所门把手、水龙头等手经常接触的部位，可用有效氯为500 mg/L 的含氯消毒液或其他可用于表面消毒的消毒剂擦拭消毒，作用 30 分钟后清水擦净。

　　用过的纸巾、口罩、一次性手套以及其他生活垃圾装入塑料袋，放置到专用垃圾桶，每天清理，清理前用含有效氯 500 ～ 1000 mg/L 的含氯消毒液或 75% 酒精喷洒消毒至完全湿润，然后扎紧塑料口袋，再和家里其他垃圾一起丢弃。被唾液、痰液等污染的物品随时消毒，消毒时用有效氯为 500 ～ 1000 mg/L 含氯消毒液、75% 酒精或其他可用于表面消毒的消毒剂擦拭消毒，作用 30 分钟后清水擦净。大量污染物，应当使用一次性吸水材料（干毛巾）完全覆盖后用足量的 5000 ～ 10 000 mg/L 含氯消毒剂浇在吸水材料上消毒，作用 30 分钟以上，小心清除干净。再用 500 ～ 1000 mg/L 含氯消毒剂擦（拖）

被污染表面及其周围 2 米。处理污染物应当戴手套与口罩，处理完毕后应沐浴、更换衣服[1]。

参考文献

[1] 疾病预防控制局. 关于印发新型冠状病毒肺炎防控方案（第七版）的通知 [EB/OL]. http: //www.nhc.gov.cn/jkj/s3577/202009/318683cbfaee4191aee29 cd774b19d8d.shtml. 2020-09-15 [2020-10-15].

（葛子若）

第四节　特定场所消毒技术

203. 特定场所消毒原则

根据流行病学调查结果确定现场消毒的范围、对象和时限。病例和无症状感染者居住过的场所，如家庭、医疗机构隔离病房、转运工具等应当进行随时消毒，在病例出院或死亡后，无症状感染者核酸检测阴转后均应当进行终末消毒。

医疗机构应尽量选择一次性诊疗用品，非一次性诊疗用品应当首选压力蒸汽灭菌，不耐热物品可选择化学消毒剂或低温灭菌设备进行消毒或灭菌。环境物体表面可选择含氯消毒剂、二氧化氯等消毒剂擦拭、喷洒或浸泡消毒。手、皮肤建议选择有效的消毒剂如碘伏和过氧化氢消毒剂等手皮肤消毒剂或速干手消毒剂擦拭消毒。室内空气消毒可选择过氧乙酸、二氧化氯、过氧化氢等消毒剂喷雾消毒[1]。

参考文献

[1] 疾病预防控制局. 关于印发新型冠状病毒肺炎防控方案（第七版）的通知 [EB/OL]. http://www.nhc.gov.cn/jkj/s3577/202009/318683cbfaee4191aee29 cd774b19d8d.shtml. 2020-09-15 [2020-10-15].

（葛子若）

204. 特定场所消毒措施

1. 随时消毒

随时消毒是指对病例和无症状感染者污染的物品和场所及时进行的消毒处理。患者居住过的场所，如家庭、医疗机构隔离病房、医学观察场所以及转运工具等，患者排出的污染物及其污染的物品，应当做好随时消毒。有人条件下，不建议喷洒消毒。患者隔离的场所可采取排风（包括自然通风和机械排风）措施，保持室内空气流通。每日通风 2～3 次，每次不少于 30 分钟。

有条件的医疗机构应当将患者安置到负压隔离病房，疑似病例应当进行单间隔离，确诊病例可多人安置于同一房间。非负压隔离病房应当通风良好，可采取排风（包括自然通风和机械排风），也可采用循环风空气消毒机进行空气消毒。无人条件下还可用紫外线对空气进行消毒，用紫外线消毒时，可适当延长照射时间到 1 小时以上。医护人员和陪护人员在诊疗、护理工作结束后应当洗手并消毒。

2. 终末消毒

终末消毒是指传染源离开有关场所后进行的彻底的消毒处理，应当确保终末消毒后的场所及其中的各种物品不再有病原体的存在。终末消毒对象包括病例和无症状感染者排出的污染物（血液、分泌物、呕吐物、排泄物等）及其可能污染的物品和场所，不必对室外环境（包括空气）开展大面积消毒。病例和无症状感染者短暂活动过的无明显污染物的场所，无需进行终末消毒。

在病例住院或死亡后，无症状感染者核酸检测阴转后均应当对病家进行终末消毒，包括：住室地面、墙壁，桌、椅等家具台面，门把手，患者餐（饮）具、衣服、被褥等生活用品，玩具，卫生间包括厕所等。

病例和无症状感染者离开后应当对交通运输工具进行终末消毒，包括：舱室内壁、座椅、卧铺、桌面等物体表面，食饮具，所用寝（卧）具等纺织品，排泄物、呕吐物及其污染的物品和场所，火车和飞机的卫生间等。

医疗机构发热门诊、感染科门诊等每日工作结束后，以及病区隔离病房，在病例住院或死亡后，无症状感染者核酸检测阴转后，均应当做好终末消毒，包括：地面、墙壁，桌、椅、床头柜、床架等物体表面，患者衣服、被褥等生活用品及相关诊疗用品，以及室内空气等[1]。

参考文献

［1］疾病预防控制局 . 关于印发新型冠状病毒肺炎防控方案（第七版）的通知［EB/OL］. http：//www.nhc.gov.cn/jkj/s3577/202009/318683cbfaee4191aee29cd774b19d8d.shtml. 2020-09-15［2020-10-15］.

（葛子若）

205. 常见污染对象的消毒方法

1. 室内空气

居住过的场所如家庭、医疗机构隔离病房等室内空气的终末消毒可参照《医院空气净化管理规范》（WS/T 368-2012），在无人条件下可选择过氧乙酸、二氧化氯、过氧化氢等消毒剂，采用超低容量喷雾法进行消毒。

2. 污染物（患者血液、分泌物和呕吐物）

少量污染物可用一次性吸水材料（如纱布、抹布等）沾取有效氯5000～10 000 mg/L的含氯消毒液（或能达到高水平消毒的消毒湿巾/干巾）小心移除。大量污染物应当使用含吸水成分的消毒粉或漂白粉完全覆盖，或用一次性吸水材料完全覆盖后用足量的有效氯5000～10 000 mg/L的含氯消毒液浇在吸水材料上，作用30分钟以上（或能达到高水平消毒的消毒干巾），小心清除干净。清除过程中避免接触污染物，清理的污染物按医疗废物集中处置。患者的分泌物、呕吐物等应有专门容器收集，用有效氯20 000 mg/L的含氯消毒剂，按物、药比例1∶2浸泡消毒2小时。清除污染物后，应当对污染的环境物体表面进行消毒。盛放污染物的容器可用有效氯5000 mg/L的含氯消毒剂溶液浸泡消毒30分钟，然后清洗干净。

3. 粪便和污水

具有独立化粪池时，在进入市政排水管网前需进行消毒处理，定期投加含氯消毒剂，池内投加含氯消毒剂（初次投加，有效氯40 mg/L以上），并确保消毒1.5小时后，总余氯量达10 mg/L。消毒后污水应当符合《医疗机构水污染物排放标准》（GB18466-2005）。无独立化粪池时，使用专门容器收集排泄物，消毒处理后排放。用有效氯20 000 mg/L的含氯消毒液，按粪、药比例1∶2浸泡消毒2小时；若有大量稀释排泄物，应当用含有效氯70%～80%漂白粉精干粉，按粪、药比例20∶1加药后充分搅匀，消毒2小时。

4. 地面、墙壁

有肉眼可见污染物时，应先完全清除污染物再消毒。无肉眼可见污染物时，可用有效氯1000 mg/L的含氯消毒液或500 mg/L的二氧化氯消毒剂擦拭或喷洒消毒。地面消毒先由外向内喷洒一次，喷药量为 100 ～ 300 ml/m²，待室内消毒完毕后，再由内向外重复喷洒一次。消毒作用时间应当不少于 30 分钟。

5. 物体表面

诊疗设施设备表面以及床围栏、床头柜、家具、门把手、家居用品等有肉眼可见污染物时，应当先完全清除污染物再消毒。无肉眼可见污染物时，用有效氯 1000 mg/L 的含氯消毒液或 500 mg/L 的二氧化氯消毒剂进行喷洒、擦拭或浸泡消毒，作用 30 分钟后清水擦拭干净。

6. 衣服、被褥等纺织品

在收集时应当避免产生气溶胶，建议均按医疗废物集中处理。无肉眼可见污染物时，若需重复使用，可用流通蒸汽或煮沸消毒 30 分钟；或先用有效氯 500 mg/L 的含氯消毒液浸泡 30 分钟，然后按常规清洗；或采用水溶性包装袋盛装后直接投入洗衣机中，同时进行洗涤消毒 30 分钟，并保持 500 mg/L 的有效氯含量；贵重衣物可选用环氧乙烷方法进行消毒处理。

7. 手卫生

参与现场工作的所有人员均应当加强手卫生措施，可选用含醇速干手消毒剂或醇类复配速干手消毒剂，或直接用 75% 乙醇进行擦拭消毒；醇类过敏者，可选用季铵盐类等有效的非醇类手消毒剂；特殊条件下，也可使用 3% 过氧化氢消毒剂、0.5% 碘伏或 0.05% 含氯消毒剂等擦拭或浸泡双手，并适当延长消毒作用时间。有肉眼可见污染物时应先使用洗手液在流动水下洗手，然后按上述方法消毒。

8. 皮肤、黏膜

皮肤被污染物污染时，应立即清除污染物，再用一次性吸水材料蘸取 0.5% 碘伏或过氧化氢消毒剂擦拭消毒 3 分钟以上，使用清水清洗干净；黏膜应当用大量生理盐水冲洗或 0.05% 碘伏冲洗消毒。

9. 餐（饮）具

餐（饮）具清除食物残渣后，煮沸消毒 30 分钟，也可用有效氯 500 mg/L 的含氯消毒液浸泡 30 分钟后，再用清水洗净。

10. 交通运输和转运工具

应当先进行污染情况评估，火车、汽车和轮船有可见污染物时，应当先使用一次性吸水材料蘸取有效氯 5000 ～ 10 000 mg/L 的含氯消毒液（或能达到高水平消毒的消毒湿巾／干巾）完全清除污染物，再用有效氯 1000 mg/L 的含氯消毒液或 500 mg/L 的二氧化氯消毒剂进行喷洒或擦拭消毒，作用 30 分钟后清水擦拭干净。对飞机机舱消毒时，消毒剂种类和剂量按中国民航的有关规定进行。织物、坐垫、枕头和床单等建议按医疗废物集中处理。

11. 患者生活垃圾

患者生活垃圾按医疗废物处理。

12. 医疗废物

医疗废物的处置应当遵循《医疗废物管理条例》和《医疗卫生机构医疗废物管理办法》的要求，规范使用双层黄色医疗废物收集袋封装后按照常规处置流程进行处置。

13. 尸体处理

患者死亡后，要尽量减少尸体移动和搬运，应当由经培训的工作人员在严密防护下及时进行处理。用有效氯 3000 ～ 5000 mg/L 的含氯消毒剂或 0.5% 过氧乙酸棉球或纱布填塞患者口、鼻、耳、肛门、气管切开处等所有开放通道或创口；用浸有消毒液的双层布单包裹尸体，装入双层尸体袋中，由民政部门派专用车辆直接送至指定地点尽快火化。

14. 注意事项

现场消毒工作应在当地疾控机构的指导下，由有关单位及时进行消毒，或由当地疾控机构负责对其进行消毒处理。医疗机构的随时消毒和终末消毒由医疗机构安排专人进行，疾控机构做好技术指导。非专业人员开展消毒工作前应接受当地疾控机构专业培训，采取正确的消毒方法并做好个人防护[1]。

参考文献

[1] 疾病预防控制局. 关于印发新型冠状病毒肺炎防控方案（第七版）的通知 [EB/OL]. http：//www.nhc.gov.cn/jkj/s3577/202009/318683cbfaee4191aee29 cd774b19d8d.shtml. 2020-09-15 [2020-10-15].

（葛子若）

206. 消毒效果评价

必要时应当及时对物体表面、空气和手等消毒效果进行评价，由具备检验检测资质的实验室相关人员进行。

物体表面：按 GB15982-2012《医院消毒卫生标准》附录 A 进行消毒前后物体表面的采样，消毒后采样液为相应中和剂。消毒效果评价一般以自然菌为指标，必要时，也可根据实际情况，用指示菌评价消毒效果，该指示菌抵抗力应等于或大于现有病原体的抵抗力。以自然菌为指标时，消毒后消毒对象上自然菌的杀灭率 ≥ 90%，可判为消毒合格；以指示菌为指标时，消毒后指示菌杀灭率 ≥ 99.9%，可判为消毒合格。

室内空气：按 GB15982-2012《医院消毒卫生标准》附录 A 进行消毒前后空气采样，消毒后采样平板中含相应中和剂。消毒后空气中自然菌的消亡率 ≥ 90%，可判为消毒合格。

工作人员手：按 GB15982-2012《医院消毒卫生标准》附录 A 进行消毒前后手的采样，消毒后采样液为相应中和剂。消毒前后手上自然菌的杀灭率 ≥ 90%，可判为消毒合格。

医院污水消毒效果：按 GB18466《医疗机构水污染物排放标准》相关规定进行评价[1]。

参考文献

[1] 疾病预防控制局. 关于印发新型冠状病毒肺炎防控方案（第七版）的通知 [EB/OL]. http://www.nhc.gov.cn/jkj/s3577/202009/318683cbfaee4191aee29cd774b19d8d.shtml. 2020-09-15 [2020-10-15].

（葛子若）

第五节　特定人群个人防护

207. 个人防护

接触或可能接触新冠肺炎病例和无症状感染者、污染物（血液、体液、分泌物、呕吐物和排泄物等）及其污染的物品或环境表面的所有人员均应当使用个人防护装备，具体包括：手套、医用防护口罩、防护面屏或护目镜及防护服。

参与现场工作的所有人员均应当加强手卫生措施，可选用含醇速干手消毒剂或醇类复配速干手消毒剂，或直接用 75% 乙醇进行擦拭消毒；醇类过敏者，可选择季铵盐类等有效的非醇类手消毒剂；特殊条件下，也可使用 3% 过氧化氢消毒剂、0.5% 碘伏或 0.05% 含氯消毒剂等擦拭或浸泡双手，并适当延长消毒作用时间。有肉眼可见污染物时应当先使用洗手液在流动水下洗手，然后按上述方法消毒。

在日常工作中应当严格采取手卫生措施，尤其是戴手套和穿个人防护装备前，对患者进行无菌操作前，有可能接触患者血液、体液及其污染物品或污染环境表面之后，脱去个人防护装备过程中，需特别注意执行手卫生措施[1]。

参考文献

[1] 疾病预防控制局. 关于印发新型冠状病毒肺炎防控方案（第七版）的通知 [EB/OL]. http://www.nhc.gov.cn/jkj/s3577/202009/318683cbfaee4191aee29cd774b19d8d.shtml. 2020-09-15 [2020-10-15].

（葛子若）

208. 特定人群个人防护

1. 流行病学调查人员

对密切接触者调查时，穿戴一次性工作帽、医用外科口罩、工作服、一次性手套，与被调查对象保持 1 米以上距离。对疑似、确诊病例和无症状感染者调查时，建议穿戴工作服、一次性工作帽、一次性手套、防护服、KN95/N95 及以上颗粒物防护口罩或医用防护口罩、防护面屏或护目镜、工作鞋或胶靴、防水靴套等。

2. 隔离病区及医学观察场所工作人员

建议穿戴工作服、一次性工作帽、一次性手套、防护服、医用防护口罩或动力送风过滤式呼吸器、防护面屏或护目镜、工作鞋或胶靴、防水靴套等。

3. 病例和无症状感染者转运人员

建议穿戴工作服、一次性工作帽、一次性手套、防护服、医用防护口罩或动力送风过滤式呼吸器、防护面屏或护目镜、工作鞋或胶靴、防水靴套等。

4. 尸体处理人员

建议穿戴工作服、一次性工作帽、一次性手套和长袖加厚橡胶手套、防护服、KN95/N95 及以上颗粒物防护口罩或医用防护口罩或动力送风过滤式呼吸器、防护面屏、工作鞋或胶靴、防水靴套、防水围裙或防水隔离衣等。

5. 环境清洁消毒人员

建议穿戴工作服、一次性工作帽、一次性手套和长袖加厚橡胶手套、防护服、KN95/N95 及以上颗粒物防护口罩或医用防护口罩或动力送风过滤式呼吸器、防护面屏、工作鞋或胶靴、防水靴套、防水围裙或防水隔离衣，使用动力送风过滤式呼吸器时，根据消毒剂种类选配尘毒组合的滤毒盒或滤毒罐，做好消毒剂等化学品的防护。

6. 标本采集人员

建议穿戴工作服、一次性工作帽、双层手套、防护服、KN95/N95 及以上颗粒物防护口罩或医用防护口罩或动力送风过滤式呼吸器、防护面屏、工作鞋或胶靴、防水靴套。必要时，可加穿防水围裙或防水隔离衣。

7. 实验室工作人员

建议至少穿戴工作服、一次性工作帽、双层手套、防护服、KN95/N95 及以上颗粒物防护口罩或医用防护口罩或动力送风过滤式呼吸器、防护面屏或护目镜、工作鞋或胶靴、防水靴套。必要时，可加穿防水围裙或防水隔离衣[1]。

参考文献

[1] 疾病预防控制局. 关于印发新型冠状病毒肺炎防控方案（第七版）的通知 [EB/OL]. http://www.nhc.gov.cn/jkj/s3577/202009/318683cbfaee4191aee29cd774b19d8d.shtml. 2020-09-15 [2020-10-15].

（葛子若）

209. 医务人员个人防护

　　医务人员个人防护应遵循《医院隔离技术规范》（WS/T311-2009）和《医疗机构内新型冠状病毒感染预防与控制技术指南（第一版）》（国卫办医函〔2020〕65号）的要求。

　　医疗机构应进行个人防护全员培训，提高防护意识，熟练掌握新冠肺炎防治基本知识、方法与技能。规范进行消毒、隔离和防护工作；储备质量合格、数量充足的防护物资。

　　注意降低医务人员暴露风险。发热门诊、隔离留观区、隔离病区设置三区两通道缓冲间，有条件的可设置负压病房；普通病区设置过渡病房（室），收治待排查患者。

　　医疗机构和医务人员应当标准预防措施，严格落实《医务人员手卫生规范》要求，做好诊区、病区（房）的通风管理，根据诊疗护理操作中可能的暴露风险选择适当的防护用品。

　　在严格落实标准预防的基础上，根据接诊患者疾病的传播途径，参照《医院隔离技术规范》（WS/T311）选择强化接触传播、飞沫传播和（或）空气传播的感染防控，严格落实戴医用外科口罩／医用防护口罩、戴乳胶手套等隔离要求。

　　在新冠肺炎流行中高风险地区，按照接触新冠肺炎风险，在标准预防的基础上增加飞沫隔离、接触隔离的防护措施。在为疑似或确诊新冠肺炎患者进行产生气溶胶的操作时，增加空气隔离防护措施。根据不同工作岗位暴露风险的差异，根据有关文件要求选择防护用品，并根据风险评估适当调整。

　　正确使用防护用品，医务人员使用的防护用品应当符合国家有关标准。医用外科口罩、医用防护口罩、护目镜、隔离衣等防护用品被患者血液、体液、分泌物等污染时应当时更换。

　　按《医务人员手卫生规范》要求实施手卫生，戴手套前应当洗手，脱去手套或隔离服后应当立即用流动水洗手。

　　严格执行锐器伤防范措施。患者使用后的医疗器械、器具应当按照《医疗机构消毒技术规范》要求进行清洁与消毒[1]。

参考文献

［1］疾病预防控制局.关于印发新型冠状病毒肺炎防控方案（第七版）的通知
　　［EB/OL］.http：//www.nhc.gov.cn/jkj/s3577/202009/318683cbfaee4191aee29
　　cd774b19d8d.shtml. 2020-09-15［2020-10-15］.

（田地）

210. 防护装备脱卸的注意事项

脱卸时尽量少接触污染面。脱下的防护眼罩、长筒胶鞋等非一次性使用的物品应直接放入盛有消毒液的容器内浸泡；其余一次性使用的物品应放入黄色医疗废物收集袋中作为医疗废物集中处置。脱卸防护装备的每一步均应进行手消毒，所有防护装备全部脱完后再次洗手、手消毒[1]。

参考文献

[1] 疾病预防控制局. 关于印发新型冠状病毒肺炎防控方案（第七版）的通知 ［EB/OL］. http://www.nhc.gov.cn/jkj/s3577/202009/318683cbfaee4191aee29 cd774b19d8d.shtml. 2020-09-15 ［2020-10-15］.

（葛子若）

第十八章　新冠肺炎疫情救治工作应对

第一节　新冠肺炎疫情防控工作常态化

211. 疫情防控常态化

新冠肺炎疫情是新中国成立以来，我国发生的传播速度最快、感染范围最广、防控工作难度最大的一次重大突发公共卫生事件。通过积极防控和救治，我国境内疫情基本得到控制，疫情防控向好态势进一步巩固，防控工作已经从应急状态转为常态化。2020年5月8日，国务院联防联控机制印发的《关于做好新冠肺炎疫情常态化防控工作的指导意见》，提出各地各部门要全面落实"外防输入、内防反弹"的总体防控策略，按照分区分级标准动态调整风险等级和应急响应级别，不断完善疫情防控应急预案和各项配套工作方案，一旦发生疫情，及时采取应急处置措施，实施精准防控。

国务院联防联控机制对常态化疫情防控提出了以下要求：一、坚持预防为主。在人员密集的封闭场所、与他人小于1米距离接触时要佩戴口罩；在密闭公共场所工作的人员如：营业员、司乘人员等以及就医人员要佩戴口罩。减少非必要的聚集性活动，减少参加聚集性活动的人员；保持1米以上的社交距离。养成勤洗手、公筷制等卫生习惯和生活方式，咳嗽、打喷嚏时注意遮挡。工作生活场所应加强通风及消毒。二、落实"四早"措施。对确诊病例、疑似病例和无症状感染者"早发现""早报告"。并迅速开展流行病学调查，落实"早隔离""早治疗"措施。依法依规、科学划定防控区域范围至最小单位（如楼栋、病区、居民小区、自然村组等），采取果断措施切断传播途径，尽最大可能降低感染风险。三、突出重点环节。在落实防控措施前提下，分类有序开放公共场所，加强社区防控，继续做好医疗机构、学校、养老机构、福利院等重点机构疫情防控，指导老年人、儿童等重点人群做好个人防护。四、强化支撑保障。加快检测试剂和设备的研发，提高核酸检测能力，扩大检测范围，对重点人群"应检尽检"，其他人群"愿检尽检"。要发挥大数据作用，推动各地落实"健康码"互通互认[1]。

参考文献

[1] 国务院应对新型冠状病毒感染肺炎疫情联防联控机制. 国务院应对新型冠状病毒感染肺炎疫情联防联控机制关于做好新冠肺炎疫情常态化防控工作的指导意见 [EB/OL]. http: //www.gov.cn/zhengce/content/2020-05/08/content_5509896. htm#. 2020-05-08 [2020-10-15].

（任兴翔）

第二节 预检分诊和发热门诊疫情防控

212. 医疗机构应当设立预检分诊点和发热门诊

医疗机构应当设立预检分诊点，一般建议设立在门急诊醒目位置，标识清楚，相对独立，通风良好，具有消毒隔离条件。预检分诊点要备有发热患者用的口罩、体温表（非接触式）、手卫生设施、医疗废物桶、疑似患者基本情况登记表等。承担预检分诊工作的医务人员穿工作服、戴工作帽和医用防护口罩，每次接触患者前、后立即进行手卫生。预检分诊点实行 24 小时值班制（晚间设在急诊，有醒目标识）。应配备有经验的分诊人员，对进入门急诊的人员测量体温、询问是否有咳嗽、咽痛或胸闷、腹泻等症状，发现可疑患者，登记患者信息，指引患者陪同人员正确佩戴口罩、注意咳嗽礼仪，由工作人员送至发热门诊就诊。如果没有设立发热门诊，应当按照当地卫生健康行政部门的规定，使用专用车辆将患者安全转诊至就近发热门诊进一步排查。

二级以上综合医院要在相对独立的区域规范设置发热门诊和留观室，有条件的乡镇卫生院和社区卫生服务中心可设置发热门诊（或诊室）和留观室。发热门诊应设置在医疗机构内独立区域，设有醒目的标识，具备独立出入口，与普通门（急）诊相隔离，与其他建筑、公共场所保持适当间距。医院门口和门诊大厅要设立醒目的发热门诊标识，其内容要包括接诊范围、方位、行走线路注意事项等。院区内应有引导患者到达发热门诊的明确指示标识。同时，要按照秋冬季就诊高峰期诊疗量做好发热门诊诊室、留观病房的防护、消毒等用品准备，确保满足临床需求[1]。

参考文献

[1] 国务院应对新冠肺炎疫情联防联控机制医疗救治组. 关于印发应对秋冬季
新冠肺炎疫情医疗救治工作方案的通知［EB/OL］. http：//k.sina.com.cn/
article_7143183723_1a9c4556b01900swp0.html?from ＝ health. 2020-07-20
［2020-10-15］.

（宋美华）

213. 实行预检分诊和发热门诊工作一体化闭环管理

　　各医疗机构应实行预检分诊和发热门诊工作一体化闭环管理，将预检分诊与发热门诊工作紧密衔接。需规范和细化发热患者接诊、筛查、留观、转诊工作流程，确保所有来院患者经预检分诊后再就诊，发热患者全部由专人按指定路线引导至发热门诊就诊，防止发热患者与其他患者密切接触。发热门诊要严格落实首诊负责制，安排具有呼吸道传染病或感染性疾病诊疗经验的医务人员出诊，做好发热患者基本身份信息登记，加强流行病学问诊，强化新冠肺炎临床症状早期识别。

　　发热门诊全部患者要进行 2019-nCoV 核酸和血常规检测（必要时还可进行抗体、CT 等检查），可疑患者应全部留观，按照 2 小时报告疑似和确诊病例，4 ~ 6 小时回报核酸检测结果，24 小时完成流行病学调查要求，对可疑患者进行排查。发热门诊要执行 24 小时值班制，不得无故自行停诊。要按照新冠肺炎诊疗方案要求，加强对新冠肺炎疑似病例的诊断，不漏诊任何一个可疑患者。疑似和确诊病例要由专人专车（救护车）尽快转运至定点医院隔离治疗。做到早发现、早诊断、早隔离、早治疗，发挥"哨点"作用，避免疫情进一步扩散[1]。

参考文献

[1] 国务院应对新冠肺炎疫情联防联控机制医疗救治组. 关于印发应对秋冬季新冠肺炎疫情医疗救治工作方案的通知［EB/OL］. http：//k.sina.com.cn/article_7143183723_1a9c4556b01900swp0.html?from ＝ health. 2020-07-20［2020-10-15］.

（宋美华）

214. 发热门诊内部应设置"三区两通道"

发热门诊内部应严格设置防护分区，严格区分人流、物流的清洁与污染路线，采取安全隔离措施，严防交叉感染和污染。发热门诊内应设置"三区两通道"，区分污染区、潜在污染区和清洁区，各分区之间有物理隔断，相互无交叉。

（1）污染区：污染区分为主要功能区和辅助功能区。主要功能区包括候诊区、诊室、留观诊室、护士站、治疗室、输液观察室等。辅助功能区包括预检分诊区（台）、挂号、收费、药房、检验、放射、辅助功能检查室、标本采集室、卫生间、污物保洁和医疗废物暂存间等。

候诊区应独立设置，尽可能宽敞，面积应能满足传染病防控需要。三级医院应可容纳不少于 30 人同时候诊，二级医院应可容纳不少于 20 人候诊。发热门诊患者入口外有预留空间用于搭建临时候诊区，以满足疫情防控所需。候诊区要保持良好通风，必要时可加装机械通风装置。

诊室应为单人诊室，并至少设有 1 间备用诊室。诊室应尽可能宽敞，至少可以摆放一张工作台、一张诊查床、流动水洗手设施，并安装独立电话保持联系。建议三级医院留观诊室不少于 15 间，二级医院留观诊室不少于 10 间，设置发热门诊的乡镇卫生院也应设置留观诊室。留观诊室应按单人单间收治患者。

（2）潜在污染区：主要包括污染防护用品的脱卸区，可设置消毒物资储备库房或治疗准备室。

（3）清洁区：主要包括工作人员办公室、值班室、清洁库房、防护服穿着区、医务人员专用更衣室、浴室、卫生间等。清洁区要设置独立出入口，并根据医务人员数量合理设置区域面积。

（4）发热门诊应设置患者专用出入口、医务人员专用通道以及清洁物品和污染物品的出入口，各区和通道出入口应设有醒目标识[1]。

参考文献

[1] 国务院应对新冠肺炎疫情联防联控机制医疗救治组. 关于印发应对秋冬季

新冠肺炎疫情医疗救治工作方案的通知［EB/OL］. http：//k.sina.com.cn/article_7143183723_1a9c4556b01900swp0.html?from ＝ health. 2020-07-20［2020-10-15］.

（宋美华）

215. 发热门诊的设施设备配备应全面并且充足

医疗机构发热门诊的设施设备配备应全面并且充足，确保传染病疫情发生时能独立工作。

1. 医疗设备设施

基础类设备：应配置病床、转运平车、护理车、仪器车、治疗车、抢救车、输液车、污物车、氧气设备、负压吸引设备等。

抢救生命支持类设备：应配置输液泵、注射泵（配置工作站）、电子血压计、电子体温计、血糖仪、手持脉搏血氧饱和度测定仪、心电监护仪（配置工作站）、心电图机、除颤仪、无创呼吸机、心肺复苏仪等。可配置有创呼吸机、雾化泵、负压担架。

检验类设备：应配置全自动生化分析仪、全自动血细胞分析仪、全自动尿液分析仪、全自动尿沉渣分析仪、全自动粪便分析仪、血气分析仪、生物安全柜等。可配置全自动血凝分析仪、特定蛋白分析仪。

放射类设备：有条件的医疗机构可设置 CT。

药房设备：有条件的医疗机构可配置 24 小时自动化药房。

辅助设备：电脑、监控、电话通讯设备、无线传输设备、自助挂号缴费机和污洗设备等。

2. 通风排风空调设施

业务用房保持所有外窗可开启，保持室内空气流通，同时应具备机械通风设施。通风不良的，可通过不同方向的排风扇组织气流方向从清洁区→潜在污染区→污染区。

空调系统应独立设置，设中央空调系统的，各区应独立设置。当空调通风系统为全空气系统时，应当关闭回风阀，采用全新风方式运行。

3. 消毒隔离设备设施

所有功能空间均应设手卫生设施，洗手设施应使用非手触式洗手装置。应配置空气或气溶胶消毒设施和其他有效的清洁消毒措施，配置应包括但不限于：全自动雾化空气消毒机、过氧化氢消毒机、

紫外线灯 / 车或医用空气消毒机。

4. 信息化设备

具备与医院信息管理系统互联互通的局域网设备、电子化病历系统、非接触式挂号和收费设备、可连接互联网的设备、可视对讲系统等[1]。

参考文献

[1] 国务院应对新冠肺炎疫情联防联控机制医疗救治组 . 关于印发应对秋冬季新冠肺炎疫情医疗救治工作方案的通知 [EB/OL] . http：//k.sina.com.cn/article_7143183723_1a9c4556b01900swp0.html?from ＝ health，2020-07-20 [2020-10-15].

（宋美华）

216. 发热门诊人员配置

医疗机构配置发热门诊人员时，需保证工作人员数量及专业性。

（1）发热门诊应配备具有呼吸道传染病或感染性疾病诊疗经验的医务人员，并根据每日就诊人次、病种等合理配备医师，疫情期间可根据实际诊疗量增配医师数量。发热门诊医师应熟练掌握相关疾病特点、诊断标准、鉴别诊断要点、治疗原则、医院感染控制、消毒隔离、个人防护和传染病报告要求等。

（2）在发热门诊工作的护士应具备一定临床经验，掌握相关疾病护理要点、传染病分诊、各项护理操作、医院感染控制、消毒隔离、个人防护等。发热门诊应根据患者数量、隔离床位数量配备相应数量的护理人员，疫情期间根据实际患者数量酌情增加护士数量。

（3）所有在发热门诊工作的医务人员需经过传染病相关法律法规、传染病诊疗知识和医院感染预防与控制相关培训，经穿脱防护用品、手卫生、医用防护口罩密合试验等知识和技能考核合格后上岗。

（4）发热门诊人员应有较强的处理应激事件的能力，有较好的心理素质[1]。

参考文献

[1] 国务院应对新冠肺炎疫情联防联控机制医疗救治组. 关于印发应对秋冬季新冠肺炎疫情医疗救治工作方案的通知［EB/OL］. http://k.sina.com.cn/article_7143183723_1a9c4556b01900swp0.html?from＝health. 2020-07-20［2020-10-15］.

（宋美华）

217. 发热门诊的管理

（1）发热门诊应当安排经验丰富的医务人员，指导患者测量体温，询问流行病学史、症状等，将患者合理、有序分诊至不同的就诊区域（或诊室），并指导患者陪同人员正确佩戴口罩。

（2）发热门诊应 24 小时接诊，并严格落实首诊负责制，医生不得推诿患者。

（3）要对所有就诊患者询问症状、体征和流行病学史，为所有患者进行血常规、2019-nCoV 核酸检测，必要时还要进行 2019-nCoV 抗体检测和胸部 CT 检查。

（4）发热门诊就诊患者采取全封闭就诊流程，原则上挂号、就诊、交费、检验、辅助检查、取药、输液等诊疗活动全部在该区域完成。发热门诊未设检验室的，患者标本采集后应立即密封处理、做好标识，第一时间通知专人密封运送至检验科。如患者需前往发热门诊以外区域检查，应当严格遵循"距离短、接触人员少、专人防护陪同"的原则，不与普通患者混乘电梯，检查室单人使用，接诊医务人员做好防护，患者所处环境做好消毒。

（5）接诊医生发现可疑病例须立即向医院主管部门报告，医院主管部门接到报告应立即组织院内专家组会诊，按相关要求进行登记、隔离、报告，不得擅自允许患者自行离院或转院。隔离留观病房若不能满足临床诊疗需要，需另外设置隔离留观病区。

（6）疑似和确诊病例应尽快转送至定点医院救治。

（7）实时或定时对环境和空气进行清洁消毒，并建立终末清洁消毒登记本或电子登记表，登记内容包括：空气、地面、物体表面使用过的医疗用品等消毒方式持续时间、医疗废物污染衣物处理等。

（8）发热门诊区域的医疗设备、物体表面、布草、地面、空气空调通风系统的消毒和医疗废物的处置，应符合《医疗机构消毒技术规范》《医疗废物管理条例》和《医疗卫生机构医疗废物管理办法》等相关规定，并有相应的工作记录。

（9）污水排放和医疗废物与生活垃圾的分类、收集、存放与处置应符合《医疗废物管理条例》《医疗卫生机构医疗废物管理办法》

《医疗废物包装物、容器标准和标识》《医疗废物分类目录》等相关法规的要求[1]。

参考文献

[1] 国务院应对新冠肺炎疫情联防联控机制医疗救治组. 关于印发应对秋冬季新冠肺炎疫情医疗救治工作方案的通知 [EB/OL]. http：//k.sina.com.cn/article_7143183723_1a9c4556b01900swp0.html?from ＝ health. 2020-07-20 [2020-10-15].

（宋美华）

218. 发热门诊医务人员的个人防护要求

（1）医务人员应当遵循《医院感染管理办法》等相关要求，严格执行标准预防手卫生规范。

（2）应配备符合标准、数量充足（至少可供1周使用）、方便可及的个人防护装备。

（3）医务人员应当按照标准预防原则，根据疾病的传播途径和医疗操作可能感染的风险选用适当的个人防护装备。日常接诊时戴工作帽、穿工作服、一次性隔离衣、戴医用防护口罩。如接触血液、体液、分泌物或排泄物时，加戴乳胶手套；在采集患者咽拭子标本、吸痰、气管插管等可能发生气溶胶和引起分泌物喷溅操作时，穿一次性隔离衣或医用防护服，戴医用手套、医用防护口罩、护目镜/防护面屏等，必要时可选用动力送风过滤式呼吸器。

（4）进出发热门诊和隔离病房，要严格按照要求正确穿脱个人防护装备。在穿脱防护服、医用防护口罩等个人防护用品时，应有专人监督或二人一组互相监督，避免交感染。

（5）疫情期间，发热门诊工作人员应做好健康监测，每天测量体温。若出现咳嗽、发热等身体不适症状时，及时向单位主管部门报告[1]。

参考文献

[1] 国务院应对新冠肺炎疫情联防联控机制医疗救治组. 关于印发应对秋冬季新冠肺炎疫情医疗救治工作方案的通知［EB/OL］. http：//k.sina.com.cn/article_7143183723_1a9c4556b01900swp0.html?from = health. 2020-07-20［2020-10-15］.

（宋美华）

第三节　发热门诊采样规范

219. 发热门诊采样人员配置、防护要求及采样流程

（1）每个采样点应当配备 1～2 名采样人员。合理安排采样人员轮替，原则上每 2～4 小时轮岗休息 1 次。

（2）采样人员防护装备要求：N95 以上防护口罩、护目镜、防护服、乳胶手套、防水靴套；如果接触患者血液、体液、分泌物或排泄物，戴双层乳胶手套；手套被污染时更换外层乳胶手套。每采一个人应当进行严格手消毒或更换手套。

（3）采样流程：应包括预约、缴费、信息核对、采样、送检、报告发放等。应当利用条码扫描等信息化手段采集受检者信息。标本采集前，采样人员应当对受检者身份信息进行核对，并在公共区域以信息公告形式告知核酸检测报告发放时限和发放方式。每个标本应当至少记录以下信息：受检者（患者）姓名、身份证号、居住地址、联系方式、采样单位名称、标本编号，标本采集的日期、时间、采集部位、类型、数量等[1]。

参考文献

［1］国务院应对新冠肺炎疫情联防联控机制医疗救治组 . 关于印发应对秋冬季新冠肺炎疫情医疗救治工作方案的通知［EB/OL］. http://k.sina.com.cn/article_7143183723_1a9c4556b01900swp0.html?from = health. 2020-07-20［2020-10-15］.

（宋美华）

220. 发热门诊呼吸道标本采样操作

应当采集呼吸道标本，包括上呼吸道标本（口咽拭子、鼻咽拭子等）或下呼吸道标本（呼吸道吸取物、支气管灌洗液、肺泡灌洗液、深咳痰液等）。其中，重型、危重型病例优先采集下呼吸道标本。

（1）口咽拭子：被采集人员先用生理盐水漱口，采样人员将拭子放入无菌生理盐水中湿润（禁止将拭子放入病毒保存液中，避免引起抗生素过敏），被采集人员头部微仰，嘴张大，并发"啊"音，露出两侧咽扁桃体，将拭子越过舌根，在被采集者两侧咽扁桃体稍微用力来回擦拭至少 3 次，然后再在咽后壁上下擦拭至少 3 次，将拭子头浸入含 2 ～ 3 ml 病毒保存液（也可使用等渗盐溶液、组织培养液或磷酸盐缓冲液）的管中，尾部弃去，旋紧管盖。

（2）鼻咽拭子：采样人员一手轻扶被采集人员的头部，一手执拭子贴鼻孔进入，沿下鼻道的底部向后缓缓深入，由于鼻道呈弧形，不可用力过猛，以免发生外伤出血。待拭子顶端到达鼻咽腔后壁时，轻轻旋转一周（如遇反射性咳嗽，应停留片刻），然后缓缓取出拭子，将拭子头浸入含 2 ～ 3 ml 病毒保存液的管中。

（3）深咳痰液：要求患者深咳后，将咳出的痰液收集于含 3 ml 采样液的 50 ml 螺口塑料管中。如果痰液未收集于采样液中，可在检测前，加入 2 ～ 3 ml 采样液，或加入痰液等体积的痰消化液。可以采用痰液等体积的含 1 g/L 蛋白酶 K 的磷酸盐缓冲液将痰液化。

（4）鼻咽或呼吸道抽取物：用与负压泵相连的收集器从鼻咽部抽取黏液或从气管抽取呼吸道分泌物。将收集器头部插入鼻腔或气管，接通负压，旋转收集器头部并缓慢退出，收集抽取的黏液，并用 3 ml 采样液冲洗收集器 1 次（亦可用小儿导尿管接在 50 ml 注射器上来替代收集器）。

（5）支气管灌洗液：将收集器头部从鼻孔或气管插口处插入气管（约 30 cm 深处），注入 5 ml 生理盐水，接通负压，旋转收集器头部并缓慢退出。收集抽取的黏液，并用采样液冲洗收集器 1 次（亦可用小儿导尿管接在 50 ml 注射器上来替代收集）。

（6）肺泡灌洗液：局部麻醉后将纤维支气管镜通过口或鼻经过

咽部插入右肺中叶或左肺舌段的支管，将其顶端契入支气管分支开口，经气管活检孔缓缓加入灭菌生理盐水，每次 30 ～ 50 ml，总量 100 ～ 250 ml，不应超过 300 ml[1]。

参考文献

[1] 国务院应对新冠肺炎疫情联防联控机制医疗救治组. 关于印发应对秋冬季新冠肺炎疫情医疗救治工作方案的通知［EB/OL］. http: //k.sina.com.cn/article_7143183723_1a9c4556b01900swp0.html?from = health. 2020-07-20［2020-10-15］.

（宋美华）

221. 混检标本的采集和检测流程

　　为加快提升核酸检测能力、尽力扩大核酸检测范围，做好疫情防控工作常态化，在进行较大规模人群检测时，可采用将 5 ～ 10 份标本混检进行初筛的方法，进一步提高检测能力和效率，降低检测成本。

一、采集流程

　　1. 标识及信息登记

　　（1）登记流程。工作人员在采集前分配 10 个受检者为一组，采集前收集并登记受检者相关信息（包括姓名、性别、身份证号、联系电话、采集地点、采集日期和时间），按照组别进行采集管编号。

　　（2）登记要求。推荐使用身份证读卡器、二维码条码等信息化手段关联受检者信息，提高信息读取效率和准确性。如不具备信息化条件，应当提前登记《新冠病毒核酸 10 合 1 混采检测登记表》（见附件 2 表格 4，以下简称混采登记表）。纸质登记表随标本送检前应当备份存档于采集点所在社区，便于及时追溯受检者。

　　2. 采集方法

　　按前述采集方法进行样本采集。

　　3. 混合拭子

　　依照上述采集方法依次采集其余 9 支拭子，将完成采集的拭子放入同一采集管中，动作轻柔，避免气溶胶产生。连续采集 10 支拭子以后，旋紧管盖，防止溢洒。如采集管内拭子不足 10 支，应做好特殊标记并记录。

二、检验结果判读与处理

　　2019-nCoV 核酸定性检测报告应当包括检测结果（检出 / 阳性、未检出 / 阴性）、方法学、检出限等。

　　1. 结果判断

　　依据所用扩增试剂说明书，判断检测结果为未检出 / 阴性或者检出 / 阳性。若结果处于灰区，建议作为混采阳性结果进行复核。

2. 阳性结果复核

（1）混采检测结果为阳性、灰区或单个靶标阳性，通知相关部门对该混采管的 10 个受试者暂时单独隔离，并重新采集单管拭子进行复核。

（2）复核单管核酸检测如均为阴性，则按照阴性结果回报。暂时隔离人员即解除隔离；如检测结果阳性，按程序上报[1]。

参考文献

[1] 国务院应对新冠肺炎疫情联防联控机制医疗救治组. 关于印发应对秋冬季新冠肺炎疫情医疗救治工作方案的通知［EB/OL］. http：//k.sina.com.cn/article_7143183723_1a9c4556b01900swp0.html?from ＝ health. 2020-07-20［2020-10-15］.

（葛子若）

第四节 隔离区环境及物品清洁、消毒指引

222. 环境物体表面清洁与消毒

环境及物体表面的清洁与消毒需遵循"五要、六不"原则：

"五要"，即：隔离病区要进行定期消毒和终末消毒；医院人员密集场所的环境物体表面要增加消毒频次；高频接触的门把手、电梯按钮等要加强清洁消毒；垃圾、粪便和污水要进行收集和无害化处理；要做好个人手卫生。

"六不"，即：不对室外环境开展大规模的消毒；不对外环境进行空气消毒；不直接使用消毒剂对人员进行消毒；不在有人条件下对空气使用化学消毒剂消毒；不用戊二醛对环境进行擦拭和喷雾消毒；不使用高浓度的含氯消毒剂进行预防性消毒。合理使用消毒剂，科学规范采取消毒措施，同时避免过度消毒[1]。

参考文献

[1] 国务院应对新冠肺炎疫情联防联控机制医疗救治组. 关于印发应对秋冬季新冠肺炎疫情医疗救治工作方案的通知 [EB/OL]. http：//k.sina.com.cn/article_7143183723_1a9c4556b01900swp0.html?from = health. 2020-07-20 [2020-10-15].

（田地）

223. 疑似或确诊新冠肺炎患者所处室内空气的清洁与消毒

当发现有疑似或确诊新冠肺炎患者时，在患者离开该环境后，应对患者所处室内环境进行通风与清洁消毒。

疑似或留观患者应单间隔离，并通风良好，可采取排风（包括自然通风和机械排风），也可采用人机共存的空气消毒机进行空气消毒。无人条件下可用紫外线等对空气进行消毒，用紫外线消毒时，可适当延长照射时间到 1 小时以上。

有条件的医疗机构可将患者安置到负压隔离病房。

终末消毒，可使用过氧化氢汽（气）化 / 雾化等空气消毒设备进行空气消毒[1]。

参考文献

[1] 国务院应对新冠肺炎疫情联防联控机制医疗救治组. 关于印发应对秋冬季新冠肺炎疫情医疗救治工作方案的通知［EB/OL］. http：//k.sina.com.cn/article_7143183723_1a9c4556b01900swp0.html?from ＝ health. 2020-07-20［2020-10-15］.

（田地）

224. 疑似或确诊新冠肺炎患者诊疗器械、器具和物品的清洗与消毒

可复用诊疗器械、器具和物品，使用后去除可见污染物后立即采用双层专用袋逐层密闭包装，做好标识，密闭运送至消毒供应中心集中进行处理；消毒供应中心可实行先消毒，再处理。

或使用后立即使用有消毒杀菌作用的医用清洗剂或 1000 mg/L 含氯消毒剂浸泡 30 分钟，采用双层专用袋逐层密闭包装，做好标记，密闭运送至消毒供应中心集中进行处理。

灭菌首选压力蒸汽灭菌，不耐热物品可选择化学消毒剂或低温灭菌设备进行消毒或灭菌。

建议使用一次性餐（饮）具，如非一次性餐具，清除食物残渣后，煮沸消毒 30 分钟，也可用有效氯为 500 mg/L 含氯消毒液浸泡 30 分钟后，再用清水洗净[1]。

参考文献

[1] 国务院应对新冠肺炎疫情联防联控机制医疗救治组 . 关于印发应对秋冬季新冠肺炎疫情医疗救治工作方案的通知［EB/OL］. http：//k.sina.com.cn/article_7143183723_1a9c4556b01900swp0.html?from ＝ health. 2020-07-20 ［2020-10-15］.

（田地）

225. 疑似或确诊新冠肺炎患者医疗废物的管理

患者产生的生活垃圾与医疗废物均作为医疗废物处理。

医疗废物收集桶应为脚踏式并带盖。

医疗废物达到包装袋或者利器盒的 3/4 时，应当有效封口，确保封口严密。使用双层包装袋盛装医疗废物，采用鹅颈结式封口，分层封扎。

盛装医疗废物的包装袋和利器盒的外表面被感染性废物污染时，应当增加一层包装袋。

潜在污染区和污染区产生的医疗废物，在离开污染区前应当对包装袋表面采用 1000 mg/L 的含氯消毒液喷洒消毒（注意喷洒均匀）或在其外面加套一层医疗废物包装袋；清洁区产生的医疗废物按照常规的医疗废物处置。

含病原体的标本和相关保存液等高危险废物的医疗废物，应当在产生地点进行压力蒸汽灭菌或者化学消毒处理，然后按照感染性废物收集处理。

每天运送结束后，对运送工具进行清洁和消毒，可使用 1000 mg/L 含氯消毒液擦拭消毒；运送工具被感染性医疗废物污染时，应当及时消毒处理。

医疗废物宜在医疗机构集中暂存于相对独立区域，尽快交由医疗废物处置单位进行处置，做好交接登记[1]。

参考文献

[1] 国务院应对新冠肺炎疫情联防联控机制医疗救治组. 关于印发应对秋冬季新冠肺炎疫情医疗救治工作方案的通知 [EB/OL]. http：//k.sina.com.cn/article_7143183723_1a9c4556b01900swp0.html?from ＝ health. 2020-07-20 [2020-10-15].

（田地）

226. 预防是职业暴露的最佳处置方式

预防是职业暴露的最佳处置方式，目前主要是物理预防措施，包括社交距离佩戴口罩、咳嗽礼仪、手卫生、环境清洁与消毒、通风及负压病房、早期发现和隔离患者。新冠肺炎尚缺乏暴露前预防措施（如疫苗）和暴露后预防措施（如预防性使用药物和血清抗体阻断发病等）。

医疗机构应当制订 2019-nCoV 感染职业暴露报告制度及处置预案。

根据暴露风险评估选择恰当的处置方式。呼吸道暴露风险最高，血液体液暴露及皮肤暴露风险较低，血液体液暴露须同时考虑经血传播疾病风险[1]。

参考文献

[1] 国务院应对新冠肺炎疫情联防联控机制医疗救治组. 关于印发应对秋冬季新冠肺炎疫情医疗救治工作方案的通知 [EB/OL] . http：//k.sina.com.cn/article_7143183723_1a9c4556b01900swp0.html?from ＝ health. 2020-07-20 [2020-10-15] .

（田地）

第五节　重点科室疫情防控

227. 科室疫情防控和个人健康安全第一责任人

科主任为科室疫情防控第一责任人。各科室应制定本科室可疑新冠肺炎病例应急处置预案及工作流程，并进行演练。加强科室内部管理，确保科室落实新冠肺炎医院感染防控各项要求。

医务人员是个人健康安全的第一责任人，应严格自律，不聚餐，减少集中开会，杜绝科室间不必要的人员往来，严防医院感染。医务人员、医疗辅助人员等不应穿工作服进入休息室，严禁在污染区饮水、就餐，避免无防护条件下交谈。

医务人员日常工作时均应规范穿着工作服、佩戴医用外科口罩，并严格落实标准预防措施，强化飞沫传播、接触传播及空气传播的感染防控意识，根据所在区域及岗位正确选择和佩戴防护用品，做好手卫生。

医务人员进入缓冲病区时，应评估该病区内患者风险，根据《医疗机构内新型冠状病毒感染预防与控制技术指南（第一版）》（国卫办医函〔2020〕65号）中医务人员防护的相关内容，采取相应防护措施。

医务人员应严格遵守按区域及岗位防护的规定，禁止穿戴防护服、隔离衣、护目镜、防护面屏、手套、鞋套等防护用品离开相应诊疗区域（转运可疑/疑似/确诊病例除外）。

各病区要对本院职工、进修生、研究生、实习生、保洁员、护理员等所有在岗医务人员加强培训、考核和督查，确保其正确掌握本岗位相应的医院感染防控措施。同时加强对新入科人员管理，确认其行程及健康状态符合防控要求[1]。

参考文献

[1] 国务院应对新冠肺炎疫情联防联控机制医疗救治组. 关于印发应对秋冬季

新冠肺炎疫情医疗救治工作方案的通知［EB/OL］. http：//k.sina.com.cn/article_7143183723_1a9c4556b01900swp0.html?from ＝ health. 2020-07-20［2020-10-15］.

（田地）

228. 住院病区缓冲病区设置

　　住院病区应设置缓冲病区，用于临床隔离住院患者中可疑新冠肺炎病例或需住院治疗但未获得新冠肺炎筛查结果的患者。

　　缓冲病区应设置在相对独立的位置，不应穿插在普通病区中间。缓冲病区除污染区（患者隔离病室）外，还应至少设有潜在污染区，用于医务人员脱卸防护用品。潜在污染区的设置可利用缓冲病区相邻病房，或在缓冲病区外使用物理屏障隔出独立区域。有条件的病区，还可在缓冲病区内设置清洁区，用于穿戴防护用品。缓冲病区内清洁区、潜在污染区、污染区的相对位置应符合由洁到污的流线。缓冲病区与非缓冲病区之间应设置醒目标识。缓冲病区的病房应通风良好，关闭房门，开窗通风。通风不良时，放置可人机共处的空气消毒净化器进行持续空气消毒。采用集中通风系统时，应关闭缓冲病区的回风和送风[1]。

参考文献

[1] 国务院应对新冠肺炎疫情联防联控机制医疗救治组. 关于印发应对秋冬季新冠肺炎疫情医疗救治工作方案的通知 [EB/OL]. http://k.sina.com.cn/article_7143183723_1a9c4556b01900swp0.html?from = health. 2020-07-20 [2020-10-15].

（田地）

229. 消化内镜中心新冠肺炎疫情防控工作指引

1. 内镜中心布局要求

分区管理时应根据具体情况将内镜中心划分为清洁区、潜在污染区和污染区，分区管理。严格控制医务人员和患者流向，防止交叉感染。

2. 患者筛查要求

建议高风险区域医疗机构应暂停非急诊内镜诊疗工作，对确需急诊内镜诊疗患者，需先行排除新冠肺炎。中风险或低风险区域的就诊患者，建议在做好新冠肺炎筛查的前提下开展消化内镜诊疗工作，先预约后诊疗，诊疗时需携带新冠肺炎相关检查结果及内镜申请单等。

3. 新冠肺炎疫情期间内镜中心进行分级防护

确诊新冠肺炎或疑似感染者诊疗区应穿戴工作帽、医用防护口罩（N95）、工作服、防护服、全面型呼吸防护器（有条件时）、手套（双层）、鞋套、防护靴套，并建议在负压操作间完成操作。对于已排除新冠肺炎的患者，医务人员在诊疗区应穿戴工作帽、医用外科口罩、工作服、隔离衣、手套、鞋套；对未排查新冠肺炎的患者，医务人员在诊疗区防护要求同确诊新冠肺炎或疑似感染者。

4. 内镜及诊疗附件管理和消毒流程

应尽可能选择一次性使用附件，一人一用一丢弃。必须重复使用的诊疗器械、器具和物品应严格遵循先消毒，再清洗、消毒的原则。中高风险区域内镜再处理流程参照中华医学会消化内镜学分会《新型冠状病毒肺炎疫情形势下消化内镜中心清洗消毒建议方案》。内镜诊疗结束后不在床旁进行预处理（防止气溶胶在空气中过多暴露），内镜及可重复使用附件放入双层黄色医疗废物袋并密封，专人转运至洗消间。内镜送到洗消间后，立即全部浸泡于浓度为 0.2% ～ 0.35% 的过氧乙酸或有效氯浓度为 50 ～ 70 mg/L 的酸性氧化电解水溶液中消毒（注射器向内镜各管道内充满消毒液），加盖密闭 5 分钟。之后进行常规清洗、酶洗，清洗液一人一更换，清洗槽和漂洗槽一用一消毒。最后在干燥台干燥，蓝色运镜袋打包，消毒打包好的内镜放入指定位置备用。低风险区域内镜再处理流程参照《软式内镜清洗消毒技术规范》（WS507-2016）严格执行。

5. 环境清洁消毒流程

患者诊疗结束后，诊疗区域应用含氯消毒剂（1000～2000 mg/L）进行桌面、墙面和地面消毒，所有可能接触物品（包括内镜主机、操作台、监护仪、电外科工作站等）表面使用含氯消毒剂或 75% 乙醇擦拭，保持 30 分钟后再用清水擦拭干净。诊疗间空气交换采用全程新风开放，自动空气消毒机或紫外线消毒 30 分钟以上。

6. 应急处理流程

对于需急诊内镜但未排查新冠肺炎的患者，相关科室病房按照预设转运路线将患者转运至内镜中心，内镜中心应设置相对独立的诊疗操作间进行操作，有条件的建议使用负压操作间。诊疗操作间在患者进入之前做好相关准备工作，患者送至后立即手术，尽量缩短操作时间。手术尽量安排在内镜中心非工作时间进行，当日内镜手术尽量减少相关人员，尽可能减少暴露风险。急诊内镜诊疗过程中工作人员防护级别按确诊患者标准进行[1]。

参考文献

[1] 国务院应对新冠肺炎疫情联防联控机制医疗救治组. 关于印发应对秋冬季新冠肺炎疫情医疗救治工作方案的通知 [EB/OL]. http://k.sina.com.cn/article_7143183723_1a9c4556b01900swp0.html?from ＝ health. 2020-07-20 [2020-10-15].

（王爱彬）

230. 感染性疾病科病房新冠肺炎疫情防控工作指引

1.感染性疾病科病房布局要求

感染性疾病科病房应设置"三区两通道",清洁区、潜在污染区和污染区之间应设有缓冲区,缓冲区之间有物理隔离。在病区末端或相对独立区域设立 2～3 间缓冲病房,用于隔离不能排除新冠肺炎的患者。

2.工作要求

(1)非定点医院:对所有患者和陪护人员开展新冠肺炎相关筛查,排除新冠肺炎感染后方可收入住院,如不能排除,可安置在缓冲病区,要求单人间隔离;原则上不安排陪护,特殊情况可固定 1 人陪护,陪护人员也需行 2019-nCoV 感染相关排查和个人防护培训,排除 2019-nCoV 感染后方可进入病区,与住院患者共同实行封闭式管理;患者住院期间如发现新冠肺炎疑似症状,要立即报告医院主管部门,由主管部门组织会诊,并进行 2019-nCoV 核酸检测,如果不能排除的,按照要求转送定点医院隔离治疗。

(2)定点医院:新冠肺炎疑似病例或确诊病例原则上直入病房,由医务人员协助办理入院手续,优化入院流程,减少患者等候时间;疑似病例安置在单人间,确诊病例可安置在多人间;应安排充足的医疗力量,根据防护用品更换时间合理安排班次;住院患者原则上不允许陪护,确需陪护者需对其进行 2019-nCoV 核酸等相关筛查及个人防护培训;加强病房 24 小时门禁管理。患者及陪护人员住院期间除必要的检查和治疗外,不得离开病房。同时,加强患者及陪护人员宣教,使其了解 2019-nCoV 的防护知识,指导做好手卫生、戴口罩、咳嗽礼仪、注意如厕卫生等。

3.医务人员个人防护要求

(1)医务人员应当遵循《医院感染管理办法》及相关法律法规的要求,严格执行标准预防及手卫生规范。

(2)进出发热门诊和隔离病房,要严格按照要求正确穿脱个人防护用品。在穿脱隔离衣/防护服、医用防护口罩等个人防护用品时，有条件的应有专人监督或二人一组互相监督，避免交叉感染。

（3）医务人员应根据医疗护理操作可能感染的风险，采取合适的个人防护。非定点医院医护人员日常查房时戴工作帽、戴医用外科口罩、穿工作服，必要时穿隔离衣。定点医院，如接诊疑似病例或确诊病例，医用外科口罩更换为医用防护口罩，穿医用防护服，接触血液、体液、分泌物或排泄物时，加戴乳胶手套；在采集患者咽拭子标本、吸痰、气管插管等可能发生气溶胶和引起分泌物喷溅操作时，加戴护目镜或防护面屏等，必要时佩戴呼吸头罩。

（4）疫情期间，工作人员应做好健康监测，每天测量体温及有无咳嗽等身体不适症状，并记录，有异常情况及时报告。

（5）按照《医疗机构消毒技术规范》，做好医疗器械、污染物品、物体表面、地面等清洁消毒。在诊疗过程中产生的医疗废物，应根据《医疗废物管理条例》和《医疗卫生机构医疗废物管理办法》等有关规定处置和管理[1]。

参考文献

[1] 国务院应对新冠肺炎疫情联防联控机制医疗救治组. 关于印发应对秋冬季新冠肺炎疫情医疗救治工作方案的通知 [EB/OL]. http://k.sina.com.cn/article_7143183723_1a9c4556b01900swp0.html?from = health. 2020-07-20 [2020-10-15].

（王爱彬）

231. 儿科新冠肺炎疫情防控工作指引

1. 基本要求

严格把握收治儿童患者适应证，满足住院治疗条件的儿童患者需先进行 2019-nCoV 感染排查，排除 2019-nCoV 感染后方可收治住院。原则上不安排陪护，特殊情况可固定 1 人陪护，陪护人员也需行 2019-nCoV 感染排查，排除 2019-nCoV 感染后方可进入病房区域。

2. 儿科门诊区域防控指引

应遵循门急诊新冠肺炎疫情防控工作指引；限制进入候诊区人数，儿科门诊限 1 人陪同，病情特殊时最多不得超过 2 人陪同，就诊人员注意与其他就诊者保持距离，并佩戴好口罩。

3. 儿科病房防控指引

应遵循住院病区新冠肺炎疫情防控工作指引。

（1）办理入院手续时，儿童陪护家属均需签署入院知情同意书，需要告知的内容包括但不限于：儿童患者为新冠肺炎易感人群，患者和防护人员需遵照病区"封闭式管理"制度等；医务人员应于患者入院前请其家属如实告知：患者是否有呼吸道症状、发热，是否有新冠肺炎确诊 / 疑似患者接触史等。

（2）新入院患者建议按单人单间收入缓冲病房隔离观察，如 3 天未出现可疑症状可收入普通病房[1]。

参考文献

[1] 国务院应对新冠肺炎疫情联防联控机制医疗救治组. 关于印发应对秋冬季新冠肺炎疫情医疗救治工作方案的通知 [EB/OL]. http：//k.sina.com.cn/article_7143183723_1a9c4556b01900swp0.html?from ＝ health. 2020-07-20 [2020-10-15].

（王爱彬）

232. 产房新冠肺炎疫情防控工作指引

产房工作人员应熟练掌握新冠肺炎防治基本知识。

建立产房工作人员与产科病房和急诊科工作人员的联系机制，产房工作人员主动了解即将进入产房生产的产妇情况，是否完成新冠肺炎筛查，产科病房和急诊科也应及时向产房工作人员通报即将进入产房的产妇新冠肺炎筛查情况。

产房应设置备用（隔离）产房和备用（隔离）待产室。

产房应储备常用个人防护设施，如医用外科口罩、医用防护口罩、护目镜、防护面屏、隔离衣、医用防护服、手套、鞋套等物品，存放位置方便可及。

制定产房新冠肺炎消毒隔离与个人防护工作制度，放置在方便工作人员随时查阅的位置，工作人员应熟练掌握；至少应包括无新冠肺炎和疑似新冠肺炎产妇接产时消毒隔离与个人防护工作制度两部分。

不能排除新冠肺炎的产妇离开待产室后应及时对其进行清洁和终末消毒。有条件的医院对待排查的产妇可设置过渡待产室。对于已经进入待产室的不排除新冠肺炎的产妇，病情允许时应佩戴外科口罩，并尽可能及时采集鼻咽拭子或咽拭子进行核酸检测，详细询问流行病学史，以期尽快确定或排除新冠肺炎。

怀疑新冠肺炎的产妇离开产房后，应及时进行清洁及终末消毒。

接触不能排除新冠肺炎的产妇时，医务人员应做好个人防护，佩戴医用防护口罩、护目镜或者防护面屏，穿戴隔离衣或防护服、手套。产妇生产后，如仍待排查新冠肺炎，可以转入产科缓冲病房，如诊断为新冠肺炎疑似或确诊病例，要及时转入定点医院。

新冠肺炎疑似或确诊病例生产的新生儿可以转至新生儿病房隔离病室采集咽拭子检测核酸排查，阳性者继续隔离，有条件的转至定点医院[1]。

参考文献

［1］国务院应对新冠肺炎疫情联防联控机制医疗救治组 . 关于印发应对秋冬季新冠肺炎疫情医疗救治工作方案的通知［EB/OL］. http：//k.sina.com.cn/article_7143183723_1a9c4556b01900swp0.html?from ＝ health. 2020-07-20［2020-10-15］.

（王爱彬）

233. 眼科新冠肺炎疫情防控工作指引

1.眼科门诊防控工作指引

（1）眼科门诊设置有预检分诊台，对所有进入门诊的患者及患者家属进行体温测量、查健康码，询问流行病史，并专门配置免洗手消毒液供患者及家属手卫生使用。

（2）避免交叉感染的同时对眼科门诊检查设备进行保护，对患者可能接触的部位均贴有一次性保鲜膜，一用一更换。对于无法贴膜的部位，每检查完一位患者后，需使用消毒纸巾对仪器接触部位进行擦拭。

（3）眼科裂隙灯检查设备安装透明防护挡板，为近距离面对面检查提供物理屏障。

（4）眼压检查设备眼压计位于诊室通风处，避免眼压检查时气溶胶传播。

（5）早产儿视网膜筛查仪器置于单独房间，尽量减少早产儿与其他患者接触。

（6）鼻泪道内窥镜治疗需摘下口罩且接触鼻腔黏膜，此项治疗前需行新冠肺炎排查，并严格实行检查预约制。

2.应急管理策略

眼科急诊患者就诊时需戴口罩，间隔至少1.5米以上排队等候，不乱摸乱碰，不揉眼睛。如需在眼科手术室做急诊手术，医务人员在做好防护的基础上给予及时治疗，对高度怀疑且不能排除新冠肺炎的患者要在救治同时进行核酸检测。对救治后需留院治疗的，应在缓冲病区进行单人单间治疗，待排除新冠肺炎后转入普通病房。住院期间，患者和家属不得随意外出，护士做好住院患者和家属的健康宣教工作，减少人际传播。

3.眼科专科仪器和器械的管理

为了有效避免患者交叉感染，眼科专科仪器和器械均采用一人一用一消毒制度，即使用完毕后立刻消毒处于备用状态。由于眼科检查仪器属于精密器材，裂隙灯和非接触式眼压仪器等建议用保鲜膜包裹，使用后用75%乙醇做物品表面消毒，可保护精密仪器在物体表面消毒时不受损；对于非接触性眼压计、检眼镜等眼科非接触性检查器具，可应用 75% 乙醇或 3% 过氧化氢棉球仔细擦拭后使用；一些特殊器材（如三面镜和 20D 镜头等）用 3% 过氧化氢溶液浸泡消毒。检查室等医疗场所用每日定时紫外线照射 60 分钟进行空气及物品消毒处理[1]。

参考文献

［1］国务院应对新冠肺炎疫情联防联控机制医疗救治组 . 关于印发应对秋冬季新冠肺炎疫情医疗救治工作方案的通知［EB/OL］. http：//k.sina.com.cn/article_7143183723_1a9c4556b01900swp0.html?from ＝ health. 2020-07-20［2020-10-15］.

（王爱彬）

234. 耳鼻喉科新冠肺炎疫情防控工作指引

1.针对耳鼻喉科门诊患者的防控工作

由于耳鼻喉科门诊通常人流量较大，极易造成交叉感染。在耳鼻喉门诊，要求患者在就诊时佩戴口罩，仅在鼻部和咽喉相关体格检查时短暂取下口罩。耳鼻喉科有许多上呼吸道感染导致的发热，如：流感、急性扁桃体炎、急性鼻窦炎、急性中耳炎等。另外，鼻咽喉部位的淋巴瘤患者也表现为反复持续发热。目前，各医院通常会将这部分患者分流到发热门诊，患者在发热门诊排除新冠肺炎等相关疾病后可能再次前往耳鼻喉科就诊。因此，对于发热患者，无论其是否感染了新冠肺炎，耳鼻喉科医务人员都应该做好足够的防护。对不能排除新冠肺炎的急诊病例，医护人员要在做好防护的基础上给予及时治疗，同时进行核酸检测，对救治后需要留院治疗的，应先在缓冲区进行单人单间隔离治疗，排除新冠肺炎后再转入普通病房；医务人员应采取三级防护，穿戴一次性工作帽、医用防护口罩（N95 或 N99）、防护眼镜（防雾型）、防护服外套一次性隔离衣和双层一次性乳胶手套、一次性长筒鞋套，使用全面型防护面罩、全面型呼吸防护器或正压式头套。

2.针对耳鼻喉科门诊检查的防控工作

在中高风险地区的耳鼻喉科门诊，建议采取严格防护措施。对于存在喷溅风险的患者，如：电子鼻咽喉镜、鼻出血、门诊紧急气管切开术，在条件允许情况下，应做到三级防护。

3.针对耳鼻喉科手术的防控工作

尚未排除新冠肺炎且需急诊手术的患者，需选择负压手术室或隔离手术室，尽量减少手术间内不必要的仪器、设备、物品，加强消毒隔离措施，准备隔离防护用品。气管插管应使用标准快速顺序诱导插管，尽可能使用肌松药物，最大程度避免患者呛咳引起飞沫传播。由于患者咽喉、血清中可能携带新冠肺炎病毒，为防止手术中血液喷溅，手术团队建议采用三级防护。手术后进行终末消毒。患者术后送入缓冲区病房，排除新冠肺炎后可转入普通病房。病房严格实行闭环式管理，患者和陪护人员严禁外出[1]。

参考文献

［1］国务院应对新冠肺炎疫情联防联控机制医疗救治组．关于印发应对秋冬季新冠肺炎疫情医疗救治工作方案的通知［EB/OL］．http：//k.sina.com.cn/article_7143183723_1a9c4556b01900swp0.html?from ＝ health. 2020-07-20［2020-10-15］.

（王爱彬）

235. 口腔科新冠肺炎疫情防控工作指引

1. 口腔诊疗工作中主要风险点

口腔诊疗操作常常贴近患者口鼻，易受飞沫影响；部分口腔操作如使用气动高速涡轮手机和口腔超声设备操作，除产生飞沫外，还可以产生气溶胶。因此需要特别注意呼吸道防护，诊疗环境通风与清洁消毒及手卫生。

2. 工作人员防护标准

医疗机构内所有工作人员须遵守《医务人员新冠肺炎疫情个人防护指引》，确保防护到位。防护标准如下：

（1）一级防护：适用于不使用气动高速涡轮手机和口腔超声设备操作的口腔医务人员；也适用于预检分诊岗位人员、门诊药房及收费人员、咨询工作人员、一般保洁人员、所有进入诊疗区域的工作人员。防护要求：穿戴一次性工作帽、一次性医用外科口罩和工作服（白大褂），戴一次性乳胶手套，必要时使用护目镜或防护面罩。

（2）二级防护：适用于使用气动高速涡轮手机和口腔超声设备操作的口腔医务人员、进入污染区的器械处理人员、缓冲病区医务人员。防护要求：穿戴一次性工作帽、一次性医用外科口罩/防护口罩、防护面罩/护目镜、一次性乳胶手套、工作服（白大褂）外面加套隔离衣、一次性鞋套。

（3）三级防护：适用于接诊高风险患者且使用气动高速涡轮手机和口腔超声设备操作的口腔医务人员，在隔离区操作。防护要求：穿防护服或穿工作服（白大褂），再穿一次性防护服，并戴一次性工作帽、使用全面型呼吸防护器或正压式头套，一次性乳胶手套，鞋套。

3. 诊疗环境管理

可设置隔离诊室，各诊室内开展的口腔诊疗项目相同。隔离诊室接诊有可疑症状或流行病学史且不能提供排除新冠肺炎排查结果的急诊患者。严格执行《口腔诊疗器械消毒灭菌技术操作规范》，加强诊疗环境（物体表面、地面等）的通风和清洁消毒，严格终末消毒。

4. 诊疗操作防控管理

（1）严格按照各专业诊疗规范进行操作，有条件者建议四手操作。

（2）治疗前建议患者进行口腔消毒和含漱，降低口腔操作产生的飞沫、气溶胶中的微生物数量。

（3）在诊疗过程中使用强、弱吸引器及时吸唾。使用弱吸引器时，应嘱患者勿闭唇咬住吸头、吸引器柄部尽可能位于患者口腔下方，且不要同时使用强吸引器，以避免产生回吸导致交叉感染[1]。

参考文献

［1］国务院应对新冠肺炎疫情联防联控机制医疗救治组 . 关于印发应对秋冬季新冠肺炎疫情医疗救治工作方案的通知［EB/OL］. http：//k.sina.com.cn/article_7143183723_1a9c4556b01900swp0.html?from ＝ health. 2020-07-20［2020-10-15］.

（王爱彬）

236. 医技科室新冠肺炎疫情防控工作指引

1. 基本要求

（1）科室与医务人员管理

医务人员防护要求应按照国家卫生健康委印发的《医疗机构内新型冠状病毒感染预防与控制技术指南（第一版）》（国卫办医函〔2020〕65 号）中医务人员防护的相关内容执行。床旁检查操作人员应遵循区域岗位防护规定。

医务人员日常工作时均应规范穿戴工作服、医用外科口罩，并严格落实标准预防措施，强化飞沫传播、接触传播和空气传播的感染防控意识，根据所在区域及岗位正确选择和佩戴防护用品，做好手卫生。

医务人员应严格遵守按区域岗位防护规定，禁止穿戴防护服、隔离衣、护目镜、防护面屏、手套、鞋套等防护用品离开相应诊疗区域（转运可疑 / 疑似 / 确诊病例除外）。

（2）患者就诊管理

宜实施非急诊全面预约就诊。各科室应设置预检分诊处，对患者及陪同人员进行预检分诊和体温检测，体温 ≥ 37.3℃时不得进入，并引导其前往发热门诊就诊。有条件的医院，住院患者与门诊患者应分室进行检查，不具备分室条件时应分时段进行检查。应控制诊疗区域人员数量。候诊区域应设醒目 1 米间隔线，落实"一米线等候"措施，座位应设置醒目间隔就座标识。加强宣教，及时疏导，避免人员聚集。

检查室应执行"一室一患"。患者应全程佩戴符合国家要求的无呼气阀口罩。检查过程中发现可疑新冠肺炎病例后，安排专人按指定路线引导患者至发热门诊，医务人员做好防护。检查室按要求消毒后方可诊查下一位患者。

（3）空气及环境物体表面清洁消毒

空气及环境物体表面清洁消毒按照本指引中"清洁与消毒指引"执行。应加强检查室通风换气和空气消毒，通风不良的检查室宜使用人机共处的空气消毒器，不具备条件时应使用紫外线辐照消毒

（室内无人状态下）。

（4）医用织物与医疗废物管理

医用织物和医疗废物按照本指引中"清洁与消毒指引"执行。可疑新冠肺炎病例检查时宜使用一次性诊查床单。可疑病例产生的所有垃圾均按照《关于做好新型冠状病毒感染的肺炎疫情期间医疗机构医疗废物管理工作的通知》（国卫办医函〔2020〕81号）处理。

2. 重点医技科室防控要求

（1）发热门诊放射科防控要求

空气和环境物体表面清洁消毒：空气和环境物体表面清洁消毒按照本指引中"清洁与消毒指引"执行。检查间应使用紫外线辐照消毒（室内无人状态下）。有条件时宜使用可人机共处空气消毒器加强消毒；环境物体表面消毒应使用1000 mg/L的含氯消毒液擦拭消毒，不耐腐蚀的设备表面可使用75%乙醇擦拭消毒，遇污染随时消毒；仪器设备直接接触患者的部分应一患一消毒或使用一次性屏障保护覆盖物；疑似/确诊新冠肺炎病例检查后检查室进行终末消毒。终末消毒按照本指引中"清洁与消毒指引"执行。

医疗废物管理：不能排除新冠肺炎的患者产生的所有垃圾按照《关于做好新型冠状病毒感染的肺炎疫情期间医疗机构医疗废物管理工作的通知》（国卫办医函〔2020〕81号）处理。

（2）检验科核酸检测实验室防控要求

检验科核酸检测实验室防控要求按照《关于印发医疗机构新型冠状病毒核酸检测工作手册（试行）的通知》（联防联控机制医疗发〔2020〕271号）中相关要求执行。

（3）病理科接收新冠可疑病例标本防控要求

可疑新冠肺炎病例标本的转运：可疑病例标本放入专用标本袋，标本袋放置在带有生物安全警告标识的密封转运箱内进行转运。可疑病例标本的接收：应在生物安全二级以上实验室进行，医务人员采取三级防护。

人员防护：在病理科日常工作分区的基础上，进一步对不同来源标本的走向途径进行分区、标识，便于工作人员采取相应等级的防护措施。细胞学检查室、冷冻快速制样、常规组织取材、分子病理核酸检测、前台接待和报告发放的工作人员，应穿戴工作服、一次性工作帽、医用防护口罩等防护用品；如进行存在液体喷溅可能的操作时，可加戴护目镜／防护面屏，一旦受到污染应及时更换。其他人员，应穿戴工作服、一次性工作帽、医用外科口罩等防护用品。

空气和环境物体表面清洁消毒：空气和环境物体表面清洁消毒按照本指引中"清洁与消毒指引"执行。加强生物安全柜的清洁消毒，生物安全柜内可使用75%乙醇或其他有效消毒剂擦拭消毒。

医疗废物处理：按照国家卫生健康委印发的《关于做好新型冠状病毒感染的肺炎疫情期间医疗机构医疗废物管理工作的通知》（国卫办医函〔2020〕81号）处理[1]。

参考文献

［1］国务院应对新冠肺炎疫情联防联控机制医疗救治组. 关于印发应对秋冬季新冠肺炎疫情医疗救治工作方案的通知［EB/OL］. http://k.sina.com.cn/article_7143183723_1a9c4556b01900swp0.html?from ＝ health. 2020-07-20［2020-10-15］.

（王爱彬）

237. 血液净化中心新冠肺炎疫情防控工作指引

1. 基本要求

血液净化中心应遵照《医疗机构内新型冠状病毒感染预防与控制技术指南（第一版）》（国卫办医函〔2020〕65号）、《关于落实常态化疫情防控要求进一步加强医疗机构感染防控工作的通知》、《医院消毒卫生标准》（GB 15982-2012）、《普通物体表面消毒剂通用要求》（GB 27952-2020）、《消毒技术规范》（WS/T 367-2016）、《医疗机构环境表面清洁与消毒管理规范》（WS/T 512-2012）进行新冠肺炎疫情防控。

2. 患者管理

一般管理：

（1）在做好新冠肺炎排查基础上，进行相关诊疗。应严格落实预检分诊，对患者及陪同人员进行体温检测和流行病学史询问。透析前后均应测量体温，并做好登记。发现发热或符合新冠流行病史的人员，由专人陪同患者至发热门诊排查。

（2）建立预约透析机制。每班次透析的患者和陪护人员需按照预约时间进入透析治疗区域，避免在透析室内不必要的逗留，陪护人员应相对固定。在等候区需保持1米以上距离，间隔就坐。可根据空间情况和流行趋势，安排患者固定分组透析治疗。

（3）患者进入治疗单元前，应更换治疗时专用衣物鞋帽，正确洗手或使用手卫生消毒用品消毒双手。在血液透析期间应全程佩戴符合要求的医用口罩（陪同人员也需佩戴口罩），做好手卫生，患者和家属进出血液透析中心（室）及更衣前后应进行手卫生操作。

（4）发热患者在没有排除2019-nCoV感染之前，可由医护人员在隔离病房先行床旁连续性肾替代治疗（CRRT）。无CRRT治疗条件的透析中心（室）可在其他患者透析结束后再安排该患者单独进行透析治疗，透析结束后进行终末消毒；若患者有呼吸道症状，但已排除2019-nCoV感染，可将患者安排至血液净化中心（室）一角、每日最后一班。

疑似或确诊病例透析治疗管理：疑似或确诊新冠肺炎的血液透析患者应立即转移至定点医院，依据病情需要和医疗条件进行CRRT或血液透析治疗。

医学观察期的透析患者：

（1）血液透析中心（室）维持性血液透析患者：因和新冠肺炎确诊患者密切接触而需要进行医学观察时，转至隔离病房进行单间隔离CRRT或血液透析治疗，其陪同家属（可以生活自理的患者建议不带陪同家属）及患者均不能离开隔离区，直至隔离期解除。需要住院的患者，转至缓冲病区治疗。

（2）血液透析中心（室）维持性血液透析患者：因去外省市或其他血液透析中心（室）回来后需要隔离，但确切没有疑似或确诊病例接触史，可在本血液透析中心（室）与其他患者错峰透析，即错开上下机时间，安排在独立透析治疗间进行透析，结束后透析治疗间应做好消毒。无法安排在独立透析治疗间的，应在全部患者透析后，单独安排患者进行透析治疗，结束后透析治疗间应做好消毒。

（3）新冠肺炎康复患者：综合患者核酸、抗体、CT检测结果，根据专家会诊意见，具体研判是否进行隔离透析。新导入透析患者：经排查，排除新冠肺炎以及非医学观察期选择血液透析的患者，应收入病房后再进行血液透析；疑似或确诊新冠肺炎的患者，在定点医疗机构进行血液透析导入；处于医学观察期的患者，无紧急透析指征，可延缓至医学观察期结束后再进行透析导入；存在急透析指征的尿毒症患者，可先在急诊室进行CRRT，排查新冠肺炎后按照上述方案执行。

3.医务及相关工作人员管理

（1）建立工作人员健康监测制度：做好所有工作人员包括本科室医生、护士、工程师、保洁员等的健康监测工作，如有体温异常立即脱离工作环境，视情况予以医学干预，采取隔离措施。

（2）全面落实并执行标准预防措施。工作人员注意做好防护，佩戴口罩，不聚集就餐。严格执行锐器伤防范措施。

4.消毒隔离及医疗废物管理

（1）空气消毒：按照《医院空气净化管理规范》（WS/T368-2012），加强诊疗环境的通风和空气消毒。增加通风频率和时长，在两个班次之间应安排通风时间至少30分钟；不具备通风条件的区域可配备可人机共存的空气净化消毒器；有条件的医疗机构可使用新风系统装置，加强清洁消毒，增加换气频率；如发现疑似或确诊病例，应立即关闭空调，并加强空气的清洁、消毒。

（2）环境物体表面消毒：护士站、预诊台：使用符合规范的消毒湿巾擦拭物体表面 2 次 / 天，或选择含有效氯浓度 500 mg/L 消毒剂擦拭，作用 30 分钟后清水擦拭干净。血液透析机、治疗车等物体表面无肉眼可见污染物：用 500 mg/L 含氯消毒液，或采用同等杀灭微生物效果的消毒剂进行喷洒、擦拭或浸泡消毒，作用 30 分钟后清水擦拭干净。被患者血液、体液、分泌物等污染物污染的医疗器械、物体、血透机表面：应先使用一次性吸水材料清除污染物，再用 1000 mg/L 的含氯消毒液或 500 mg/L 的二氧化氯消毒剂等进行擦拭消毒，作用 30 分钟；或使用具有吸附消毒一次性完成作用的消毒物品。地面、墙壁：有肉眼可见污染物时，应先完全清除污染物再消毒。无肉眼可见污染物时，可用有效氯浓度 500 mg/L 的含氯消毒液擦拭或喷洒消毒。患者高频接触点：如体重称把手、按键、门把手、床栏架等可增加消毒频率，使用可达高水平消毒水平的湿巾消毒擦拭，或选择 500 mg/L 含氯消毒剂擦拭。患者及家属等候区、更衣区：用 500 mg/L 含氯消毒剂进行物品表面、环境的清洁消毒。

（3）接诊疑似 / 确诊病例后的终末清洁消毒参照本指引中"清洁与消毒指引"执行。

（4）疑似 / 确诊病例污染物处置（患者血液、体液、分泌物、呕吐物）参照本指引中"清洁与消毒指引"执行。

（5）医疗废物管理。参照本指引中"清洁与消毒指引"执行[1]。

参考文献

[1] 国务院应对新冠肺炎疫情联防联控机制医疗救治组. 关于印发应对秋冬季新冠肺炎疫情医疗救治工作方案的通知［EB/OL］. http://k.sina.com.cn/article_7143183723_1a9c4556b01900swp0.html?from ＝ health. 2020-07-20［2020-10-15］.

（王爱彬）

238. 医院新冠肺炎疫情防控工作自查指引

（1）核酸检测开展情况。了解是否做到"应检尽检""愿检尽检"，样本检测反馈结果时间（需记录具体时间）。对密切接触者、境外入境人员、发热门诊患者、新住院患者及陪护人员、医疗机构工作人员等重点人群"应检尽检"。对其他人群实施"愿检尽检"。定期对医护人员、护工、保洁、食堂工作人员进行核酸检测。医院职工出现发热、干咳等呼吸道症状或腹泻等消化道症状及时开展核酸检测。

（2）院感控制情况。患者管理，发热门诊患者登记报告流程、时限等。是否推广应用预约就诊、"互联网＋医疗"等措施，控制医院就诊人流。是否落实首诊负责制，对发热门诊接诊的所有疑似病例进行 2019-nCoV 核酸检测，发现新冠肺炎确诊病例、无症状感染者要按规定时限进行报告。制定院感防控方案。推广应用预约就诊、"互联网＋医疗"等措施，控制医院就诊人流。二级及以上综合医院要在门急诊设置预检分诊点，并在相对独立区域规范设置发热门诊和留观室；发热门诊应设置"三区两通道"和相对宽敞的空间，原则上患者所需各项诊疗服务均可在发热门诊完成。所有患者经预检分诊后再就诊，发热患者全部由专人按指定路线引导至发热门诊就诊；安排具有呼吸道传染病或感染性疾病诊疗经验的医务人员出诊，严格落实首诊负责制，做好发热患者基本身份信息登记和流行病学问诊。发热门诊患者实行 100% 核酸检测和血常规检查（必要时可进行抗体、CT 等检查），按照 2 小时报告疑似和确诊病例，4～6 小时回报核酸检测结果，24 小时完成流行病学调查要求，对可疑患者进行排查，核酸检测结果回报之前，患者不得离开医院。医疗机构建立健全院感防控制度，指定专人负责院感防控工作；全院落实标准预防措施；所有进入医疗机构人员均应佩戴口罩、测量体温，防止院内交叉感染。发现确诊病例或无症状感染者后 2 小时内进行报告。

（3）医疗机构治疗床位准备等情况。以地市为单位，按照本地市二级以上综合医院总床位的 10% 准备救治床位，定点医院按照

5% ～ 10% 准备重症救治床位，定点医院按照床护比不低于 1：2，ICU 病房医护比 1：3 ～ 1：4 准备医疗力量。确定定点医院，确保疫情出现后 48 小时之内整体腾空，并做好高水平专业技术团队整建制派驻准备。

（4）人员培训情况。组织开展新冠肺炎诊疗、核酸检测、院感防控等全员培训，培训应覆盖各级各类医疗机构全体医务人员；实验室新增技术人员应先培训再上岗，新建和扩建实验室要做到机构和人员同时到位。

（5）多病共防情况。提高对流感和 2019-nCoV 的快速检测能力，加强早期鉴别，降低流感对新冠肺炎疫情防控的影响。具备流感和 2019-nCoV 快速检测能力，有发热等人员鉴别诊断方案或机制。按照秋冬季就诊高峰期诊疗量做好发热门诊诊室、留观病房准备，减少发热门诊人员聚集；发热门诊（诊室）执行 24 小时值班制，所在医疗机构、地址、联系电话应向社会公开。

（6）医疗机构物资药品储备情况。医疗机构物资药品储备量等应满足 30 天满负荷运转需要。

（7）民营医疗机构、诊所等，需规范接诊发热患者。按照规定时间反馈检测结果，等待结果期间要对患者进行留观。做好发热患者登记，做好患者的流行病学史询问和记录，并将情况向卫生健康行政部门报告。按照规定时间反馈核酸检测结果，等待转运或核酸检测期间要留观患者，不具备接诊条件的要及时转运患者。

（葛子若　张婷玉）

附件1：居民日常防疫指引

一、家庭消毒指引

外出回家，首先要摘掉口罩，进行外折扎紧并丢弃入垃圾桶，随后同时用流动水及肥皂、洗手液洗手。如有接触疑似病例或患者，口罩丢弃后需用酒精或含氯消毒液泼洒消毒；外套、鞋面、鞋底、购物袋表面，均要采用75%的酒精喷洒或擦拭表面进行消毒。进行家庭消毒时应保持通风，使室内空气与室外空气进行流通。在进行家庭消毒之前要清洁双手，戴上家用橡胶手套或者一次性乳胶手套和口罩。清洁消毒完毕以后，应立刻对相关消毒工具进行清洗以免造成二次污染。

二、居家防护指引

（1）做好体温计、口罩及消毒用品等防疫物资的储备。

（2）主动做好家庭成员的健康监测，建议早晚测量体温。

（3）家庭环境以清洁为主、预防性消毒为辅，及时清理室内垃圾。

（4）保持室内通风换气，室内温度适宜时，尽量采取开窗通风方式。家庭成员不共用毛巾，衣被等经常清洗晾晒。

（5）加强营养，科学饮食，适量运动，保障睡眠，保持良好心态，提高身体免疫力。

（6）注意个人卫生习惯，不随地吐痰。打喷嚏、咳嗽时用纸巾或肘臂遮挡，使用过的纸巾放入有盖的垃圾桶。

（7）及时做好手卫生。自室外返回、咳嗽手捂后、饭前便后、烹饪或准备食物前，应使用洗手液或肥皂用流动水洗手，或使用免洗手消毒剂消毒双手。

三、冷链食品食用指引

（1）选购时应到正规的超市或市场选购生鲜产品，选购时可使用一次性塑料袋反套住手挑选冷冻冰鲜食品，避免用手直接接触，同时正确佩戴口罩。购买预包装冷冻冰鲜食品时，要关注生产日期、保质期、储存条件等食品标签内容，保证食品在保质期内。

（2）购物后及时用肥皂或洗手液清洗双手，洗手前，双手不碰触口、鼻、眼等部位。海淘、代购境外国家或地区商品，包括购买境外冷冻食品，要关注海关食品检疫信息，做好外包装消毒。

（3）清洗加工时应保持厨房和用具的卫生清洁，处理食材前要洗手。做到生熟分开，处理冷冻冰鲜食品所用的容器（盆）、刀具和砧板等器具应单独放置，要及时清洗、消毒，避免与处理直接入口食物的器具混用，避免交叉污染。

（4）冷冻冰鲜食品放置于冰箱冷冻室保存，不要存放过长时间，与熟食要分层存放。清洗或接触冷冻冰鲜食品后应先洗手再接触熟食。厨房要保持通风和清洁，必要时进行环境和餐具炊具消毒处置。

（5）烹调食用冷冻冰鲜食品时，加工烹调海鲜应做到烧熟煮透。烧熟煮透的一般原则是开锅后再保持 10 ～ 15 分钟。尽量避免生吃、半生吃、酒泡、醋泡或盐腌后直接食用海鲜。两人及以上共同就餐时，要记得使用公筷、公勺，减少交叉感染，降低传染性疾病和食源性疾病的发生。

（6）未食用完（已经烹调熟）的海鲜，请放置冰箱冷藏室保存，尽早食用，再次食用前一定要充分加热，中心温度要达到 70℃以上；食用后一旦出现发热、腹泻症状，要及时到发热门诊就医，并主动告知食用时间、食品种类和食材来源等信息。

四、家庭庆祝活动防疫指引

1. 参与者

（1）有发热或呼吸道症状，特别是近期与呼吸道传染病患者有过密切接触的参与者，不建议前往。

（2）提前预约，配合场所如实登记个人信息。

（3）与他人保持 1 米以上的社交距离。

（4）遵循呼吸卫生 / 咳嗽礼仪，咳嗽、打喷嚏时用肘部或纸巾遮掩。不随地吐痰，口鼻分泌物用纸巾包好弃置于垃圾箱内。

（5）注意手卫生，清洁双手前不要触碰口、眼、鼻。接触公用物品或其他可能被污染的物品，以及饮食前后必须洗手，或用免洗手消毒剂。

（6）在公共区域言行举止得体，不大声喧哗。

（7）使用公筷公勺分餐。

2. 活动组织者

（1）活动尽可能简短，避免时间过长。

（2）根据人数合理安排场地，安排座位时保持至少 1 米距离，控制人员密度。

（3）若有发热或呼吸道症状，特别是近期与呼吸道传染病患者有过密切接触的活动组织者，应及时就医，不带病坚持活动。

（4）做好来宾登记工作，控制人员流量和密度。

（5）保持活动场地卫生清洁，及时清理垃圾。在洗手处提供洗手液，保证水龙头等设施能正常使用，保持洗手间清洁干爽。

（6）活动前充分进行室内通风换气。活动中确保通风设施正常运行，保持场所通风良好。活动结束后及时打开门窗进行充分的自然通风换气。

（7）加强对工作人员和来宾的健康教育指导，保持手卫生，遵循呼吸卫生 / 咳嗽礼仪，咳嗽、打喷嚏时用肘部或纸巾遮掩。不随地吐痰，口鼻分泌物用纸巾包好弃置于垃圾箱内。

（8）工作人员提供服务时应保持个人卫生，工作服清洁卫生，勤洗手。

（9）注意饮食卫生，实行分餐制。提供的公共餐饮用品用具应"一客一用（换）一消毒"。

（10）注意手卫生，清洁双手前不要触碰口、眼、鼻。接触公用物品或其他可能被污染的物品，以及饮食前后必须洗手，或用手消毒剂消毒。

（11）加强公共用品用具的清洁消毒，对麦克风、娱乐设备按键、配套娱乐用品等使用前应提前进行消毒。参与者接触较多的部位，如门把手、桌面、水龙头等应根据人流随时消毒。

五、前往公共场所防疫指引

（1）有发热或呼吸道症状，特别是近期与呼吸道传染病患者有过密切接触的不建议前往。

（2）倡导提前预约或线上购票，配合场馆如实登记个人信息。按照预约时间到达，避免人群聚集。

（3）排队时与他人保持 1 米以上的社交距离。

（4）遵循呼吸卫生 / 咳嗽礼仪，咳嗽、打喷嚏时用肘部或纸巾遮掩。不随地吐痰，口鼻分泌物用纸巾包好弃置于垃圾箱内。

（5）注意手卫生，清洁双手前不要触碰口、眼、鼻等部位。接触公用器械、设施或其他可能被污染的物品，以及进食前后必须洗手，或用手消毒剂消毒。不要触摸口罩外表面，一旦触摸后需要及时清洗双手，或用消毒湿巾或酒精消毒片擦拭双手。

（6）在咖啡厅、茶座等场所就餐，提倡使用公筷、公勺，实行分餐制。

（7）前往动物园等地游览时与野生动物保持安全距离，不近距离接触或喂食野生动物。

六、公共卫生间使用防疫指引

在外使用公共卫生间时，应注意有序排队使用，与他人保持1米以上的社交距离，如果难以避免与他人近距离接触，请随身携带口罩，必要时佩戴；遵守相关防疫规定，配合管理人员测量体温；注意手卫生，清洁双手前不要触碰口、眼、鼻，接触可能被污染的物品后必须洗手，不随地吐痰，口鼻分泌物用纸巾包好弃置于垃圾箱内，不随地乱扔纸屑、烟头，便后请及时冲水。

七、前往药店防疫指引

有发热或呼吸道症状，特别是近期与呼吸道传染病患者有过密切接触的顾客，不建议前往；在挑选药品或排队结账时，与他人保持1米以上的社交距离；付款时尽量使用扫码等非现金、非接触的支付方式；遵循呼吸卫生/咳嗽礼仪，咳嗽、打喷嚏时用肘部或纸巾遮掩；注意手卫生，在如厕前后洗手，或使用免洗手消毒剂、湿巾等清洁双手；清洁双手前不要触碰口、眼、鼻，接触可能被污染的物品后必须洗手，或用手消毒剂消毒；药店如有测体温、戴口罩、购药登记等防疫要求，请予以配合。

八、前往医疗机构防疫指引

前往医疗机构，要备好口罩、消毒湿纸巾或免洗洗手液。如有发热症状的患者就医时应佩戴口罩，避免与其他人员接触，进入医疗机构后前往发热门诊就诊；尽量选择步行、骑行、驾乘私家车等交通方式，若乘坐公共交通工具，全程佩戴口罩，注意与其他乘客保持安全距离，乘坐时尽量开窗通风；就医时全程佩戴口罩；做好手卫生，尽量避免触摸门把手、挂号机、取款机等物体表面，接触后及时洗手或用速干手消毒剂揉搓双手。打喷嚏、咳嗽时用纸巾或肘臂遮挡；候诊和排队时，与他人保持 1 米以上间距；尽量选择楼梯步行，若乘坐厢式电梯，应分散乘梯，避免同梯人员过多过密；自医疗机构返回家后，用洗手液或肥皂以流动水洗手，也可以直接用手消毒剂揉搓双手，更换外衣并尽快清洗。

九、共享单车骑行防疫指引

（1）可准备酒精棉片擦拭单车把手、车座等部位，或者戴一次性手套骑车，如手套为重复使用，应及时清洗。

（2）保持手卫生，接触公共物品和部位后及时洗手，洗手时使用洗手液或肥皂，以流动水清洗，或用免洗手消毒剂。不确定手是否清洁时，避免用手接触口鼻眼。

（3）骑行时不随地吐痰，口鼻分泌物用纸巾包好弃置于垃圾箱内。

（4）骑行和等待时，尽可能与他人保持 1 米以上的社交距离，如果难以避免近距离接触，可佩戴口罩。

（5）天气转冷，早晚温差大，骑行时要注意增添衣物，避免着凉感冒。

十、乘坐火车出行防疫指引

1. 乘客

（1）有发热或呼吸道症状，特别是近期与呼吸道传染病患者有过密切接触的乘客，建议暂缓出行，或旅途中佩戴口罩。

（2）按照停留时间、旅行地卫生设施状况等情况，准备一定量的清洁用品和口罩等个人防护用品。

（3）注意手卫生，清洁双手前不要触碰口、眼、鼻，接触可能被污染的物品后必须洗手。

（4）遵循呼吸卫生 / 咳嗽礼仪，咳嗽、打喷嚏时用肘部或纸巾遮掩。不随地吐痰，鼻分泌物用纸巾包好弃置于垃圾箱内。

（5）尽量与他人保持 1 米以上的社交距离，如果难以避免近距离接触，可随身携带口罩，必要时佩戴。

（6）保持车厢内环境卫生，言行举止得体，不大声喧哗。

（7）尽量选择刷卡、扫码等无接触方式购票。

（8）遵守铁路部门防疫规定，如戴口罩、测体温等。

2. 管理人员和工作人员

（1）建立健康监测报告制度。

（2）出现发热或呼吸道、消化道传染病症状时不得上班，建议尽快就医。

（3）保持个人卫生，工作服清洁卫生，勤洗手。

（4）候车室和车辆运行前进行充分通风，保持空气清新。

（5）集中空调通风系统、厢式电梯换气扇应保证运转正常。

（6）候车室和车辆以清洁为主，预防性消毒为辅，自助购（取）票机触摸屏、扶手等乘客经常触摸的部位要定期清洁消毒。

（7）保持卫生间清洁干爽，提供洗手液，保证水龙头等设施能正常使用，垃圾及时清理。

（8）提供无接触式购票、检票服务。

（9）通过广播、车载媒体、电子站牌等宣传防疫知识，引导乘客配合防疫措施。

（10）保持座椅套清洁，定期洗涤消毒。

（11）乘客出现呕吐时，立即用一次性吸水材料加足量消毒剂对呕吐物进行覆盖，清除呕吐物后，再对污染过的地面、车壁等进行消毒处理。

十一、工厂、车间等环境下工作防疫指引

（1）应了解新冠肺炎等传染病各项预防措施，遵守有关规定。

（2）注意手卫生，清洁双手前不要触碰口、眼、鼻。接触公用物品或其他可能被污染的物品，以及饮食前后必须洗手，或用免洗手消毒剂。

（3）遵循呼吸卫生和咳嗽礼仪，咳嗽、打喷嚏时用肘部或纸巾遮掩。不随地吐痰，口鼻分泌物用纸巾包好弃置于垃圾箱内。

（4）在操作间、更衣室、食堂等人员较为密集区域，多通风，注意与他人保持 1 米以上的距离，就餐时实行分餐制。

（5）做好职业防护，保持个人卫生、工作服清洁卫生。

附件 2：临床常用表格

表格 1 营养风险筛查表 NRS-2002 评估表

姓名：	性别：	年龄	身高 cm	现体重： kg	BMI： kg/m²	蛋白： g/L

疾病诊断：				科室：	住院号：

住院日期		手术日期：		测评日期：	

NRS-2002 营养风险筛查总评分（疾病有关评分＋营养状态评分＋年龄评分）： 分

疾病评分：	评分 1 分：髋关节骨折□慢性疾病急性发作或有并发症者□ COPD □血液透析□肝硬化□一般恶性肿瘤□糖尿病□ 评分 2 分：腹部大手术□脑卒中□重度肺炎□血液恶性肿瘤□ 评分 3 分：颅脑损伤□骨髓移植□大于急性生理与慢性健康评分（APACHE）10 分的 ICU 患者□

小结：疾病有关评分	

营养状态：	1. BMI（kg/m²）□小于 18.5（3 分） 注：因严重胸腹水、水肿得不到准确 BMI 值时，无严重肝肾功能异常者，用白蛋白替代（按 ESPEN2006）____（g/L）（＜ 30 g/L，3 分） 2. 体重下降＞ 5% 是在□ 3 个月内（1 分）□ 2 个月内（2 分）□ 1 个月内（3 分） 3. 1 周内进食量：较从前减少□ 25%～50%（1 分）□ 51%～75%（2 分）□ 76%～100%（3 分）

小结：营养状态评分	

年龄评分：	年龄≥ 70 岁（1 分）年龄＜ 70 岁（0 分）

小结：年龄评分	

对于表中没有明确列出诊断的疾病参考以下标准，依照调查者的理解进行评分。
1 分：慢性疾病患者因出现并发症而住院治疗。患者虚弱但不需卧床。蛋白质需要量略有增加，但可通过口服补充来弥补。
2 分：患者需要卧床，如腹部大手术后。蛋白质需要量相应增加，但大多数人仍可以通过肠外或肠内营养支持得到恢复。
3 分：患者在加强病房中靠机械通气支持。蛋白质需要量增加而且不能被肠外或肠内营养支持所弥补。但是通过肠外或肠内营养支持可使蛋白质分解和氮丢失明显减少。

1. 总分值≥ 3 分：（或胸水、腹水、水肿且血清蛋白＜ 35 g/L 者）患者处于营养不良或营养风险，需要营养支持，结合临床，制定营养治疗计划。
2. 总分值＜ 3 分：每周复查营养风险筛查。以后复查的结果如果≥ 3 分，即进入营养支持程序。
3. 如患者计划进行腹部大手术，就在首次评定时按照新的分值（2 分）评分，并最终按新总评分决定是否需要营养支持（≥ 3 分）。

表格 2　新冠肺炎症状体征监测表

医院名称：	科室：		日期：			
患者姓名：	性别：		年龄：	身高：cm		体重：kg
发病地址：	发病日期：					
出生地址：	现住址：					

观察时间：　　年　月　日

入院第　　天	病程第　　天

体温：　℃	呼吸：　次/分	脉搏：　次/分	血压：　/　mmHg

指氧饱和度：　%
过去 24 小时是否发热　□无　□有
发热有无用退热剂　　□无　□有　　药物名称：　　用药时间：
鼻塞　□无　□有　　流涕　□无　□有
咽痛　□无　□有　　喘憋　□无　□有
畏寒寒战□无　□有　　乏力　□无　□有
精神不振□无　□有　　头痛　□无　□有
头晕　□无　□有　　胸闷　□无　□有
发绀　□无　□有　　呼吸困难□无　□有
心慌　□无　□有　　肌肉酸痛□无　□有
关节痛　□无　□有　　食欲不振□无　□有
恶心　□无　□有　　呕吐　□无　□有
腹胀　□无　□有　　腹痛　□无　□有
黑便　□无　□有　　腹泻　□无　□有　次数 ____；外观 ____
咳嗽　□无　□有　　咳痰　□无　□有　□黄痰　□白痰　□痰中带血
咯血　□无　□有　　血尿　□无　□有
少尿　□无　□有　　意识改变□无　□有
味觉　□丧失　□减退　□正常　□较前恢复
嗅觉　□丧失　□减退　□正常　□较前恢复
意识状态□（1 ＝清醒，2 ＝嗜睡，3 ＝意识模糊，4 ＝昏睡，5 ＝浅昏迷，6 ＝深昏迷，7 ＝谵妄）

表格3 新冠病毒检测信息报送人员信息汇总表

机构名称	机构类别	联系人	部门	手机号码
×××省卫生健康委	行政部门			
××医院	医疗机构			

填表说明：
1. 机构名称填写《医疗机构执业许可证》第一名称，或××省卫生健康委，或××省××市××县疾控中心
2. 机构类别填写行政部门，或医疗机构，或疾控机构，或医学检验实验室
3. 手机号码用于注册账户接受验证码使用

表格4 新冠病毒核酸10合1混采检测登记表

采集地点：　　　　　　采集日期：
送样人：　　　　　　　　送样人联系电话：
送检时间：　　　　接收人：　　　　　　接收时间：

采集管编号	序号	姓名	性别	年龄	身份证号	联系电话	采集时间	是否去过高风险地区	是否发热	实验室编号	检测结果
	1										
	2										
	3										
	4										
	5										
	6										
	7										
	8										
	9										
	10										

注：送检时间，接收时间格式为××月××日××时，采集时间格式为××时；检测结果如为ORF1ab或N基因单独阳性，需详细列出